无牙颌患者全口义齿治疗

Treating the Complete Denture Patient

无牙颌患者全口义齿治疗

Treating the Complete Denture Patient

主编 （美）卡尔·德里斯科尔 （美）威廉·格伦·戈尔登
（Carl F. Driscoll） （William Glen Golden）

主审 赵铱民 张玉梅

主译 周 炜 高 阳

北方联合出版传媒（集团）股份有限公司

辽宁科学技术出版社

图文编辑

杨 帆 刘 娜 张 浩 刘玉卿 肖 艳 刘 菲 康 鹤 王静雅 纪凤薇 杨 洋

图书在版编目（CIP）数据

无牙颌患者全口义齿治疗 /（美）卡尔·德里斯科尔（Carl F. Driscoll），（美）威廉·格伦·戈尔登（William Glen Golden）主编；周炜，高阳主译. — 沈阳：辽宁科学技术出版社，2024.4

ISBN 978-7-5591-3444-8

Ⅰ. ①无… Ⅱ. ①卡… ②威… ③周… ④高… Ⅲ.①义齿学 Ⅳ.①R783.6

中国国家版本馆CIP数据核字（2024）第027733号

出版发行：辽宁科学技术出版社
　　　　　（地址：沈阳市和平区十一纬路25号　邮编：110003）
印 刷 者：鹤山雅图仕印刷有限公司
经 销 者：各地新华书店
幅面尺寸：210mm×285mm
印　　张：17.75
插　　页：4
字　　数：360千字
出版时间：2024年4月第1版
印刷时间：2024年4月第1次印刷
出 品 人：陈　刚
责任编辑：苏　阳
封面设计：袁　舒
版式设计：袁　舒
责任校对：李　霞

书　　号：ISBN 978-7-5591-3444-8
定　　价：398.00元

投稿热线：024-23280336
邮购热线：024-23280336
E-mail:cyclonechen@126.com
http://www.lnkj.com.cn

译者简介
Translators

主译

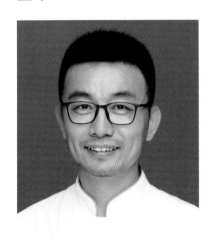

周炜
空军军医大学口腔医院修复科副主任医师、讲师
空军军医大学口腔医学博士
2011年获全军优秀博士论文
中华口腔医学会口腔种植专业委员会青年委员
陕西省口腔医学会口腔修复学专业委员会青年委员
主译《龈上微创修复》《可摘义齿临床指南》《牙齿磨损修复与控制》

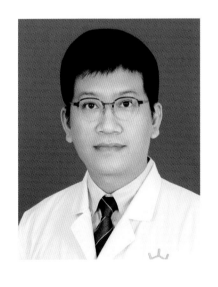

高阳
山西白求恩医院口腔科副主任医师、硕士研究生导师
空军军医大学口腔医学博士
中华口腔医学会口腔美学专业委员会委员
山西省口腔医学会口腔数字化专业委员会副主任委员

译者

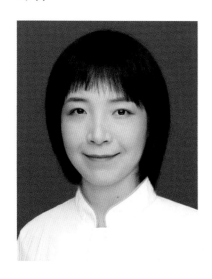

马赛

空军军医大学口腔医院修复科主治医师、讲师

空军军医大学口腔医学博士

日本大阪大学齿学部联合培养博士研究生

长期从事口腔修复临床教学科研工作

承担国家自然科学基金项目1项

发表SCI论文10余篇、核心期刊论文5篇

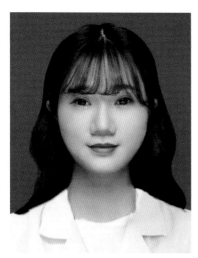

周歆

医生

中华口腔医学会会员

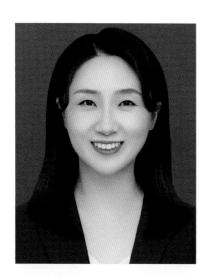

潘翀

硕士

医学翻译，主攻口腔医学翻译

CATTI英语口译三级

中文版序言一
Forword

在口腔疾病的历史中，牙列缺失是很普遍且很久远的疾病。在口腔修复的发展史上，全口义齿又是一个古老又常新的命题，它常常成为口腔修复医生的挑战。在过去的数百年间，人们曾把木头、兽骨、象牙、金属、橡胶、树脂、瓷等多种材料和弹簧、磁体、支架植入等多种技术方法用于全口义齿的修复，以图提高修复质量，实现牙列缺失后的咀嚼功能重建。今天，种植牙技术、数字化技术为这个领域带来了巨大的进步，破解了全口义齿修复中的固位、支持问题，显著提升了牙列缺失的修复水平，但是，一些不适应种植牙修复和有特殊需求的患者人群依然存在，因而传统的全口义齿修复技术仍然被需要并得到广泛应用。全口义齿修复依然是口腔医生和口腔医学生应该掌握的基本理论、基本知识和基本技能。全口义齿修复涵盖了固位、稳定、功能、美观等多个要素，成功的全口义齿修复需要能够综合地解决这些问题。对于修复医生来说，这既是一项整体技术，又是一项代表修复水平的标志性技术。

要实现成功的全口义齿修复，修复医生需要有扎实的理论知识、丰富的临床经验、精湛的临床技能，还有良好的美学素养，这些都要基于长期的学习和实践，特别是要善于通过学习应用新技术来不断改进、完善已有知识和技术。

本书作者William Glen Golden、Carl F. Driscoll等教授都是优秀的资深修复医生，积累了丰富的医疗、教学经验，他们将自己对全口义齿修复理论的深入理解与临床经验和技能融于一体，将传统的修复技术与最新的数字化技术集于一体，写成了本书。并通过大量的文字和图片，详细介绍了全口义齿制作的全过程，特别是在各种情况下全口义齿制作的操作技术和要点，还介绍了数字化技术在全口义齿修复中的应用方法，为我们全面、系统掌握全口义齿的修复技术提供了直接的指导和范例，将经典理论贯穿于每个临床环节中，是难得的理论与实践的结合体，对我们提升全口义齿的修复质量将是一个重要的帮助。为口腔修复医生与口腔医学生提供了一本好的教科书和工具书。

周炜、高阳等几位青年医生是修复领域中的佼佼者，他们长期工作于临床一线，有着扎实的理论功底和较丰富的临床经验，在这一领域中深耕，在努力学习掌握种植牙、数字化等新的全口义齿修复技术的同时，高度重视传统方式的传承，不断完善和推进这些技术与方法。将本书介绍给中国读者，就是他们对我国口腔修复发展的一份贡献。

我期待本书能有助于我们全口义齿修复水平的提升，能给我们的牙列缺失患者带来更强的咀嚼功能和更好的美学效果，让他们享有更高的生活质量。

赵铱民
中国工程院院士
空军军医大学口腔医院
2024年3月

中文版序言二
Forword

无牙颌是口颌系统最严重的疾病之一，曾被世界卫生组织列为"残疾"。由于无牙颌患者年龄偏大，引起缺牙的原因不尽相同，口内软硬组织情况也各异，使得常规全口义齿修复的临床效果不尽稳定，很多年轻医生望而却步，信心不足。虽然种植技术的出现为无牙颌患者提供了新的修复方式，但我认为除完全由种植体支持的无牙颌义齿修复外，种植辅助的覆盖义齿修复仍属于全口义齿修复范畴。扎实的理论知识、规范的操作仍然是全口义齿修复成功的保障。

我国已迈入老龄化社会，目前我国65岁以上人口已超2亿，预计在2035年我国65岁以上老年人可达4亿。因此无牙颌患者不减反增。可喜的是，近20年，在我国口腔修复医生，尤其是全口义齿修复爱好者的共同努力下，全口义齿修复的质量飞速发展。除各类牙科材料与器械的临床应用对提高全口义齿修复质量起到很大的促进作用外，理论知识的学习和对全口义齿修复原理的深刻理解始终是修复质量提高的前提。近年来，有关全口义齿修复的译著或专著从不同角度探讨提升全口义齿修复质量的不同方法，为我国口腔修复医生提供了更多学习和交流的机会。深刻理解无牙颌义齿修复的原理，取百家之长，对新方法的运用不是一味地模仿而是结合实际，融会贯通。

由周炜和高阳两位医生主译的本书，对全口义齿修复进行了一步一步的细致介绍，不仅讲解临床，还有技工的操作，从原理到材料选择再到具体操作步骤，结合图片，详加说明。对我印象深刻的是，对各类殆型人工牙排列的介绍，多次上殆架进行调殆的理念，感受到作者临床工作认真严谨的态度。我相信认真通读本书的临床医生，尤其是刚进入临床工作的年轻医生，结合临床实践体验，能对全口义齿修复的理论有更加深刻的理解和帮助。

我很高兴看到本书的译者都是青年新锐，他们对全口义齿修复的兴趣和努力尝试，并积极进取，是我国全口义齿修复质量提高的希望和未来。同时我也看到本书的原著作者William Glen Golden先生也曾是军队牙医，与我相同的经历也增加了我对本书的青睐。

最后衷心期望本译著能为口腔修复医生的全口义齿修复带来福音和助力。

张玉梅
中华口腔医学会口腔修复学专业委员会副主任委员
中华口腔医学会口腔材料专业委员会副主任委员
空军军医大学口腔医院教授、主任医师
2024年3月于西安

中文版前言
Preface

　　随着我国步入老龄化社会，全口义齿的需求日趋增长，如何做好一副全口义齿已经不单单是专科医院修复医生的责任，而应该是让更多的全科医生去掌握这项基本的技能，去服务患者。

　　近年来，种植技术飞速发展，虽然解决了部分全口义齿的固位问题，但同时也出现了部分种植体植入后无法修复或修复不良的问题，传统全口义齿技术一定是全口或半口种植修复的基础，基于患者咬合和重建需求的传统全口义齿技术是必须掌握的。还有部分老年无牙颌患者无法或不接受种植义齿修复时，也只能靠传统全口义齿恢复咀嚼功能。我的老师曾经告诉我没有掌握传统全口义齿技术的种植医生，是很难把全口或半口种植做好，所以全口义齿技术依然是修复的基础，更是种植修复的基础。

　　随着美学、种植修复的持续火热，使得部分年轻医生将大量的精力和重心放在了固定修复上，没有全面、系统、扎实地掌握全口义齿修复技术，甚至少数医生更是将全口义齿所有的设计和操作都交给技师来完成，自己只负责去接诊患者，这不得不说是我们现在面临的一个现实问题。口腔医生对于全口义齿技术的掌握程度其实对于后续修复能力的训练和提高都是非常重要的，虽然数字化技术是未来，但是部分基于手工操作的技术依然很难被替代，所以全口义齿修复技术是必须掌握的。

　　感谢我的老师赵铱民教授和宋应亮教授对我的支持与包容，持续地去发现问题和解决问题是医生成长的动力。感谢空军军医大学口腔医院修复科张玉梅教授百忙之中审校本书并作序。感谢我的好朋友高阳教授和潘翀老师对本书翻译的支持，感谢空军军医大学口腔医院修复科马赛医生、周歆医生对本书翻译的贡献。感谢辽宁科学技术出版社陈刚总编辑、苏阳编辑等其他老师的帮助，感谢家人对我的支持，希望这本书能够帮助到更多年轻的医生。

周炜

空军军医大学口腔医院修复科

2024年3月

前言
Preface

William Glen Golden作为牙科技师在美国海军进行培训并服役9年，曾担任牙科技工所主任。

他在美国加利福尼亚州圣地亚哥口腔技师A&C学校以及野战医疗服务学校彭德尔顿分校完成学业，作为口腔修复技师及口腔临床导师服役数年，随后于1976年在美国海军军队医疗执业奖学金的支持下在西维吉尼亚大学学习口腔医学。1980年毕业后，他在日本横须贺海军口腔诊所服役4年，其间曾在美国海军第七舰队旗舰蓝岭号指挥舰上执行医疗任务。

1985年，他在美国伊利诺伊州大湖市海军口腔医院完成博士后及研究学者学业，并于1988年在马里兰州贝塞斯达市美国海军口腔继续教育学校完成修复学住院医师培训获得修复专科医师资格。

毕业后，他在美国尼米兹号航空母舰服役数年，并先后在马里兰州安那波利斯市美国海军学院任修复科主任、华盛顿海军军港修复专科医生及海军口腔医院口腔修复技工中心主任，并于1995年退休。

从美国海军退休后，Golden医生在威斯康星州格林湾牙科诊所做保存牙科及修复科医生工作，并于1997年11月起在俄亥俄州立大学牙科学院任口腔修复学副教授。他承担了3门本科生全口义齿相关课程的教学工作，并被任命为副教授。2010年12月，Golden教授以可摘局部义齿修复科主任及临床全口义齿修复科主任身份从俄亥俄州立大学退休。

Golden教授在俄亥俄州立大学退休后，从2011年11月起在西维吉尼亚大学牙科学院兼职副教授。在任教的2年中，他负责6个学时博士预科的全口义齿课程，任职两年半，一直活跃在口腔医学临床及教学领域。Golden教授最终于2014年6月退休。

Carl F. Driscoll是一位广受好评的口腔教学、研究及临床工作者。他曾以美国马里兰大学牙科学院修复学住院医师培训部主任的身份任职21年，目前仍是该院的教授。在马里兰大学任职以前，他曾在美国陆军服役20年，并任沃尔特里德陆军医学中心修复学专业主任3年。Driscoll教授曾担任美国固定义齿修复学会主席、美国修复委员会主席和美国修复学院主席。他曾获得美国固定义齿修复学会Garver-Staffanou奖（基于他作为项目主任期间的卓越工作）和Moulton奖（基于他在固定修复领域的卓越贡献）。另外，他最近还获得了美国修复学院颁发的年度优秀教师奖。Driscoll教授在美国和国际范围内累计进行了450余次演讲并发表了75篇论文。除了在马里兰大学担任教授外，Driscoll教授还和他的妻子Sarit Kaplan在马里兰州贝塞斯达经营了一所私立牙科诊所。

Nadim Z. Baba于1996年在加拿大蒙特利尔获得牙科医学学位。1999年，他在美国波士顿大学牙科学院完成了修复学专科培训并获得修复学硕士学位。Baba医生任洛马林达大学牙科学院修复学继续教育项目教授、得克萨斯大学健康科学中心牙科学院兼职教授，并在加利福尼亚州格兰岱尔市经营了一所私立牙科诊所。目前，他任美国修复学会主席，是多个专业学会的活跃会员，美国修复医师协会会员及美国修复学会研究学者。

致谢
Acknowledgements

感谢Susan G. Kestner，她引导我整理思路，并最终将书稿整理成册。

感谢Charles Goodacre医生、Timothy Saunders医生和Alejandro Peregrina医生，他们鼓励我进行本书的编写，帮助我完成了本书内容的审阅、校对，并在编写期间给予了很多宝贵的建议。

感谢Anthony Buffamonte，他在义齿制作加工方面的经验对本书的完成有重要意义。也感谢他给予我的鼓动和我们之间的友谊，这些对我而言也非常珍贵。

感谢Stephen Ancowitz一直以来给予我的赞赏和无私的支持。

感谢美国海军Robert Slater上尉、Charles R. Linkenbach上尉，美国海岸警备队George A. Besbekos少将以及美国海军Alexander Sanderson上尉，在我从事口腔修复技师阶段，他们给了我巨大的肯定、鼓励，并支持我成为口腔医生。同时，在我入选军队医疗执业奖学金项目方面给予了宝贵的支持与帮助。

感谢Carl F. Driscoll医生，他是本书的指导者和共同完成者，并在成书和出版期间给予了帮助。

感谢Nadim Z. Baba参与本书中数字化全口义齿章节的编写。

最后，衷心感谢我的妻子Louise Teets Golden，她在本书编写的漫长过程中一直给予我最大的支持，并帮助我在日程管理方面进行良好的协调和规划。

关于相关资料的查询网站
About the Companion Website

扫描此二维码，关注"辽科社口腔图书出版中心"公众号，输入关键词：QKYC，点击蓝色字"无牙颌患者全口义齿治疗"即可浏览在线内容。

在这里你会发现有价值的视频材料，可以提高你的学习效率。若有疑问请咨询微信号：LK–717。

目录
Contents

1

预约诊断
The Diagnostic Appointment

无牙颌患者初诊时应通过全面检查对可能影响全口义齿制作和预后的因素进行评估，进而为患者制作更适合的全口义齿。首先应该对无牙颌的解剖结构特征进行评估，判断其对全口义齿修复可能存在的影响，本章节将对无牙颌的典型解剖标志进行介绍。

通过临床检查评估每位无牙颌患者的解剖标志，重点检查是否存在变形、异常、缺如。重度牙槽骨吸收、某些疾病的进展、既往的手术影响、自然的生理变化都可能造成无牙颌解剖标志的异常，给全口义齿修复带来困难。

在上颌，需重点检查的解剖标志包括：切牙乳头、唇颊前庭、腭皱襞、剩余牙槽嵴、上颌结节、翼上颌切迹、腭小凹、唇颊系带、腭中缝、腺体区。特别需要注意颤动线位置的确定，这对上半口义齿固位非常重要。在下颌，需要重点检查的解剖标志包括：舌体、翼下颌韧带、剩余牙槽嵴、唇颊前庭、唇颊系带、舌系带、颊棚区、磨牙后垫、下颌舌骨后窝、下颌舌侧间隙、下颌隆突、舌下肉阜。

找到这些解剖标志后，必须评估它们的大小、形状、位置，以及是否缺如，评估其对全口义齿治疗效果和预后的影响，并与患者进行充分沟通。

义齿承托区是义齿所覆盖的无牙颌牙槽嵴上附着龈和非附着黏膜的部分。随着剩余牙槽嵴的吸收，该区域面积逐渐变小。全口义齿患者的最大咬合力与天然牙或固定修复的患者相比，不到其1/5或1/6。有时需要在修复前进行手术，并在组织完全愈合后制取全口义齿终印模。

许多医生进行下半口义齿修复时保留了阻生智齿，修复后患者可能未出现不适；但是，医生需要告知患者保留阻生齿存在风险。随着牙槽嵴的吸收，剩余牙或阻生齿上方的骨组织也会被吸收。最终，阻生齿上方的牙槽骨完全吸收，导致义齿与阻生齿之间只有一层薄的软组织，在咀嚼压力下可能会发生感染或创伤性溃疡。因此，通常建议拔除阻生智齿。

上颌隆突是由薄层黏膜覆盖的骨组织良性生长而成。如果上颌隆突不太大且不影响到上半口义齿的固位和功能，可保留不进行处理而直接进行上颌义齿修复。这种方式之所以可行是因为上半口义齿在上腭区域有非常宽阔的承托区。即使义齿制作时在上颌隆突区域形成缓冲腔，也不会形成乳头状增生。但是，需要注意的是，如果这一区域发生创伤，由于其血供少，愈合会比较慢。

对于牙支持的可摘局部义齿，有时医生会保留下颌隆突。但是，当患者后牙缺失后，义齿基托就需要向远中延伸。如果保留下颌隆突，义齿基托可能会机械压迫下方的软组织，导致剧烈疼痛。组织调整剂可以起到暂时缓解的作用，但这不是长久的解决方法。不切除下颌隆突而直接进行即刻义齿修复时，患者需要一直忍受即刻义齿压迫下颌隆突带

Treating the Complete Denture Patient, First Edition. Edited by Carl F. Driscoll and William Glen Golden.
© 2020 John Wiley & Sons, Inc. Published 2020 by John Wiley & Sons, Inc.
Companion website: www.wiley.com/go/driscoll/denture

来的疼痛，直到软组织愈合。在该区域感染没有完全恢复前不建议做二次手术。

外生骨疣是牙槽嵴上的骨质增生。对于全口义齿的患者来说，这是另一个需要考虑的问题。骨疣表面的软组织张力较大，同时倒凹区的存在影响了义齿边缘封闭。食物残渣会在倒凹区内存留，义齿微动时会对骨疣表面的软组织造成创伤。

骨性隆起和外生骨疣区域因为上皮组织薄且轮廓突出，容易在义齿使用中发生创伤。吃比萨等较坚硬的食物影响尤为严重。由于缺乏血供，这部分区域一旦发生创伤，愈合非常缓慢，感染很容易侵入下方的组织。

炎性纤维增生一般是因义齿边缘伸展不适导致创伤性溃疡形成，进而发展成的骨痂样纤维瘤，也被称为龈缝瘤。这种龈缝瘤需要手术切除。旧义齿需要用组织调整剂衬垫，以促进愈合。必须待组织完全愈合后才能进行全口义齿终印模的制取。

义齿下方也会出现炎性龈乳头增生。无论是否伴有白色念珠菌感染，都可能是由于义齿不合适。常见的原因包括：义齿基托不合适、夜间佩戴义齿、口腔卫生差等，可能伴有或不伴有白色念珠菌感染。通常，这类病损呈现扁平状或葡萄簇状，其外形取决于义齿在该区域的压力。这类病损通常发生在上腭缓冲区下方。

随着牙槽嵴的不断吸收，上颌骨向上和向内吸收，下颌骨向下和向外吸收，形成后牙反𬌗。随着骨吸收，义齿基托面积会逐渐减少，同时义齿不稳定性增加，导致患者对义齿的耐受性越来越差。在严重吸收的下颌骨中，下牙槽神经可能位于剩余牙槽嵴的顶部，在这个区域施加任何压力都会造成疼痛。

下颌舌骨嵴表面的软组织张力较大，即使是适合的义齿也非常容易在这个区域引起创伤。为了避免义齿对该区域的创伤，可以嘱患者戴下颌义齿时先从后牙区就位，再逐渐向前向下滑动。对下半口义齿而言，下颌舌骨嵴是一个重要的解剖结构，因

为我们需要充分利用其下方的倒凹以提高义齿的固位力。

随着牙槽嵴进一步吸收，尖锐的剩余牙槽嵴表面会被松弛柔软的软组织所覆盖，不利于义齿承托。这种情况常在上颌前牙区出现，而下颌前牙区因为有舌体保护较少发生。对下颌而言，可摘局部义齿的稳定性远高于下半口义齿，因此医生常常会尽量保留下前牙为下颌可摘局部义齿提供固位力。但这种情况容易导致凯利综合征（Kelly syndrome）或结合综合征（Combination syndrome）的发生。

凯利综合征或结合综合征通常是因为前牙切导斜度过大、咀嚼循环过程中下颌前伸或侧方运动时患者后牙不接触或接触较少引起的。这会导致咀嚼循环过程中义齿向前倾斜，压迫上颌前牙区黏骨膜，导致上颌前牙区骨吸收。而义齿后方的负压状态则可导致上颌结节突起。

当牙槽嵴吸收非常严重时，需要做骨移植来防止下颌骨的特发性骨折。已有病例报道，有些下颌骨重度吸收的患者在用手支撑下颌入睡时发生了下颌骨骨折。个别情况下，患者上颌仍有天然牙，而下颌进行了单颌义齿修复，这种情况下无法实现双侧平衡𬌗，而由于下颌义齿与上颌天然牙相对会产生较大的咬合力，造成下颌牙槽嵴快速吸收。

磨牙后垫是一块缓冲组织，通常呈梨形，位于最后一颗天然磨牙区域远中的下颌牙槽嵴上。它由非角化牙龈覆盖的腺体组织、颊肌纤维、咽上缩肌纤维、翼突下颌间隙和颞肌肌腱末端组成。由于该区域下方没有牙齿，下颌牙齿缺失后牙槽嵴应被义齿基托覆盖。制作不当的下半口义齿造成的机械创伤或者下颌无牙颌患者不佩戴下半口义齿进行咀嚼均会导致磨牙后垫变得更加松软。相反，牙槽突区域因为原本有牙齿，在牙齿缺失后牙槽窝会通过骨改建而愈合、恢复，但其与磨牙后垫相比，难以抵抗骨吸收的发生。

一些严重吸收的牙槽嵴，在看似坚韧的软组织下方常常是刀状的牙槽骨。这类重度吸收的牙槽骨

非常薄弱、非常容易发生自发性骨折，因此常常需要使用合成材料、同种异体骨或自体骨移植进行骨增量术。

House根据上腭封闭区上腭下垂的方式，以软腭外形对上腭进行分类。在该分类系统中，Ⅰ类上腭的患者后堤区最为平坦，能为上颌义齿提供最大面积的上腭封闭区（5~10mm），因此通常比较容易获得对全口义齿的耐受，但此类型的缺点在于较难准确定位上腭封闭区。Ⅱ类上腭在高加索人群中最常见，其上腭封闭范围为3~5mm，介于Ⅰ类和Ⅲ类之间。Ⅲ类上腭的颤动线最容易辨认，因为上腭顶在此急转向下，但其缺点在于仅能提供1~3mm的上腭封闭区，因此此类患者最难耐受上

颌义齿。

Neil通过测量下颌舌骨后窝区的高度对下颌无牙颌进行了分类。Neil Ⅰ类患者下颌舌骨后窝区的高度超过13mm，非常利于下颌义齿的固位和稳定。Neil Ⅱ类下颌舌骨后窝区的高度小于13mm，介于Neil Ⅰ类和Neil Ⅲ类之间。Neil Ⅲ类患者的下颌舌骨后窝区没有足够的可利用高度，下颌义齿修复预后不良。一般来说，大约75%的患者下颌形态属于Neil Ⅰ类，大约20%的患者下颌形态属于Neil Ⅱ类，只有5%~6%的患者下颌形态属于Neil Ⅲ类。下颌舌骨后窝区向前以下颌舌骨肌为界，外侧以磨牙后垫为界，后外侧以咽上缩肌上头为界，后内侧以腭舌肌为界，内侧以舌为界。

2

初印模
Preliminary Impressions

初印模是用于诊断、制订治疗计划或制作个别托盘的印模，一般使用成品托盘制取。成品托盘适用于大多数患者，但对每位患者来说又不是完美适合。成品托盘只能起到承载印模材料以在患者口内取得不够精确的初步印模的作用。

制取初印模的材料有两种：印模膏和水溶胶。第一种初印模材料是印模膏，它是一种常用的无牙颌印模的热塑性材料，不同的颜色代表不同的工作温度。热塑性意味着这类材料在加热时变软，冷却时变硬。通常有块状和棒状，棒状印模膏一般用于托盘的边缘整塑。

绿色印模膏工作温度是50℃，红色印模膏工作温度是55℃。印模膏必须在水浴中加热以获得合适的温度，并避免烫伤患者。绿色印模膏水浴温度设定在60℃，以保证材料从水浴转移到口内后仍具备良好的可塑性，能够被整塑为所需的形状。

第二种初印模材料是不可逆水胶体（藻酸盐类），它是由海藻、硫酸钙和水构成的亲水性凝胶。亲水性意味着它与水充分混合后，在口内潮湿的环境下能获得良好的阴模。藻酸盐印模的固化时间因磷酸钠（缓凝剂）的含量不同而异，其结固后的硬度则由硅藻土和硅酸盐粉填料的含量决定。

使用藻酸盐印模材料制取印模时，医生必须全程用手稳定托盘，直至藻酸盐结固，否则印模可能发生变形。取模过程中切忌让患者自己扶住托盘！印模材料调拌时应准确测量水的温度和用量，否则会引起印模精度的下降。一般建议使用室温水（21℃）进行印模材料调拌的。

常见的成品托盘有3种类型，分别用聚苯乙烯、塑料或金属制成。聚苯乙烯托盘刚性不足、体积大、对印模材料的固位作用也较差。有的一次性塑料托盘刚性不足，且通常需要借助托盘粘接剂来增加印模材料与托盘之间的固位。也有一类能反复使用的塑料托盘，不易变形，它们利用固位孔和边缘凸能起到增加印模材料的固位作用。金属托盘的刚性非常好，有孔金属托盘利用固位孔固定印模材料。无孔金属托盘则利用边缘凸来固定印模材料，避免脱模。有些金属托盘不是不锈钢材料的，可以通过人为预弯对其外形进行小范围的调整，但是不锈钢托盘是不可调整的。

不论选用哪种类型的托盘，都需要选择尺寸合适的，使其与牙槽嵴形态和大小一致。托盘边缘的轮廓要符合前庭沟的形态，最好选用特制的边缘蜡进行整塑，但临床上有时也用普通红蜡条替代。托盘和无牙颌组织面之间需要为印模材料提供3～5mm的间隙。如果托盘无法调整，可以选用较小的托盘，并使用印模膏来延长和修整托盘。

对于可调整金属托盘，可以使用钳子或手进行外形的少量修整，也可以磨短托盘翼缘，这样托盘在上腭区可以获得良好的适合性。翼缘调磨后要用带有浮石粉的橡胶轮进行抛光。

合格的初印模应具备以下特征：印模边缘应该

达到位于牙弓正中黏膜反折线。印模准确反映口内组织形态，无变形、无气泡。上颌印模应向后覆盖翼上颌切迹和颤动区。下颌印模应向后覆盖磨牙后垫和下颌舌骨后窝区。

初印模材料不应太贵。大包装的比分装的印模材料更经济。大包装材料应保存于密封防潮容器中，并置于阴凉处。用一个较小的容器保存印模材料，以便在短时间内用完。

灌注初印模时，应使用双重灌注技术。模型灌注后约45分钟，将石膏模型与藻酸盐印模分离，以防止模型损坏。如果将石膏留在藻酸盐印模中过夜，会导致印模材料严重收缩并黏附到石膏模型上。使用印模膏制取的初印模，需要去除石膏模型上的印模膏。可使用蒸煮锅或热水浴去除模型上的蜡。在使用沸水烫初印模膏之前，要先将模型在温水浴中预热5分钟，以避免沸水与冰冷的模型直接接触，导致模型断裂。

在使用模型修整机之前，先用模型刀修整模型底部。严禁使用红色手柄刀或手术刀，避免刀片折断，甚至割伤手。模型修整前，先去除模型上残余的藻酸盐、印模膏、印模材料和蜡等异物。在流动水冲洗下使用模型修整机。轻轻地将模型抵住磨盘，以免将电机拖慢。可以缓慢地移动模型以提高修整效率。用手指形成支点，保证各类器械远离模型修整机，以避免转动的磨盘造成人员创伤。在打磨模型时，要用流水冲洗模型表面，因为打磨形成的石膏浆会像水泥一样粘在干燥模型上。

初模型应修整成一定的形状。将无牙颌模型的外缘轮廓修整为前弧后平。首先修整模型的底座，使得模型底座有2～3mm的厚度（建议打磨模型前，用铅笔标出底座的目标高度）。进一步打磨模型底座，使剩余牙槽嵴与模型底座及工作台平行，同时还要保证模型有12～13mm的厚度。再将模型后缘磨平。最后打磨模型的侧缘并进一步修整底座。冲洗模型上的石膏浆和碎屑。请勿使用硬毛刷清洗模型，否则会破坏模型。所有无牙颌模型都

应修整为标准模型。当模型平放于台面上时，要求模型骀平面、模型底座平行且二者与水平面平行。模型最薄部位的厚度为12～13mm。模型的边缘在双侧翼上颌切迹之间区域应比组织表面高约1mm，颊侧区域较组织表面高3～4mm，后部应较组织表面高4～5mm。唇颊侧前庭沟的深度应为2～3mm。模型唇颊侧外缘应与前庭沟轮廓一致，并垂直于底座。模型表面应没有气泡、石膏瘤和异物残留。

2.1 制取初印模

使用成品托盘制作初印模，无法精确取得前庭沟的形态。常常会造成印模边缘过度伸展。

尽可能选择较适合患者的托盘，但我们必须认识到成品托盘不可能与患者的口内情况完全适配。合适的成品托盘应能够将盛有藻酸盐印模材料的托盘放入患者口内，印模材料结固后，可以轻松地整体取出，不会造成印模的损坏或患者的创伤。一定要使用无牙颌托盘，为有余留牙患者设计的常规成品托盘并不适用于无牙颌的初印模制取。

如果患者已经有旧义齿，可以借助旧义齿确定制作初印模托盘的最佳尺寸。将义齿放入无牙颌托盘，辅助选择合适的托盘尺寸（图2.1），义齿和托盘中间应有一定的间隙，以确保托盘能在患者口内完全就位，且不会压迫口内组织。如果患者没有旧义齿，牙医可以张开手指，用拇指与食指或两个食指测量牙弓的宽度，然后来确定成品托盘的尺寸。

初印模的托盘一定要能够覆盖上颌翼上颌切迹和下颌磨牙后垫，为藻酸盐提供足够的支撑，因为翼上颌切迹和磨牙后垫是无牙颌患者剩余牙槽嵴上形态最稳定的两个关键区域。托盘应与义齿承托区组织面外形匹配，且保证托盘内侧与牙槽嵴之间留有3～4mm空间。印模需要完整取到下颌舌骨后窝，因为这个区域对于下颌义齿的稳定和固位非常重要。当患者用前牙咬东西时，下颌舌骨后窝的倒凹能够抵抗义齿从后方脱位。

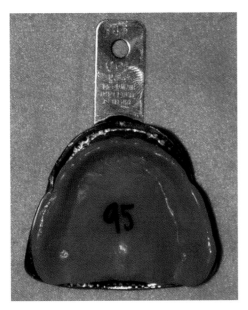

图2.1 将旧义齿放入无牙颌托盘，确定托盘最佳尺寸。

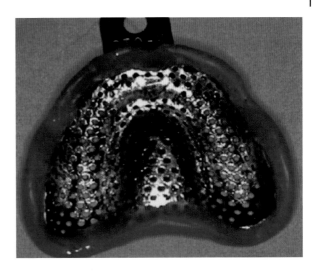

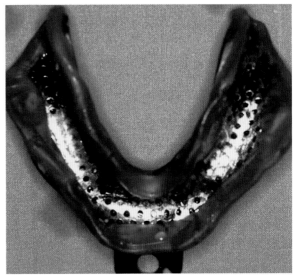

为了提高成品托盘的边缘适合性并改善患者的舒适度，可以使用边缘蜡调整托盘边缘和腭部区域，为印模材料提供支持。但应注意边缘蜡的使用一定不能影响托盘在口内的就位，并能保证托盘取出时不造成印模变形。图2.2和图2.3所示的蓝色边缘蜡在口腔温度下会变软，可根据口腔解剖形态对其进行塑形。有的医生会用红色蜡条来替代专用边缘蜡，但是由于其性能不同，临床使用效果不好。在印模托盘边缘整圈放置一条边缘蜡，可以帮助托盘准确地覆盖在牙弓上，提高患者的舒适度。

图2.2和图2.3 在托盘边缘放置蓝色边缘蜡，以提高患者的舒适度。

边缘整塑过的托盘应该用整塑蜡覆盖托盘的边缘，不会给患者带来疼痛不适，并在黏膜反折区获得充分伸展。使用蓝色整塑蜡时要包绕托盘整个边缘区域（图2.2和图2.3），随后在口内对软化的边缘蜡进行整塑，以更准确地反映黏膜反折的位置。需要特别关注的是系带区域，不能让金属托盘透过边缘蜡暴露出来（如有这种情况，提示托盘过度伸展、压迫系带）。

边缘蜡放置在托盘上后，应先在温水浴中加热（图2.4）使其软化。将软化的边缘蜡在口内进行肌功能整塑，记录患者前庭沟黏膜反折的位置，形成适合的托盘边缘。托盘边缘整塑完成后，将托

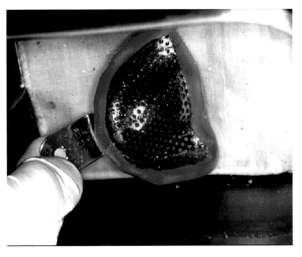

图2.4 在温水浴中加热托盘。

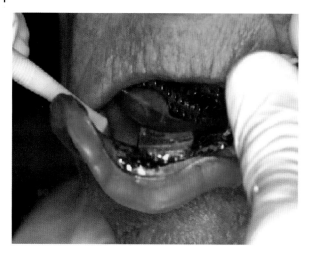

图2.5 使用口镜拉开口角。

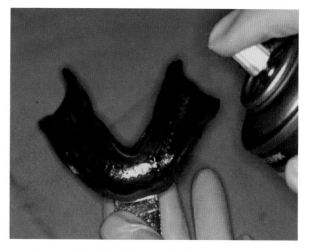

图2.7 将托盘粘接剂喷涂在成品托盘表面。

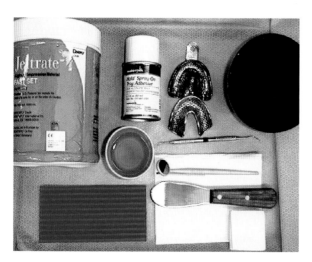

图2.6 制取藻酸盐初印模的常规用物。

盘取出，浸泡在冷水中硬化定型边缘蜡。一定要待边缘蜡冷却硬化后再用托盘和藻酸盐制取印模，因为温度过高会加快藻酸盐的结固，进而影响印模的精度。

制取印模时，用口镜拉开口角，使托盘可以旋转进入口内（图2.5）。一些老年患者的唇颊肌肉紧张，有时会难以牵开。托盘从未被口镜牵拉的一侧口角处旋转进入口内。

用手指或口镜牵拉患者一侧口角，藻酸盐印模材料是目前临床应用最广泛的初印模材料。它是不可逆水胶体，不能反复使用。由于其具有一定的稠度，可以保持一定的体积，并且不会过度流出托盘，放入口内后可以快速凝固，非常适合用于制取初印

模。即便在适合性不佳的托盘中，藻酸盐印模材料在不同区域厚度不同，但仍具有较高的印模精度。藻酸盐印模材料是一种弹性印模材料，当其从倒凹中脱出时不会发生撕裂，并且具备很好的回弹性。与其他大多数的印模材料相比，藻酸盐印模材料价格便宜。但是藻酸盐印模材料也有一定的缺点，如为了确保印模准确性，必须在30分钟内灌模。在石膏凝固过程中，不能将托盘与印模材料分离。

图2.6展示了制取藻酸盐初印模的常规用物。

成品托盘上完成边缘蜡整塑后，在托盘的组织面涂抹、喷涂一薄层托盘粘接剂或涂抹一薄层藻酸盐印模材料（图2.7）。喷涂粘接剂的关键是控制粘接剂的厚度。如果粘接剂涂层过厚则需要很长时间才能干透，而如果粘接剂没有干透就制取印模，藻酸盐印模很容易脱模。即使将脱模的印模重新复位，也会不可避免地发生印模变形。

使用藻酸盐制造商提供的量杯，将适量的室温（20℃）水倒至标记线。将测量的水倒入橡胶搅拌碗中，接着将藻酸盐粉末倒入水中，使用圆头有弹性的调拌刀快速搅拌使粉液混合均匀（图2.8）。利用排气泡的动作将印模材料在橡胶搅拌碗壁上挤压以挤出气泡并形成更稠的混合物。混合物一开始会显得比较干，但不要再添加水。一般搅拌数次后，混合物就会变得顺滑，呈奶油状（图2.9）。为咽

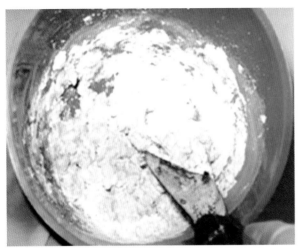

图2.8 使用圆头有弹性的调拌刀将石膏与水充分快速混合均匀。

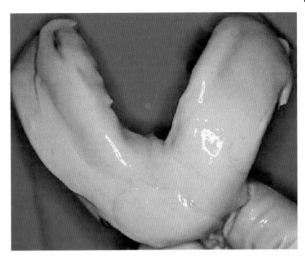

图2.10 确保印模材料完全填满托盘。

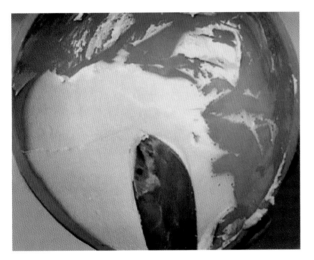

图2.9 反复调拌制成顺滑的奶油状混合物。

反射较为严重的患者制取上颌印模时，建议减少水量以降低印模材料的流动性。不要使用温水调拌印模材料，这会导致印模材料还未放入口内就开始结固。真空搅拌机等机械混合器也非常有用，可以获得很好的调拌效果。但是一旦熟练掌握在橡胶搅拌碗中调拌材料的技术，使用机械混合器调拌材料的必要性就不大了。

一手握住下颌托盘手柄，顺着托盘的一侧从后向前装入藻酸盐印模材料，逐渐向前排出空气。确保印模材料完全填满托盘（图2.10）。

站于患者的右前方，将装满印模材料的下颌托盘旋转放入患者口内。用双手手指撑开嘴唇并将托

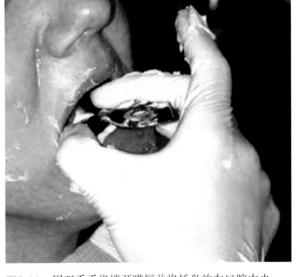

图2.11 用双手手指撑开嘴唇并将托盘放在口腔中央。

盘放在口腔中央，手柄正对面中线（图2.11）。在轻轻按下托盘的同时，牵拉口唇和系带，进行肌功能修整（图2.12）。

放入托盘时让患者抬起舌头，向前伸出舌头时轻轻按下托盘就位，随后嘱患者做左右摆动舌头的动作。在藻酸盐结固过程中，反复做这个动作。否则患者会放松，将舌头缩回到托盘下方。在印模制取过程中，有些患者可能会唾液分泌增加，建议准备小吸唾器和纸巾，以便随时取用。

建议先制取下颌印模。因为相对来说下颌印模

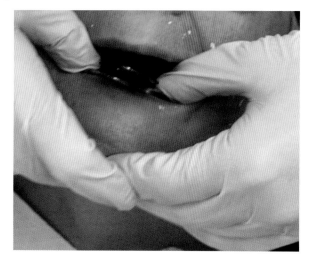

图2.12 对系带和口唇进行肌功能修整。

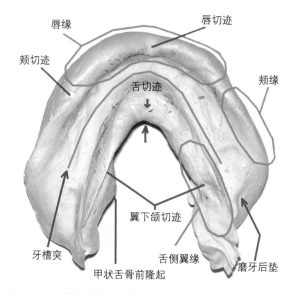

图2.13 下颌印模的解剖标志。

不容易让患者恶心，这样就能降低他们对上颌印模制取的焦虑感。检查已完成的印模是否有缺陷，是否有印模材料过薄、金属托盘暴露的部位。这可能会造成石膏嵌入托盘，难以脱模。一般情况下，只要下颌印模制取过程中患者的舌头是抬起的，没有被压在托盘下方，舌侧翼缘区的印模通常都能获得足够的伸展。如果制取印模时患者没有抬舌，造成下颌舌侧印模伸展不足，则需重新制作印模，否则无法在模型上制作出合适的个别托盘。

下颌印模的双侧舌边缘应该呈S形曲线。检查下颌印模的解剖标志。唇切迹、唇缘、颊切迹、颊缘、牙槽突和磨牙后垫在印模中都应该非常容易识别。同样，翼下颌切迹、舌骨后隆起、舌侧翼缘、甲状舌骨前隆起、舌切迹和舌结节窝也应该很容易看到（图2.13）。

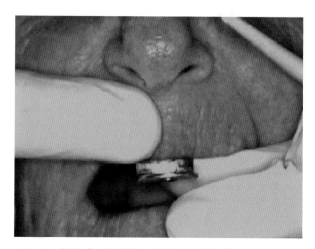

图2.14 按摩嘴唇和脸颊，整塑托盘的边缘。

制取上颌印模时，先用边缘蜡修整托盘边缘，按摩嘴唇和脸颊（图2.14），利用边缘蜡推挤前庭沟底，使得黏膜反折线轻微过度伸展，这样有利于后期个别托盘的制作。由于在整塑过程中，边缘蜡非常柔软，取出托盘时必须非常小心，避免造成边缘蜡发生变形（图2.15）。将整塑好的托盘放入冷水中使边缘蜡硬化，并降低托盘温度以减缓藻酸盐的凝固速度。

根据制造商的说明，将粉末和水混合成黏稠的

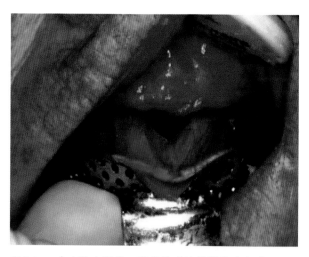

图2.15 小心取出托盘，避免造成边缘蜡发生变形。

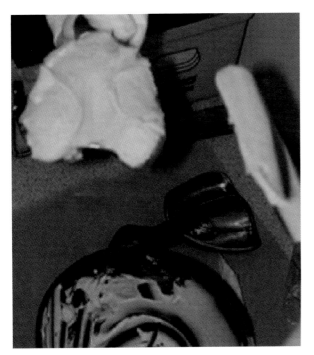

图2.16 将藻酸盐印模材料置入托盘，将气泡从托盘前部排出。

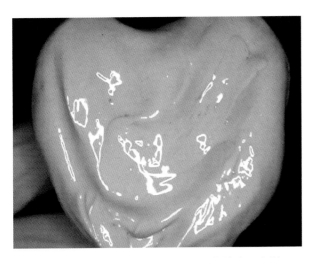

图2.17 用湿润的手指抹平印模材料，使其表面光滑。

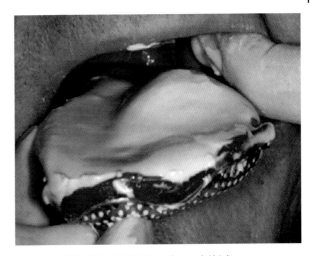

图2.18 医生站在患者后方，放入上颌托盘。

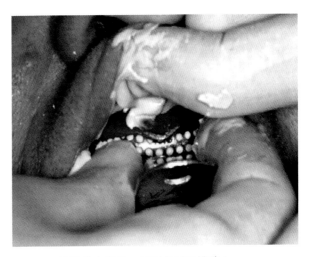

图2.19 旋转放入托盘，对正放于牙槽嵴上。

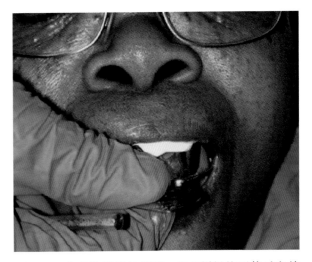

图2.20 先就位托盘的前部，然后缓慢按压使后方就位，向后排出空气。

奶油状混合物。上颌和下颌藻酸盐印模材料的调拌方法相同。把藻酸盐从托盘的后部放入，盛满整个托盘（图2.16）。用湿润的手指抹平印模材料，使其表面光滑（图2.17）。

制取上颌印模时，医生位于患者的右后方（右侧11点钟的位置）。右手握住托盘手柄，左手手指拉开口角（图2.18）。旋转放入托盘，确保手柄对齐面中线，对正放于牙槽嵴上（图2.19）。

先就位托盘的前部，然后缓慢按压使后方就位，向后排出空气（图2.20）。用口镜刮去托盘后方溢出的印模材料，并进行轻柔的肌功能整塑。

如果患者感到恶心，让其坐直前倾，可以最大限度地减轻不适，并抬起胸巾接住流出的唾液（图2.21）。使用口镜从托盘后部刮去溢出的过多印模材料（图2.22）。让患者抬腿，收紧腹部肌肉，这样可以减轻恶心，但医生需要全程稳住托盘，避免移位（图2.23）。尽管短时间内患者可能感到不适，但这么做可以提高印模成功率。

医生取下印模时，需要从印模下方破坏密封，抓紧托盘手柄，拉起脸颊，以迅速脱位的方式取出印模（图2.24）。在这个过程中，需要注意动作轻柔，避免对患者或印模造成损伤。

检查印模是否有气泡，是否需要重新取模。如果印模上的气泡直径小于5mm，可以在石膏模型上刮去对应的石膏瘤。如果出现过大气泡，就需要重新取模。印模透出边缘蜡时并不需要重新取模（图2.25）。

检查印模是否取到了上颌所有解剖标志（图2.26和图2.27）。唇侧边缘、唇切迹、牙槽突、颊侧切迹、腭中缝、颊侧边缘、喙突轮廓，都需要在印模上清晰可见。同理，切牙乳突、腭皱襞、上颌

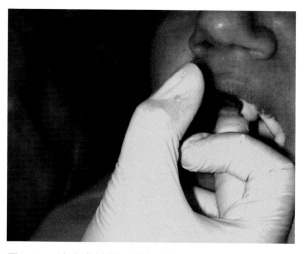

图2.23 让患者抬腿，收紧腹部肌肉，这样可以减轻恶心。

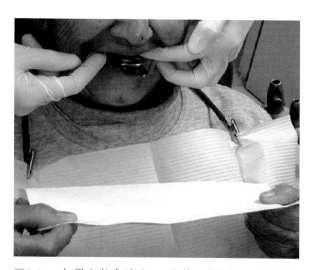

图2.21 如果患者感到恶心，让其坐直前倾，可以最大限度地减少不适，并抬起胸巾接住流出的唾液。

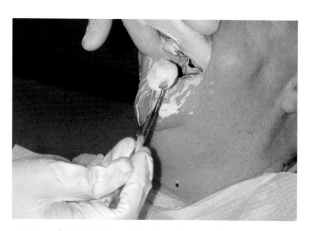

图2.22 使用口镜刮去托盘后部多余的藻酸盐。

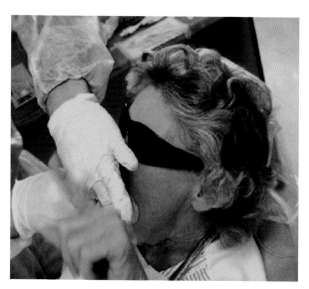

图2.24 抓紧托盘手柄，拉起脸颊，破坏边缘封闭，以迅速脱位的方式取出印模。

结节窝、腭小凹、翼上颌封闭、后堤区也应在印模上清晰可辨。

成功的无牙颌初印模应该没有大范围的托盘暴露软组织压迫点或大气泡，且印模边缘应充分伸展。医生不能期望获得非常完美的印模，但是也要避免有"初印模不重要，质量不高也没关系"的想法。我们要牢记，后续所有的诊断都是基于这副初印模，所以要尽量提高初印模的质量。对于下颌印模，注意需要包括磨牙后垫且在颊舌侧获得充分伸

展（图2.28）。对于上颌印模（图2.29），需要包括翼上颌切迹、后堤区等所有重要解剖标志，同时注意切牙乳突是否受压。

完成初印模后，应立即使用消毒剂喷洒消毒，然后送到技工室。

2.2 灌注初印模

灌注石膏模型前应彻底冲洗印模，根据制造

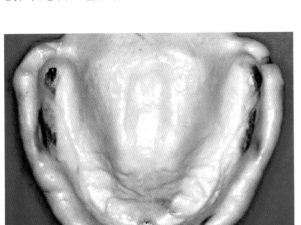

图2.25 印模透出边缘蜡时并不需要重新取模。

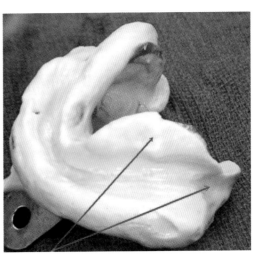

图2.28 下颌印模应包括磨牙后垫且在颊舌侧获得充分伸展。

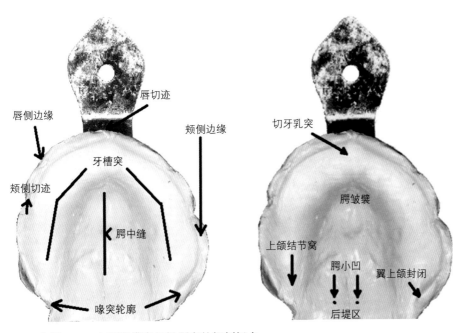

图2.26和图2.27 上颌印模应包括所有的解剖标志。

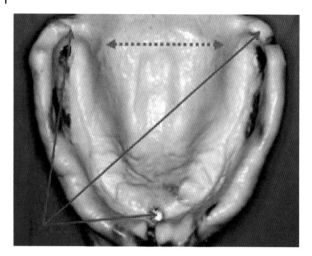

图2.29　上颌印模需要包括翼上颌切迹、后堤区等解剖标志。

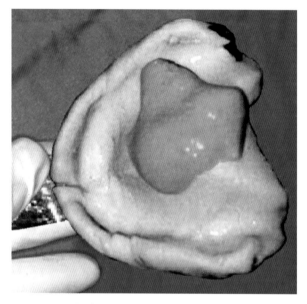

图2.30　彻底冲洗印模，根据制造商的说明，在真空混合器中混合水粉，获得致密均匀的混合物。

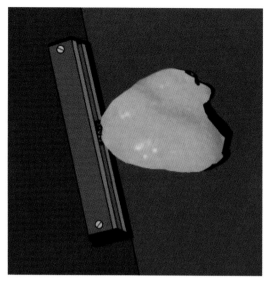

图2.31　将托盘手柄插在模型干燥架上，石膏凝固时间为30分钟。

入更多石膏，灌满印模。

少量多次将石膏加入灌注的模型中，增加模型强度。把灌注好的模型通过手柄插在模型干燥架上（图2.31）或工作台凹槽中，静置30分钟使石膏结固，结固过程中托盘手柄可以为印模提供支撑。这样做可以消除石膏重量引起的印模变形。如果印模直接放置在台面上，石膏的重力可能会压迫藻酸盐印模导致其变形。

准确的诊断模型应包括所有的无牙颌解剖标志，才能在此基础上制作个别托盘，进而得到准确的终印模。下颌模型舌侧区域应用石膏形成底座以增加模型强度，但底座不能阻挡蜡刀等器械在模型舌侧区域的操作（图2.32）。模型底座的厚度应达到13mm，模型外缘应有一圈宽度为3～4mm的边台（图2.32～图2.35）。

边台是模型外围的一圈平台，它不是印模采集到的口腔解剖标志。边台的主要作用是保护印模所反映的口腔解剖形态，同时边台不应阻碍对模型的观察以及后续蜡刀等器械在前庭沟区域的操作。

如果发现模型存在本书前面所描述的一些缺

商的说明，使用真空混合器混合水粉，以确保混合物致密均匀（图2.30）。从上颌的腭顶或下颌一侧的远中区域开始灌注石膏，让石膏慢慢流到印模整个表面并排出空气。将振荡器调节到中等速度，倾斜印模放入石膏，让石膏覆盖全部印模组织面并流出。使整个印模组织面都覆盖一层薄薄的石膏，这样可以去除石膏和印模之间的表面张力，并排出印模中的气泡。根据第一步骤中的同样流程，振荡放

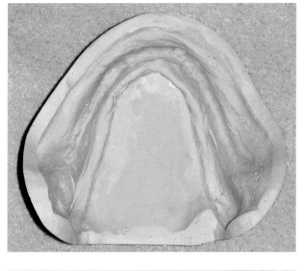

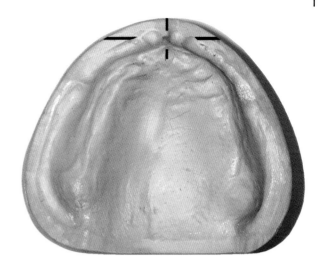

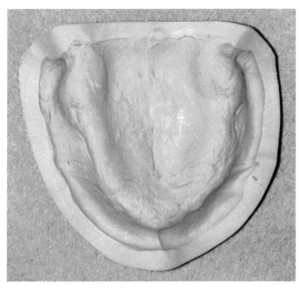

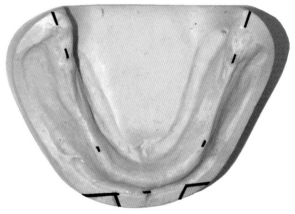

图2.34和图2.35 模型外缘的边台宽度为3～4mm，以保护印模和模型的边缘。

图2.32和图2.33 模型底座的厚度至少13mm。

陷，则需要重新制取印模。例如，印模不全导致的下颌基托在磨牙后垫区域伸展不足，义齿支持力不足可加速牙槽嵴的吸收。尽量避免在石膏模型表面形成气泡，尤其是下颌舌侧底座的上表面，其在复制模型时会造成印模撕裂。技工工作模型的边台一般制作非常规范，临床灌注初模型时可参考学习。

3

个别托盘——获得准确精细印模的关键
Custom Trays: The Key to a Great Final Impression

初诊结束后，第二次复诊之前，需要在初模型上制作个别托盘，用于精细印模的制取。成品托盘不可能与每位患者都获得完美匹配，因此无法保证印模材料厚度的均匀一致，而印模材料只有在厚度均匀时才具有较高的精度，所以利用成品托盘是无法获得准确印模的。制作个别托盘时需要注意，如果初模型上存在倒凹，需要先进行填倒凹，否则制作好的个别托盘会卡在初模型的倒凹中无法取下。

3.1 制作个别托盘

用深色铅笔在初模型上距离前庭沟底约2mm的位置画出个别托盘边缘线（图3.1）。在后堤区要达到腭小凹后3 ~ 4mm。用蜡填平初模型上所有的倒凹（图3.2）。用火或者在热水浴中加热基托蜡使其软化，将其覆盖在初模型上（图3.3）。用拇指铺平基托蜡。对于手指难以进入的区域，可以使用铅笔尾部的橡皮擦将蜡压入。

用拇指在模型边台的外缘较锐利处按压基托蜡以去除多余的基托蜡（图3.4）。透过基托蜡可以清晰地看到模型上的深色画线，作为回切参考，切去后腭区多余的基托蜡（图3.5），避开前庭沟底约2mm（图3.6）。

在后腭区铺蜡时要相对长一点，这样托盘在这个区域可以长一点，能够充分记录后堤区形态，有利于后缘封闭的形成。在铺好的基托蜡表面上再放置一层0.001英寸（1英寸约为25.4mm）厚的锡箔（图3.7），以防止蜡渗入个别托盘材料。将厚度均一的个别托盘光敏树脂材料铺在基托蜡表面，用拇指从中间向外周按压，避免在托盘树脂下形成气泡（图3.8）。

采用与刚刚介绍的修整基托蜡相同的方法对个别托盘光敏树脂进行修整以去除多余材料（图3.9）。用拇指按压光敏树脂到基托蜡的边缘区域（图3.10），在模型一周都采用这种方法操作。

制作托盘手柄，手柄与前牙区牙槽嵴成45°角，手柄的长度应略大于拇指的宽度（图3.11和图3.12）。这样可以保证既不影响边缘整塑的操作，又有足够的把持面积，方便托盘的放入和取出。将制作好的个别托盘放入树脂固化机中固化3分钟（图3.13）。从模型上取出托盘，翻面再放入固化机中固化2分钟。

把拇指放在手柄上，确保手柄有足够的厚度和长度，可以提供足够的把持（图3.14）。待基托蜡冷却后，将托盘边缘磨短到与蜡边缘平齐。可以先用台式打磨机快速修整托盘边缘，再用手持机头进行精修。在电动技工马达上使用丙烯酸车针时要非常小心，也可以使用椅旁台式打磨机，其非常稳定（图3.15）。但是如果打磨机速度过快，长柄可能会弯曲，造成托盘折裂或弄伤手（手指）。建议使用专用金刚砂磨头进行个别托盘打磨修整。

个别托盘修整打磨结束后，将托盘放回模型上，检查打磨回切量（图3.16）。如果托盘边缘延伸范围符合要求，则从托盘内侧再切去2mm的蜡，

Treating the Complete Denture Patient, First Edition. Edited by Carl F. Driscoll and William Glen Golden.
© 2020 John Wiley & Sons, Inc. Published 2020 by John Wiley & Sons, Inc.
Companion website: www.wiley.com/go/driscoll/denture

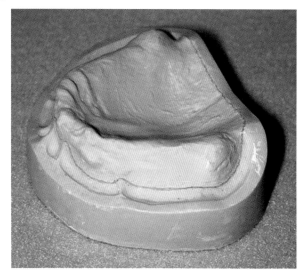

图3.1　在初模型上距唇颊前庭沟底约2mm处画出个别托盘边缘线。

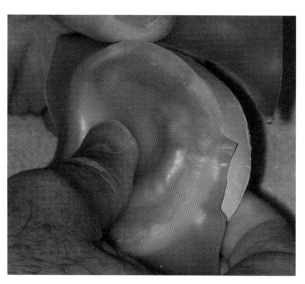

图3.4　利用模型边台的锋利边缘，按压基托蜡以去除多余的基托蜡。

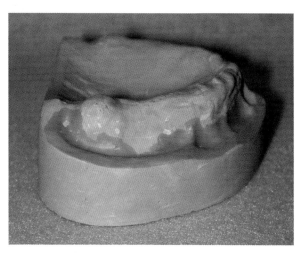

图3.2　用蜡填平所有倒凹，因为蜡不会与个别托盘材料发生粘连。

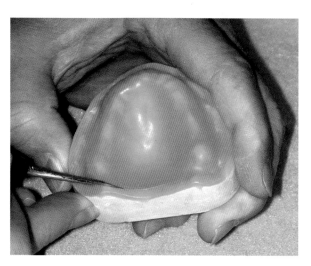

图3.5　透过基托蜡可以看到模型上前期画好的个别托盘边缘线，为基托蜡的进一步回切提供参考。

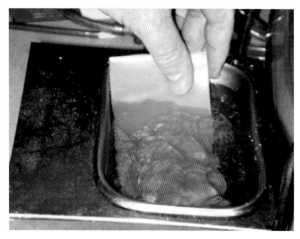

图3.3　用酒精喷灯或热水浴加热一层基托蜡。

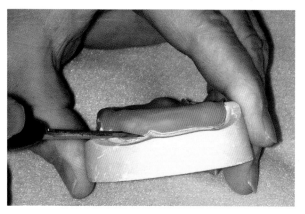

图3.6　使用锋利的手术刀将基托蜡修整到距前庭沟底约2mm处。

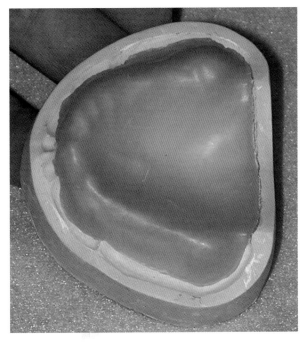

图3.7 后堤区基托蜡应略向后延伸。

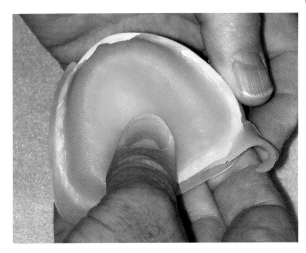

图3.9 沿着模型边台锐利处按压以去除多余的个别托盘材料。

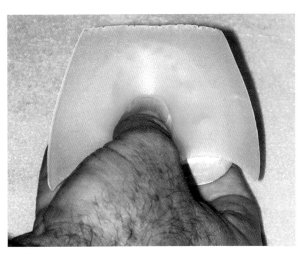

图3.8 在腭顶区域轻压个别托盘材料，使其与基托蜡贴合，厚度均匀，避免形成气泡。

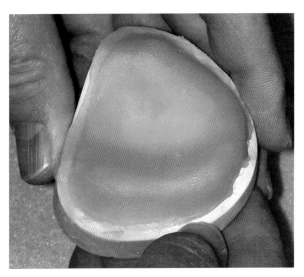

图3.10 用拇指将光敏材料按压到已用蜡填满的倒凹区。

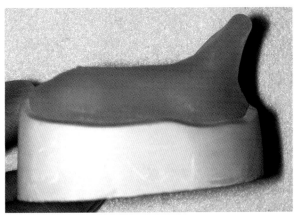

图3.11和图3.12 制作托盘手柄，与前牙区牙槽嵴成45°角，手柄的长度应略大于拇指的宽度。

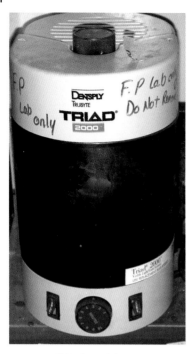

图3.13 将托盘连同模型放入树脂固化机中固化3分钟。

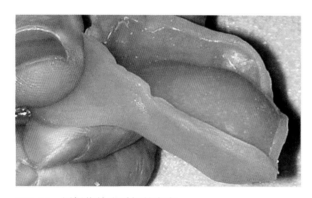

图3.14 用拇指检查手柄的宽度。

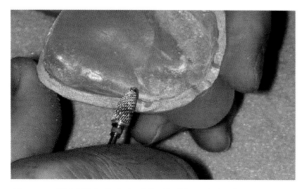

图3.15 使用椅旁台式打磨机或手机回切托盘。

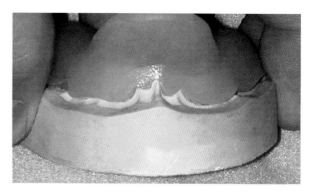

图3.16 打磨托盘后，在模型上复位检查。

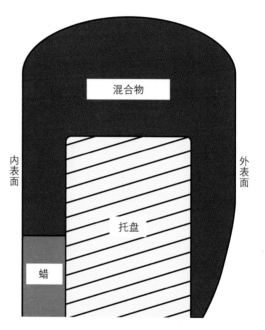

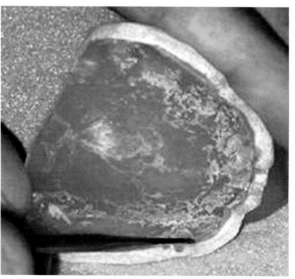

图3.17和图3.18 从托盘内侧再切去2mm的蜡，使边缘整塑材料可以包裹托盘边缘，形成U形连接。

使边缘整塑材料可以包裹托盘边缘，形成U形连接（图3.17和图3.18），加强后期边缘整塑蜡在托盘边缘的固位。

从后腭密封区切去少量蜡（图3.19），以便在终印模上形成上腭封闭区。

下颌个别托盘的制作方法与上颌基本相同，由于解剖结构的差异和容纳舌体的需要，制作上与上颌托盘存在一定差异，但步骤基本相同。首先用深色铅笔在距离唇、颊前庭沟底和舌侧沟底2mm处画出边缘线（图3.20），在磨牙后垫区的边缘线应延伸至磨牙后垫后缘。用基托蜡填平所有的倒凹（图

3.21和图3.22）。从舌侧向唇颊侧按压铺平软化的基托蜡（图3.23）。在模型边台处按压以去除多余蜡，再用手术刀切去深色画线以外的蜡（图3.24和图3.25）。

在模型上铺蜡以保证印模制取时印模材料厚度均匀。在基托蜡表面铺个别托盘材料，为了避免形成气泡，首先从舌侧开始铺平（图3.26），然后再铺展牙槽嵴和颊侧区域。在模型边台边缘处按压以去除唇侧多余个别托盘材料，用手术刀切去舌侧多余材料（图3.27）。

制作下颌托盘手柄，要比上颌托盘更长一点，方便从前方将托盘放入口内（图3.28）。下颌托盘的手柄宽度应较上颌托盘手柄略窄，保证在对下颌舌侧翼缘区进行边缘整塑时，手柄不会妨碍舌体进

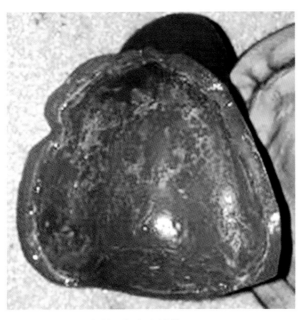

图3.19　从后腭密封区切去少量蜡。

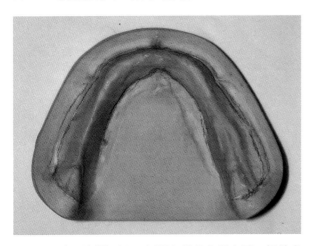

图3.20　在下颌模型上，用深色铅笔在距离唇、颊前庭沟底和舌侧沟底2mm处画出边缘线。

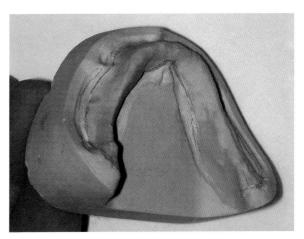

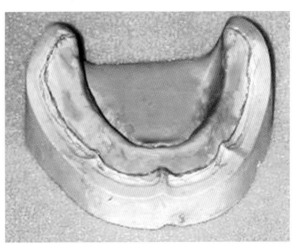

图3.21和图3.22　边缘线画到磨牙后垫后缘，并用基托蜡填平倒凹。

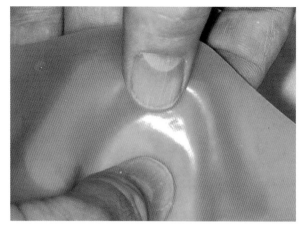

图3.23　先将蜡压入舌侧。

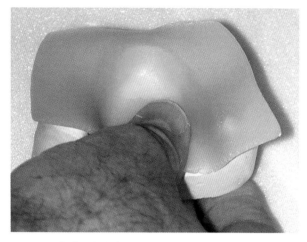

图3.26　先将基托材料压入舌侧区域，防止形成气泡。

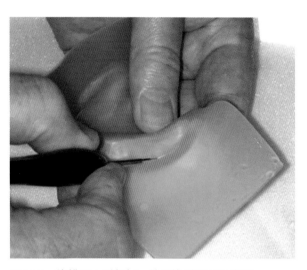

图3.24　将蜡压入唇颊侧，并用锋利的工具修剪。

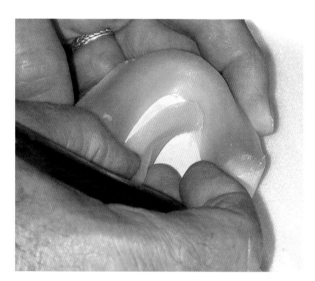

图3.27　用手术刀沿着舌侧沟修剪，并去除这部分。

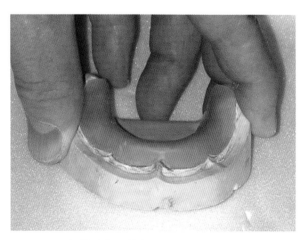

图3.25　回切蜡边缘至前庭沟底上2mm。

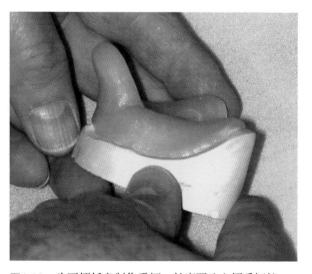

图3.28　为下颌托盘制作手柄，长度要比上颌手柄长。

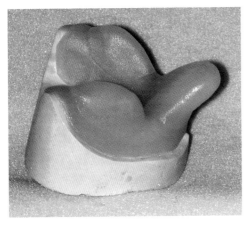
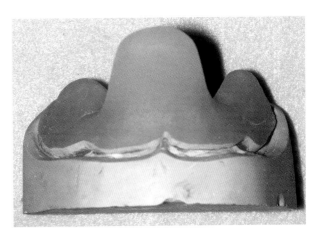

图3.29和图3.30 在后牙区牙槽嵴顶上制作指支托。

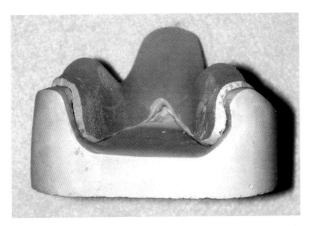

图3.31 将托盘回切至蜡边缘的位置，距离前庭沟底2mm。

行前伸和左右摆动的动作。在后牙区牙槽嵴顶上制作指支托，要求比托盘的宽度窄，这样可以防止在边缘整塑时医生的手指造成的黏膜反折线外形的改变（图3.29和图3.30）。指支托和托盘手柄间应有足够的距离，不影响舌体的活动。如果患者的剩余牙槽嵴较丰满，宽于医生的手指，医生手指及时直接放在个别托盘牙槽嵴顶区域也不会造成黏膜反折线的变形，则可以不制作指支托。

将托盘回切至蜡边缘的位置，距离前庭沟底2mm，为后续边缘整塑印模膏提供空间（图3.31）。将托盘材料下方的基托蜡再回切约2mm（图3.32和图3.33），以便边缘整塑材料与托盘边界形成U形连接，确保边缘整塑材料有足够的强度，防止印模制取过程中发生断裂。

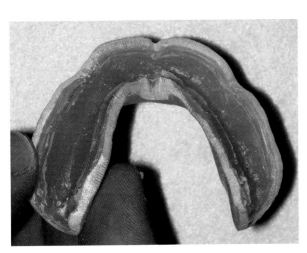
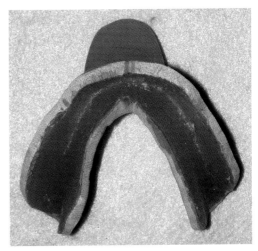

图3.32和图3.33 保留个别托盘材料下方的基托蜡在位，仅在托盘边缘处回切约2mm，以便边缘整塑材料与托盘边界形成U形连接。

4

使用个别托盘制取终印模
Using Custom Trays to Make Final Impressions

托盘制作完成并将边缘长度调改到合适，接着进行边缘整塑。边缘整塑是指通过主动或者被动方式使托盘边缘周围的软组织发生运动进而对材料进行塑形的过程。边缘整塑可以确定全口义齿边缘的轮廓、高度和宽度。选用绿色印模膏进行个别托盘边缘整塑，将足量的材料放置在边缘延伸区域后，放入热水浴中加热，再将托盘放入患者口内进行边缘整塑，牵拉唇颊侧覆盖托盘或嘱患者进行舌体运动，这样印模膏就可以复制出托盘边缘周围软组织功能状态下的形态。

边缘整塑时，为使整个过程有序进行，在椅旁需要准备以下物品：

- 边缘整塑材料
- 终印模材料
- Bunsen灯或Blazer喷灯
- Hanau喷灯（装有酒精）
- 水浴锅内放入3/4的清洁水，温度设定为60℃（略高于印模膏的熔化温度）
- 一碗冰水
- 安装有新刀片的手术刀
- 蜡刀，用于去除个别托盘组织面的基托蜡
- 直手机用树脂调磨钻针
- 火柴或打火机
- 个别托盘

建议准备足够的材料，避免操作过程中再去寻找工具和材料。冰水应放入碗中，冰和水的量应至少达到碗容积的2/3。热水浴的温度保持在60℃，热水量至少达到水浴容量的2/3。患者坐上椅位之前，将新刀片安装在手术刀柄上，并且保证调拌纸等待用物品已准备好并置于操作台面上。如果使用自动混合器/输送器调拌印模材料，应提前准备好材料和混合头。

4.1 检查个别托盘和牙弓的适合性

需要注意，托盘边缘应距前庭沟底2mm。尤其是下颌托盘。当患者放松舌体，或制取印模的医生出现疲劳后，重力会使稀的印模材料流入到肌肉放松后形成的空间。对于制取上颌印模，问题不大。因为重力的作用有利于牙医制取印模，只需要防止印模材料流入患者喉部。

将托盘放入患者口内，分别向上或向下牵拉上下嘴唇、脸颊，观察个别托盘边缘和黏膜反折线的关系，保证个别托盘边缘应避开前庭沟底2mm，必要时调磨个别托盘边缘以达到上述要求。

应特别注意一些重要区域，如下颌舌系带、上颌唇系带，个别托盘在这些区域常常会过度延伸。虽然在初模型上制作个别托盘时已经进行了边缘的调磨，但是初印模在舌系带、唇系带区域往往存在过度伸展，所以利用初印模画线制作的个别托盘也容易在这些区域存在过度伸展。

印模边缘过度伸展会造成义齿边缘过度延展，

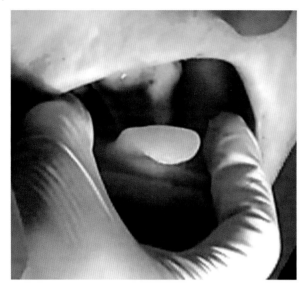

图4.1 戴入下颌托盘时，让患者抬舌。

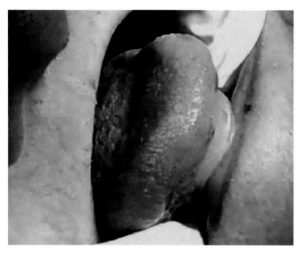

图4.2 让患者用力向前伸舌头，越过托盘手柄，以确定托盘舌侧边缘是否过度伸展。

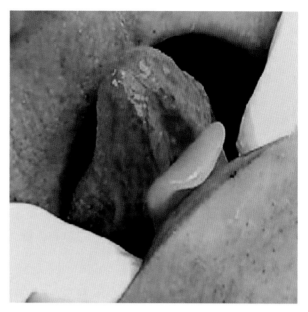

图4.3 托盘调磨合适后，让患者再次抬舌并用力前伸，完成对托盘舌侧边缘的整塑。

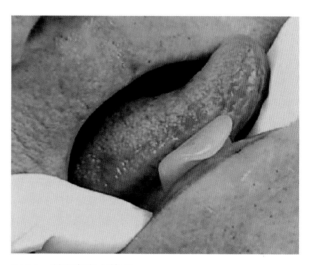

图4.4 嘱患者向右伸舌。

患者佩戴义齿时就会产生疼痛。戴入下颌印模托盘，让患者抬舌（图4.1），向前伸，去舔托盘手柄（图4.2）以确定托盘是否在口底过度伸展。蘸有甲紫的棉棒或记号笔等标记工具在检查个别托盘伸展范围是否合适中非常有用。

当下颌托盘调整到合适时，让患者抬舌，向前（图4.3），然后向右（图4.4），再向左（图4.5）伸舌，去确定托盘的舌侧边缘。这样在边缘整塑时，舌体将拓宽最初的印记，记录边缘的位置。下颌个别托盘的舌侧边缘应进行足够的回切，这样舌体运动才不会受到影响。同时个别托盘的手柄不能太大或者过度延伸，否则其会影响舌体的运动，导

致舌侧口底功能状态下形态复制不准确。如果下颌托盘放入口内后发生浮起，可能是因为舌侧边缘过长，阻碍了舌体运动。

唇系带区域也是个别托盘常常避让不足的区域，如不对托盘进行调磨而直接进行边缘整塑和制取终印模，会导致印模在此区域的过度伸展。可以先用蘸有甲紫的棉棒或记号笔对唇系带进行标记（图4.6），再将托盘放入口内（图4.7），这样就能将口内的标记转移到托盘上，指导医生对个别托盘进行调改。托盘边缘回切量足够时，牵拉嘴唇可

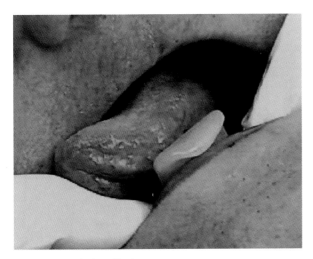

图4.5　嘱患者向左伸舌。

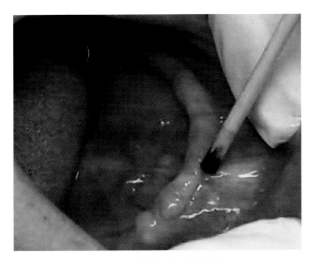

图4.6　在唇系带附着区域的两侧进行标记。

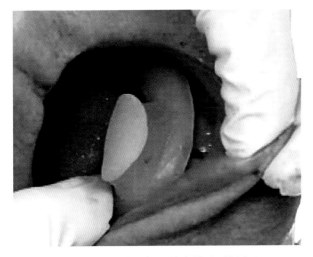

图4.7　将托盘放入口内，标记将会转移到托盘上。

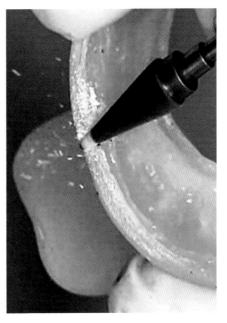

图4.8　用磨头调磨个别托盘过度伸展区域并将粗糙表面打磨光滑。

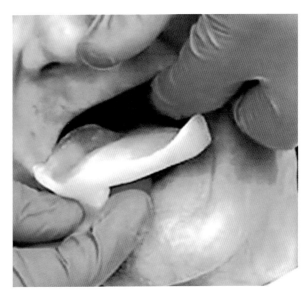

图4.9　用托盘边缘推开一侧唇颊，用手指牵拉另一侧唇颊，旋转放入托盘。

看到唇系带和托盘边缘之间有约2mm的间隙。

上颌边缘整塑之前，必须先仔细检查个别托盘边缘是否粗糙以及过度伸展。如有，则可在直手机上安装技工室用打磨丙烯酸树脂的磨头，对个别托盘进行调磨（图4.8）。托盘放入口内时，医生一只手拿托盘，另一只手牵拉唇颊，将托盘缓慢旋转放入患者口内（图4.9）。个别托盘的手柄应与前牙牙槽嵴成约45°，这样舌体和嘴唇可以自由运动，

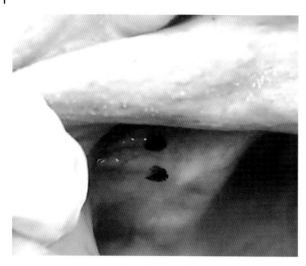

图4.10　在颊系带附着点的两侧进行标记。

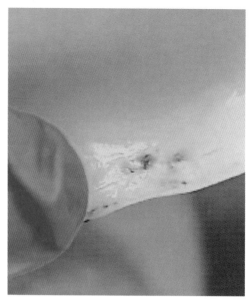

图4.11　标记会转移到托盘上。

不影响边缘整塑。上颌个别托盘手柄的作用是方便将托盘放入口内，其长度不应过长，与拇指同宽即可。如果个别托盘的手柄过长，从口中取出托盘时，手柄会产生过大的杠杆力，造成托盘和印模的破坏。印模制取完成，从口内取出个别托盘时切忌使用蛮力。

在颊系带两侧的牙槽嵴上进行标记（图4.10）。染色标记转移到个别托盘上可以帮助医生较准确地对托盘该区域进行调磨（图4.11），以实现准确印模。

用树脂磨头（图4.12）对托盘的系带区域进行调磨，并在口内试戴，以确保有足够的避让。托盘边缘应距离系带和前庭沟底2mm（图4.13和图4.14）。

对上颌后部边缘封闭区进行标记。首先标出上腭后部的中线点，这里是后腭肌肉附着的位置，然后在两侧标出双侧翼上颌切迹位置（图4.15～图4.17）。将这些点连接成线，就是颤动线的边界（图4.18）。

将个别托盘放入口内，几秒钟后取出托盘，可以看到颤动线的位置印在了托盘后缘的组织面（图4.19）。

对上颌个别托盘的后堤区进行调磨，并重新放入口内。让患者说"啊"，并吞咽，使软腭抬起

（图4.20～图4.22），进而检查评估个别托盘在后堤区的调磨是否到位。也可以让患者捏住鼻子并鼓气进行判断。

4.2　对个别托盘进行边缘整塑

下面介绍边缘整塑的方法和制作印模的步骤，也被称之为选择性压力印模技术。这项技术将印模材料延伸到前庭沟的位置，通过被动牵拉软组织运动，反映出正常活动时义齿的最大延伸范围。边缘整塑蜡在受热时会变软，且可以反复加热、塑形直至达到理想的形状，因此是一种非常好用的个别托盘边缘整塑材料。目前市面上有很多不同品牌、种类的边缘整塑材料，本书中所用的是绿色棒状边缘整塑蜡。

将边缘整塑蜡添加到个别托盘边缘，先用酒精灯加热软化边缘整塑蜡，接着立即将其放入热水浴中，随后再将托盘放入患者口内。从水浴锅内拿出后应尽快将托盘放入患者口内，否则边缘整塑蜡会冷却变硬，无法顺利进行边缘整塑。对于不同类型的边缘整塑蜡（绿色、灰色、红色）应使用不同的水浴温度，保证水浴温度略高于边缘整塑蜡的熔

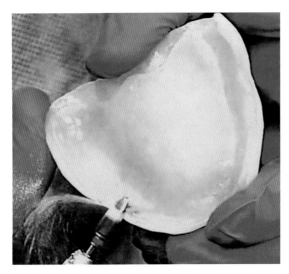
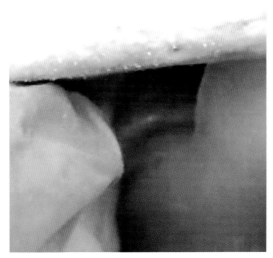
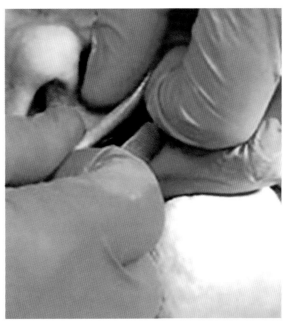

图4.12～图4.14　托盘边缘应距离系带和前庭沟底2mm。

化温度（如绿色印模膏熔化温度为60℃）。这样才能保证边缘整塑蜡具有足够的可塑性。临床上，应定期检查水浴的温度是否准确，防止温度过高和过低。另外，边缘整塑蜡在酒精灯上加热软化后，一定先放入热水浴中3～5秒，再放入口内，以防止烧伤患者软组织。

　　建议先对下颌托盘进行边缘整塑，因为上颌托盘容易引起患者呕吐、恶心。患者在体验了下颌托盘的边缘整塑过程后会更容易接受上颌的整塑和印模制取。这样可以缓解患者的焦虑，提高患者的配合度。

　　托盘边缘整塑的秘诀是将印模膏迅速放在个别托盘边缘上，托盘放入患者口内后通过按摩和牵拉软组织的方式对边缘整塑蜡进行塑形，随后可在热水浴中再次软化边缘整塑蜡，然后再将其放入口内，重新进行塑形。下面讲解操作的具体方法。

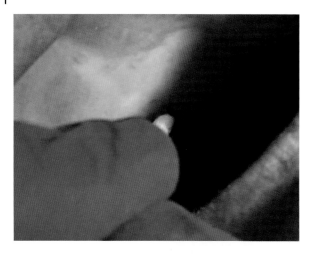
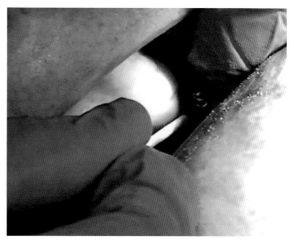

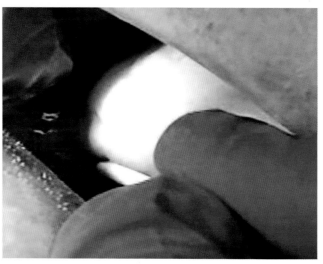

图4.15~图4.17 用记号笔在患者口内后堤区画点。

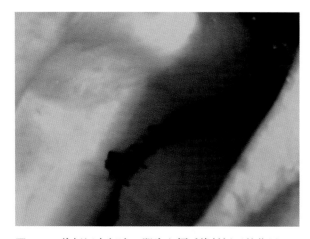

图4.18 将标记点相连，即为上颌后缘封闭区的位置。

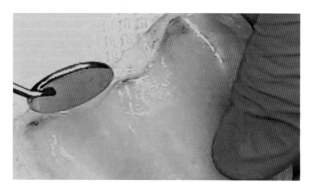

图4.19 对个别托盘组织面进行观察，关注由口内转移到托盘组织面的颤动线的位置。

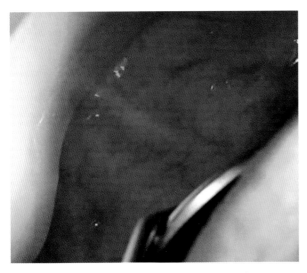
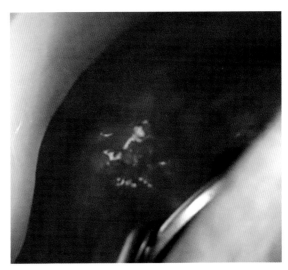
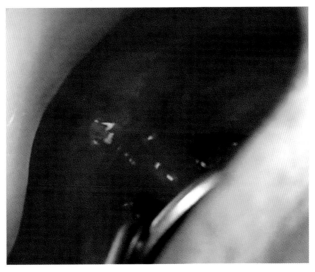

图4.20～图4.22　辅助患者抬起软腭，评估口内标记是否准确。

4.2.1　下颌托盘边缘整塑

（1）**加热边缘整塑蜡**。均匀加热一根绿色的边缘整塑蜡（图4.23）。将蜡棒在Bunsen灯的火焰上加热，一边加热一边旋转并来回移动蜡棒。蜡棒会慢慢变得光滑，末端变钝，紧接着两端开始下垂。此时，将软化的边缘整塑蜡棒放于个别托盘边缘。将手指在水浴中湿润后，用拇指和食指对托盘边缘的整塑蜡进行初步塑形（图4.24）。不要用干燥的手指塑形软化的边缘整塑蜡，蜡会粘在手指上并从托盘上脱落下来。

（2）**水浴处理边缘整塑蜡**。将边缘整塑蜡上到个别托盘边缘并用手指初步塑形后，再次在酒精灯上加热边缘整塑蜡（图4.25），使其温度获得均匀升高。随后将加了边缘整塑蜡的个别托盘放入热水浴中处理（图4.26），使蜡的温度稍微下降，不至于烧伤患者。水浴处理时，应将托盘整体浸入热水中。取出后快速放入患者口内进行整塑（图4.27）。边缘整塑蜡温度过低会导致其可塑性下降，而温度过高则会让患者感到不适。

（3）**舌系带区域边缘整塑**。首先整塑舌系带区域，因为这部分的准确整塑具有一定的难度。把

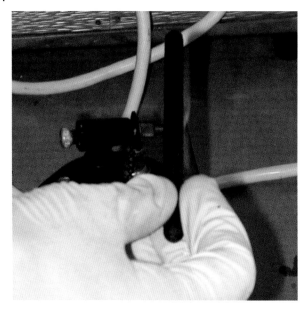

图4.23　用喷枪均匀加热一根绿色的边缘整塑蜡。

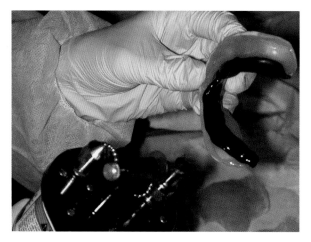

图4.25　再次加热边缘整塑蜡。

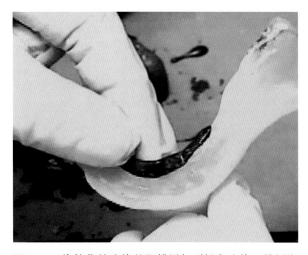

图4.24　将软化的边缘整塑蜡添加到托盘边缘，并用润湿的拇指和食指进行初步塑形。

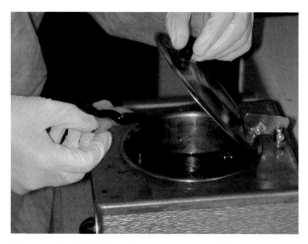

图4.26　将边缘整塑蜡放入热水浴中几秒钟。

边缘整塑蜡放在下颌托盘的舌侧边缘上，按照托盘形态进行初步塑形。让患者抬起舌头，伸舌舔托盘手柄，并左右伸舌，记录舌系带在舌体运动中的形态。

（4）**其他区域边缘整塑**。在边缘整塑过程中，用一只手扶住托盘保持其在牙槽嵴上稳定，另一只手牵拉嘴唇完成整塑（图4.28和图4.29）。托盘牙槽嵴顶上的指支托，有助于稳定托盘，同时避免医生手指引起黏膜反折线形态的变化。

（5）**检查**。检查边缘整塑效果，注意看是否

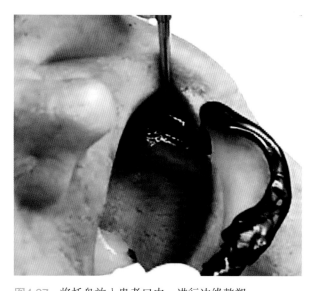

图4.27　将托盘放入患者口内，进行边缘整塑。

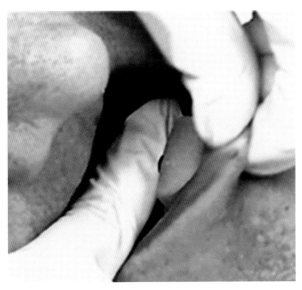
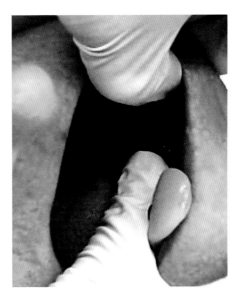

图4.28和图4.29 牵拉嘴唇，用手指进行边缘整塑。

有托盘边缘透出。边缘整塑蜡应厚度充足且紧密贴合在托盘上。边缘整塑蜡过薄、托盘露出的区域，可以对托盘进行进一步调磨。如果有些区域边缘整塑蜡覆盖个别托盘组织面红色基托蜡的表面（图4.30），应在边缘整塑完成后用锋利的手术刀片将覆盖的边缘整塑蜡去除。边缘整塑材料不应太厚，否则个别托盘会被垫起来，导致终印模材料过厚。

　　如果部分边缘整塑蜡从托盘边缘脱落，常常是因为将蜡上到托盘边缘时托盘没有干燥。托盘湿润状态下上边缘整塑蜡，蜡就无法牢固地粘在托盘上。对于边缘整塑蜡太厚或者过度伸展的区域（参见图4.30的箭头），可以用手术刀小心切去。修整后可用酒精灯再次加热边缘整塑蜡，在患者口内再

次对个别托盘边缘进行塑形。

　　（6）**冷却并修整边缘整塑蜡**。修整边缘整塑蜡前，应先将托盘放入冰水中，使整塑蜡完全冷却固化（图4.31）。然后用锋利的手术刀非常小心地修整，避免边缘整塑蜡从托盘上剥脱（图4.32）。

　　（7）**整塑完成**。边缘整塑蜡修整完毕后，再次在酒精灯上加热托盘（图4.33）、热水浴处理（图4.34），随后放入患者口内，重复整塑过程。

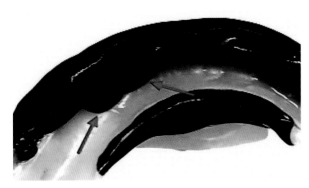

图4.30 过多的边缘整塑蜡覆盖在托盘组织面红色基托蜡的表面。

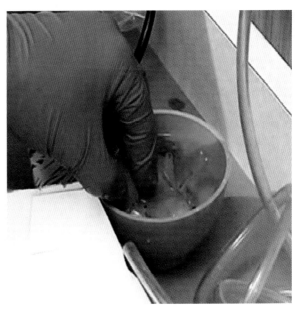

图4.31 对边缘整塑蜡进行修整前在冰水中冷却，使边缘整塑蜡结固。

托盘从口内取出后，冷水处理使边缘整塑蜡冷却（图4.35）、气枪吹干。这样就完成了下颌个别托盘的边缘整塑，此时个别托盘的边缘形态与未来全口义齿基托边缘的形态基本一致。

4.2.2 上颌托盘边缘整塑

（1）**加热边缘整塑蜡并放在托盘上**。加热一段边缘整塑蜡，使其均匀变软，并足够可以覆盖一定长度的托盘边缘（图4.36）。与下颌托盘边缘整塑一样，加热边缘整塑蜡直至其开始垂下（图4.37），将其置于上颌个别托盘边缘并用手指进行初步塑形（图4.38）。

（2）**避免过度加热**。边缘整塑蜡不应过度加热，避免流动性过高（图4.39）。如果流动性过

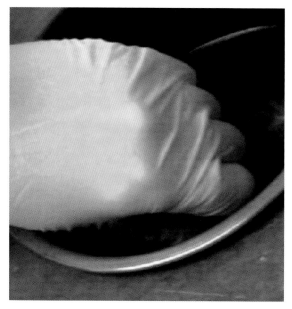

图4.34 将个别托盘再次放入热水浴中。

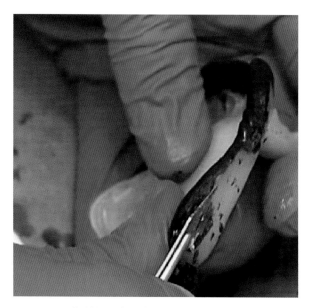

图4.32 用锋利的手术刀修整过量的边缘整塑蜡。

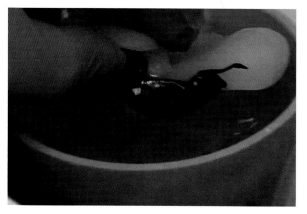

图4.35 把托盘再次放入患者口内，进行边缘整塑，取出后冷却并干燥。

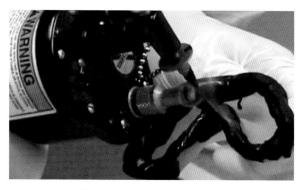

图4.33 用酒精灯再次加热边缘整塑蜡。

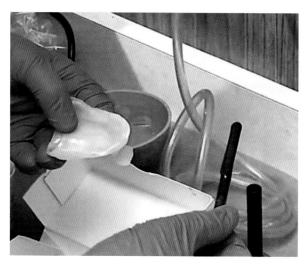

图4.36 均匀加热一段边缘整塑蜡直至软化。

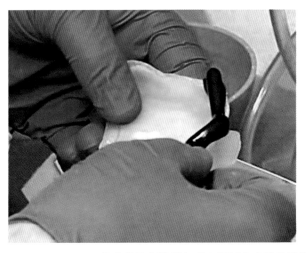

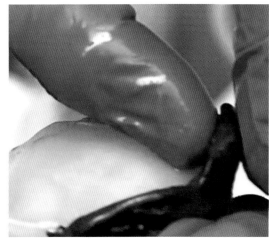

图4.37和图4.38　将边缘整塑蜡添加到上颌托盘边缘的操作步骤同下颌。

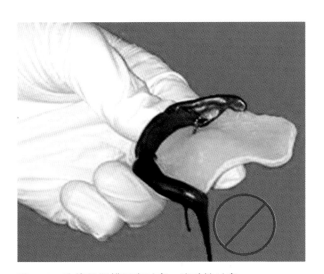

图4.39　边缘整塑蜡温度过高，流动性过高。

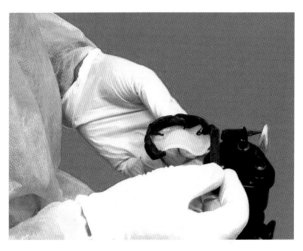

图4.40　按一定的顺序将边缘整塑蜡添加到托盘边缘，逐步使整个托盘边缘都被边缘整塑蜡覆盖。

高，就无法塑形，且黏度过高还会烫伤手指。按一定的顺序将软化的边缘整塑蜡添加到托盘边缘，直至覆盖托盘所有的边缘（图4.40）。随后将个别托盘放入热水浴中数秒，水浴温度要比边缘整塑蜡的熔化温度略高（图4.41）。

（3）**放入托盘**。托盘推开一侧口角，用手指牵拉另一侧口角，轻轻旋转托盘放入口内（图4.42）。向外且向下牵拉嘴唇，整塑唇侧边缘，尤其注意唇系带区域的整塑（图4.43）。

（4）**检查和冷却托盘**。整塑完成后应该可以清晰看见唇系带产生的唇切迹（图4.44）。在冰水中冷却个别托盘使边缘整塑蜡完全硬化变脆

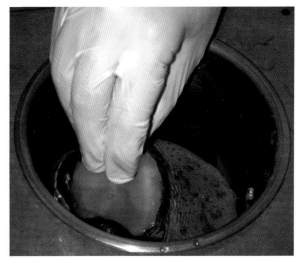

图4.41　将边缘整塑蜡放入热水浴中，水浴温度略高于边缘整塑蜡的熔化温度。

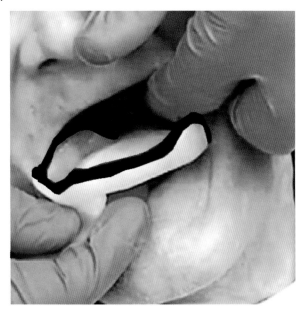

图4.42　牵拉唇颊，放入托盘。

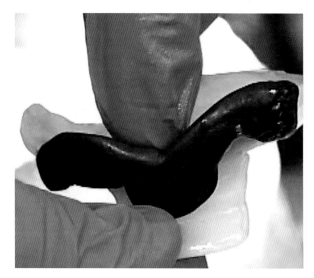

图4.44　观察唇系带切迹，检查其是否清晰可见。

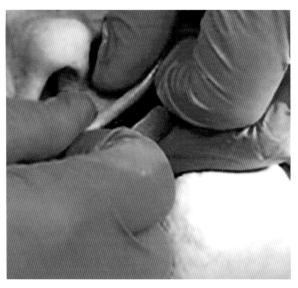

图4.43　向外且向下牵拉嘴唇，完成唇侧边缘和唇系带区域的边缘整塑。

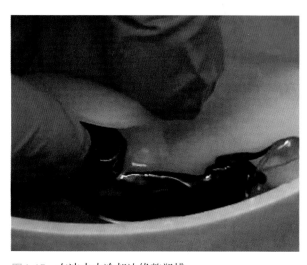

图4.45　在冰水中冷却边缘整塑蜡。

（图4.45），然后用锋利的手术刀进行修整（图4.46），从托盘边缘处朝向托盘进行小心修整，避免边缘整塑蜡从个别托盘上崩脱。

（5）**必要时重新加热**。在边缘整塑蜡存在明显重叠的区域（图4.47），可以再次加热，并重新在患者口内进行整塑，直至该区域的黏膜外形被准确记录下来（图4.48）。系带所在位置，在印模中应该有相应的切迹（图4.49）。

（6）**个别托盘后堤区整塑**。最后完成后堤区的边缘整塑（图4.50）。后堤区整塑完成后，由于托盘获得了边缘封闭，应该有较高的抗脱位力。在边缘整塑过程中，保持前期在个别托盘组织面铺的一层基托蜡在位，为下一步精细印模材料提供空间。直到进行终印模制作时再将托盘组织面的基托

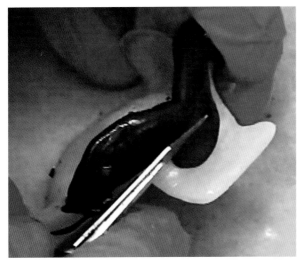

图4.46 用锋利的手术刀朝向托盘内侧小心修整边缘整塑蜡。

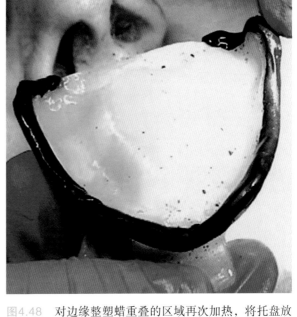

图4.48 对边缘整塑蜡重叠的区域再次加热，将托盘放入口内重新整塑。

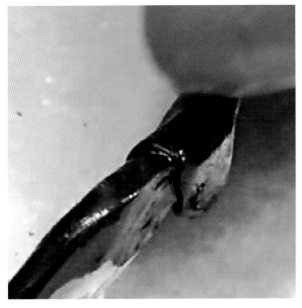

图4.47 检查是否存在边缘整塑蜡重叠的区域。

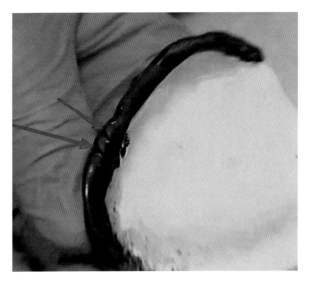

图4.49 检查系带对应的切迹。

蜡去除。沿着托盘修整过量的整塑材料，用酒精喷灯重新加热印模膏。在热水浴中加热数秒钟后，再将托盘放入口内，再次进行边缘整塑。反复检查并修整，以获得理想的贴合（图4.51）。

（7）**去除托盘组织面基托蜡**。如果没有多余的边缘整塑蜡飞边，那么就可以去除基托蜡了。在托盘组织面的基托蜡上做一个切口（图4.52和图

4.53）。建议使用7号蜡刀，刀口较宽，更容易彻底刮除蜡（图4.54）。下颌托盘步骤相同。去除组织面的基托蜡以后，托盘边缘的整塑蜡起到了维持终印模材料空间的作用。修整托盘组织面的边缘整塑蜡，使其从托盘边缘开始逐步变薄，避免刺激软组织。如果修整过程中局部边缘整塑蜡折裂崩脱，需要重新添加整塑蜡并再次重复边缘整塑过程。

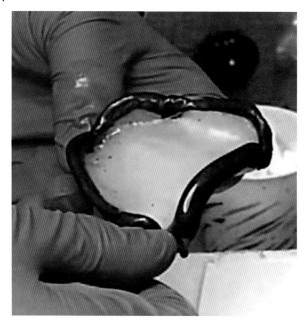

图4.50 把边缘整塑蜡添加到托盘后堤区的组织面。

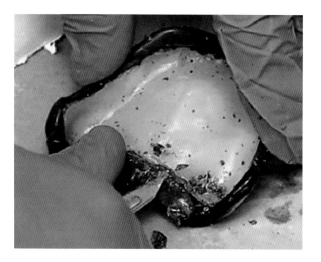

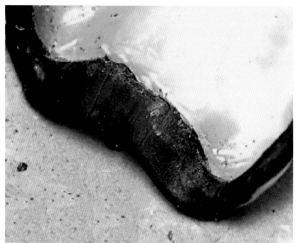

图4.52和图4.53 用锋利的手术刀朝向托盘组织面对后堤区的边缘整塑蜡进行修整，使其呈逐渐移行变薄的斜面。

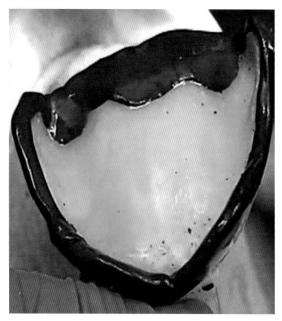

图4.51 在后堤区再添加一些边缘整塑蜡，热水浴处理后，再次放入患者口内进行整塑。

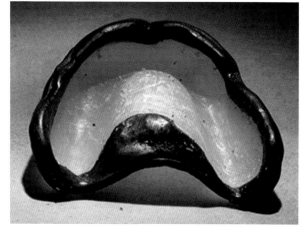

图4.54 小心地去除托盘组织面原有的基托蜡。

4.3 终印模前个别托盘组织面的处理

在托盘组织面涂布一层托盘粘接剂，确保印模材料可以牢固地粘接在个别托盘上。不同的托盘粘接剂适用于不同的印模材料，不能混用。

（1）**正确取用粘接剂**。虽然托盘粘接剂的瓶盖上有刷子，但不建议直接用这个刷子。建议从瓶内倒出少量托盘粘接剂（约1茶勺）到纸杯里，避免污染瓶中剩余的粘接剂。随后向个别托盘组织面倒入少量的粘接剂（图4.55）。取用后应立即盖上粘接剂瓶盖，防止粘接剂挥发。

（2）**使用一次性毛刷涂布托盘粘接剂**。使用一次性毛刷将托盘粘接剂均匀涂抹在托盘的组织面和托盘边缘的外侧面（图4.56）。可以使用小毛刷，但使用压力指示剂用的刷子效率更高。粘接剂不能过厚，保证其能在短时间内干燥。粘接剂的涂抹范围应充分，需覆盖个别托盘的整个组织面以及边缘整塑蜡的表面。

（3）**干燥粘接剂**。这可能会需要几分钟。制作终印模之前，应确保粘接剂比较薄且完全干燥。如果未完全干燥或太厚，托盘脱位时可能容易发生印模材料和个别托盘的分离，即脱模。一旦发生脱模，即使将印模材料重新复位也会造成印模的变形。注意，托盘粘接剂的涂布范围在托盘外侧需超过边缘约5mm，这样才能保证印模材料与托盘的牢固结合。

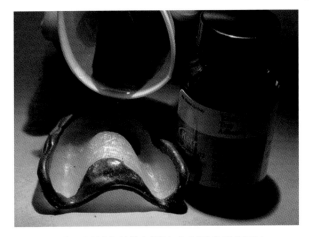

图4.55 将少量托盘粘接剂倒入个别托盘组织面中。

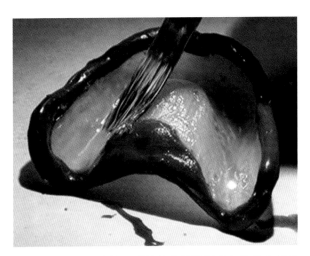

图4.56 使用一次性毛刷将托盘粘接剂均匀涂抹在托盘的组织面和托盘边缘的外侧面。

5

终印模
The Final Impression

5.1 不同类型的印模材料及其使用方法

制取无牙颌终印模的材料有很多种。每种材料都有其优点和局限性。我们将讨论目前最受欢迎的两种材料。一种常用于全口义齿印模的材料是中流动性自动混合加成型硅橡胶。这种材料有多种颜色，取决于不同的厂家。这种材料也适用于固定义齿印模的制取。许多牙医之所以喜欢使用这种材料，是因为其工作时间较长（2~4.5分钟）、固化时间较短（3~7分钟）及自动混合操作简便。此类材料具有抗撕裂能力强、流动性好、可复制表面细节的优点，且具有较高的弹性，进入倒凹也很容易脱位，并且不产生形变。如果使用弹性边缘整塑材料，还可以在1周以内进行二次模型灌注。

此类材料也有一定缺点，其中之一就是疏水性。目前学者们也在努力改善此类材料的亲水性。由于材料的疏水性，在灌注石膏模型时需要使用润湿剂，避免其表面张力抑制液体石膏在其表面流动而产生气泡。

自动混合型比手动混合型的价格稍贵。对于考虑价格因素的牙医来说，手动混合型也可用于无牙颌终印模的制取。此类材料的流动性一般比较大，低黏度产品更是如此，印模制取过程中其可能会溢出托盘流到患者的口内，特别是在制取上颌印模时，引起患者不适。如果使用自动混合系统，首先

把印模材料装在自动混合枪上。使用前先挤出一些材料到混合板上（图5.1）。这一点非常重要，因为混合管表面可能残留少量已固化材料，或生产商生产时在混合管头部使用了润滑剂（可以看到深绿色周围的暗点），这些可能影响材料的正常使用。之后把混合头安装到混合管上，并锁住。

将印模材料注入托盘中（图5.2）。慢慢注入材料，直至装满托盘。在移动混合头的过程中，建议混合头一直埋在印模材料内，边移动边注射，防止产生气泡。使用混合头尖端或压舌板铺展印模材料（图5.3），使其覆盖托盘的内面和边缘外侧。

第二种相对经济的材料是非等比例的双管包装加成型硅橡胶。这种材料也是可以注射混合使用的，但是需要特殊的注射工具，而在制取全口义齿印模时，没有必要注射使用。挤出相同长度的印模材料到混合板上，用调拌刀手动混合（图5.4），并放入托盘中（图5.5）。

第三种可用于无牙颌终印模制取的材料是聚硫橡胶基印模材料，其特别受到年长的、经验较丰富的牙医喜欢。这类材料具有流动性好、黏度低的特点。这种材料也是非等比例的双管包装，也需要手动混合。此类材料的优点包括：工作时间长（4~7分钟）、抗撕裂能力强、流动性好、精准复制表面能力高、价格经济，并且弹性好。这种材料弹性较好，因此在口内进入倒凹后也可轻松取出并不引起印模变形。配合弹性边缘整塑材料使用时，也可以

进行二次灌注。此类材料的缺点包括：不好清理、接触衣服后可引起永久染色。另外，对于乳胶敏感患者可能会引起过敏反应。由于以上原因，此类材料近年来在临床的应用逐渐减少。

无论使用哪种印模材料，必须衡量其优缺点。尽管某些印模材料可以反复多次灌注，但是医生应尽可能确保首次灌注成功。

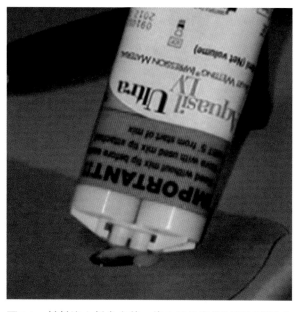

图5.1　材料注入托盘之前，将少量的印模材料打到混合板上。

当使用手动混合印模材料时，使用足够的基质和催化剂（各使用3格，大约15cm），保证托盘装满后，还有剩余材料。在混合前，先用胶带将混合板固定在台面上。使用3个压舌板混合印模材料（一个用于初步混合，一个用于混合完成，一个用于装入托盘）。首先用压舌板取出催化剂。采用转圈的手法，混合催化剂与基质。使用压舌板，是因为它们是一次性的，使用后不需要清洗。接下来，用第二个压舌板的尖端混合材料。将混合后的材料收拢起来后，就可以扔掉第二个压舌板。为防止产生气泡，每次将一小部分印模材料放入托盘，从托盘的远中开始，逐渐使材料占满整个托盘。每次放入时，需要和上一部分印模材料重叠，一点一点将材料推到托盘的其他区域，这样可以最大限度地防止气泡的产生。用这种方式装满托盘，以确保印模材料能完全覆盖需要制取印模的解剖范围。

5.2　制取下颌印模

用托盘边缘推开一侧口角，并用手牵开另一侧口角，旋转放入托盘。制取下颌印模时，医生应该位于患者右前方。这样可以稳定托盘，并用手指进

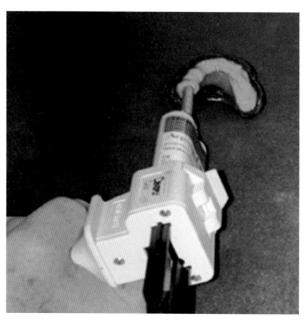
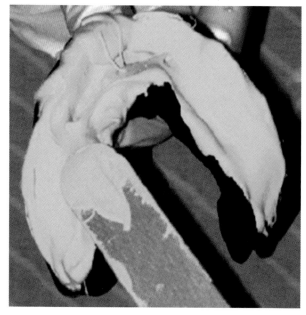

图5.2和图5.3　用混合枪将印模材料注射到托盘中直至充满整个托盘。

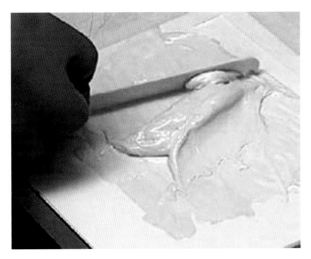

图5.4 也可以使用手混方式，挤出同样长度的硅橡胶印模材料到混合板上，并手动混合。

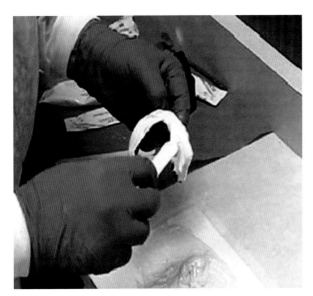

图5.5 使用压舌板或宽且平的调拌刀把印模材料装入托盘。

行肌功能整塑。在整个印模制作过程中，托盘必须保持稳定，否则就会出现褶皱或者飞边。一定不要让患者自己扶住托盘！

让患者前伸舌头越过手柄，左右摆动，完成下颌舌侧肌功能整塑。单纯前伸动作，仅能得到很窄的舌系带印迹，而接下来左右摆动，可以让印迹变宽。用手指按压稳定托盘6~8分钟，直到印模材料完全结固。

印模应准确复制口内情况，前庭沟不宜过宽，

在关键区域没有过度受压。图5.6的印模中可见软组织受压区域，义齿在对应位置需要进行缓冲，否则会导致压痛。

合格的下颌印模应没有气泡、边缘宽度合适、印模材料厚度均匀（图5.7）。印模范围应覆盖磨牙后垫和舌骨后窝区域，准确记录所有的系带外形，在唇侧边缘和舌系带区域避免过度伸展。

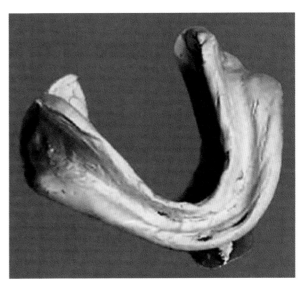

图5.6 检查印模是否有过度受压、透出边缘整塑蜡或托盘的位置，必要时需要缓冲托盘相应区域后重新制作印模。

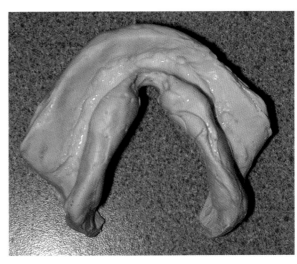

图5.7 检查下颌印模，确保没有气泡、边缘厚度适中、印模材料厚度均匀。

5.3 制取上颌印模

患者取端坐位，如果医生是右利手，站在患者的右后方；如果是左利手，站在患者的左后方。这样更方便在托盘就位后，牵拉唇颊，进行肌功能修整（图5.8）。当托盘就位时，可以使用口镜刮去托盘后部溢出的印模材料。从后部开始使托盘就位，可减少印模材料从托盘后部溢出，但同时会增加上腭区印模混入气泡的可能，尤其是对于腭顶高拱的患者。

在印模制取过程中，向下牵拉唇颊，对边缘进行整塑（图5.9）。要求患者做噘嘴的动作辅助整塑，整塑完成后（图5.10），轻轻按住托盘，保持稳定。不应让患者自己扶住托盘，因为患者无法保证托盘稳定在正确的位置。

印模的唇颊侧边缘过厚，或者透出整塑材料，或者仅在后堤区透出整塑材料，都不需要重新制取印模，因为这些区域并不会对义齿最终修复效果产生关键影响。但是，如果腭顶区域（特别是如果存在上腭隆突）或上颌结节区域印模有问题，建议重新制取。

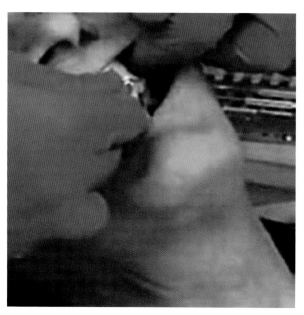

图5.9 向下牵拉唇颊，完成唇颊侧边缘整塑。

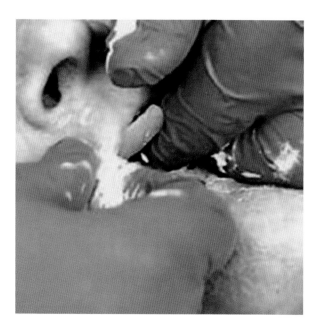

图5.10 让患者做噘嘴动作，辅助唇侧的边缘整塑。

后堤区透出整塑材料并不是一个关键问题，因为这部分后期还要进行进一步的整塑。

图5.11和图5.12展现了刚从口内取出的理想的上颌印模（图5.11）和去除后堤区多余的印模材料（图5.12）。

上颌印模修整好后，可以把低温蜡加到印模的后堤区（加蜡的范围呈现蝴蝶形），并再次把印模

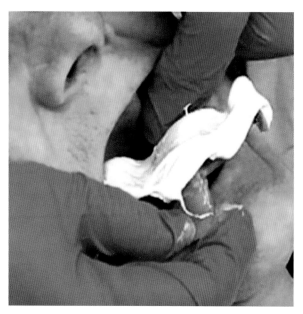

图5.8 上颌托盘就位，手指朝上，进行口唇和颊部的肌功能修整。

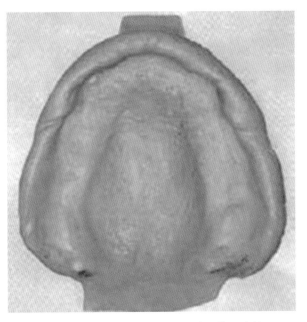

图5.11　从口内取出上颌印模，立即检查其准确性。

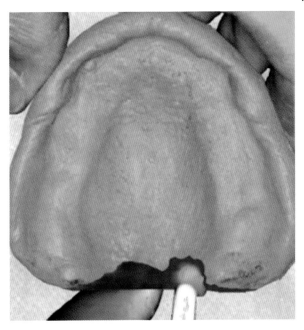

图5.13　在后堤区涂上粘接剂，再次添加低黏度的印模材料以形成功能性上腭封闭。

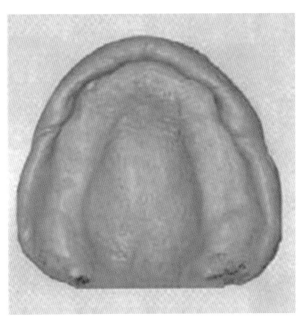

图5.12　去除后堤区过多的印模材料。

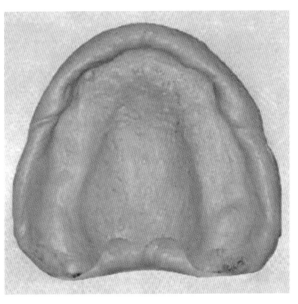

图5.14　再次把印模放入患者口内，重复上述步骤，直至形成清晰、有效的后堤区封闭。

放入患者口内进一步进行整塑，这样就可以轻松获得后堤区的功能封闭。也可以通过在后堤区涂上合适的托盘粘接剂，并在该区域再次添加低黏度的印模材料来完成（图5.13）。将印模再次放入患者口内并保持数分钟，让患者反复说"啊"。如果印模

脱位较困难，提示已形成有效的后堤封闭。检查后堤封闭区域，用锋利的手术刀切去过度伸展部分，再次将印模放入患者口内，重复该过程直至形成清晰、有效的后堤区封闭（图5.14）。

6

围模灌注终印模
Boxing and Pouring a Final Impression

把终印模进行围模灌注，模型灌注时，托盘的组织面应向上，这样灌注过程中石膏里产生的气泡会上升排出，更容易获得组织面致密并准确的模型。建议采用一次灌注的方法。一定不能用二次灌注的模型制做工作模型，以免模型在装盒过程中因厚度不足而发生断裂。

6.1 围模灌注工作模型的方法

下面的图片列出了围模灌注工作模型的方法。

（1）在印模边缘涂一圈粘蜡（图6.1）。

（2）将足量的绳状蜡固定在粘蜡上，作为定位标志确定围模材料（石膏和浮石的混合物）在边缘上的高度位置（图6.2）。

（3）将石膏与水等比例混合均匀后，置于硬塑料板上。

（4）将托盘压入混合物中，保持印模组织面向上（图6.3）。将托盘周围石膏抹平使之与绳状蜡平齐。这可以在围模灌注时，起到支持印模并防止石膏溢出的作用。再加热一些蜡至可流动，添加到围模区域，增加密封。

（5）用石膏填满并抹平下颌舌侧区域。

（6）加热7号蜡刀，对印模边缘的蜡进行平滑塑形（图6.4）。这将形成模型的平台区，要求宽度

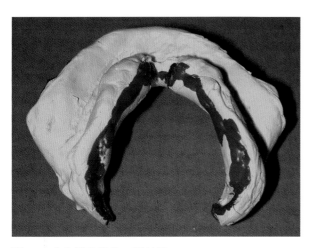

图6.1 在印模边缘涂一圈粘蜡。

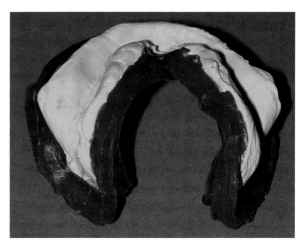

图6.2 将足量的绳状蜡固定在粘蜡上，作为定位标志确定围模材料（石膏和浮石的混合物）在边缘上的高度位置。

Treating the Complete Denture Patient, First Edition. Edited by Carl F. Driscoll and William Glen Golden.
© 2020 John Wiley & Sons, Inc. Published 2020 by John Wiley & Sons, Inc.
Companion website: www.wiley.com/go/driscoll/denture

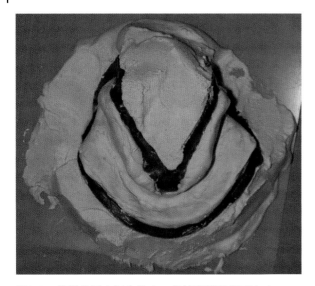

图6.3 将托盘压入混合物中，保持印模组织面向上。

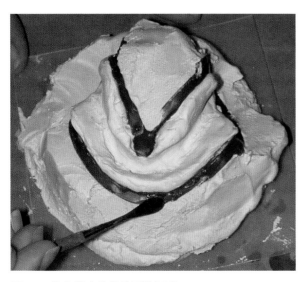

图6.4 将印模边缘的蜡平滑塑形。

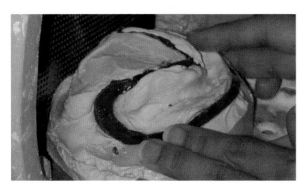

图6.5 石膏凝固后，可以通过加入软蜡填补模型缺损。

4mm，距离印模边缘3mm。若石膏结固后发现某些区域围模不足，可以使用软蜡补充（图6.5）。

（7）石膏结固后，从硬塑料板上取下，并在模型打磨机打磨至距离托盘边缘约4mm，形成围模底座。如果个别托盘树脂手柄有阻挡，也需要进行调磨。

（8）如果石膏围模底座有缺损，在缺损处添加一些稀的石膏混合物。在底座石膏表面涂抹凡士林，或铺一层蜡，再使用粘蜡将围模固定在硬质塑料板或者金属板上（图6.6和图6.7）。

（9）使用加热蜡刀和/或酒精喷枪使粘蜡变得

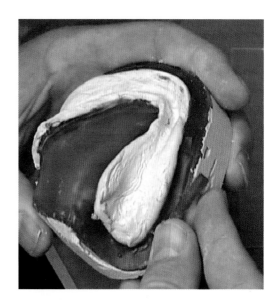

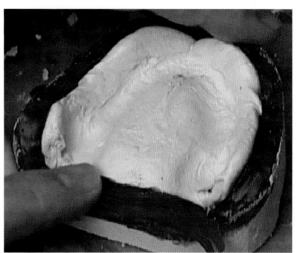

图6.6和图6.7 用凡士林涂抹石膏混合物表面，或者用蜡覆盖，并使用粘蜡将模型固定在硬质塑料板或者金属板上。

光滑（图6.8）。

（10）在印模和石膏底座外面进行围蜡（图6.9）。将围模蜡与底座上的蜡进行密封，并使用粘蜡与绳状蜡将围模蜡和塑料板密封（图6.10）。要求围模蜡上缘超过印模最高处至少13mm，允许模型底座有足够的厚度。

（11）用黄石膏进行围模灌注（图6.11），有助于在充胶完成后树脂基托从无牙颌终印模中取出。粉红色的石膏太硬，容易造成义齿折断。

（12）当石膏凝固后，取下围模蜡（图6.12），将模型、印模以及围模基底一起放入热水

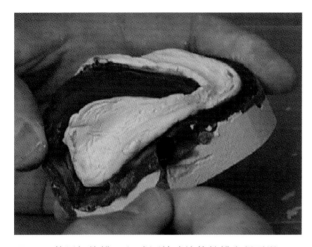

图6.8 使用加热蜡刀和/或酒精喷枪使粘蜡变得平滑。

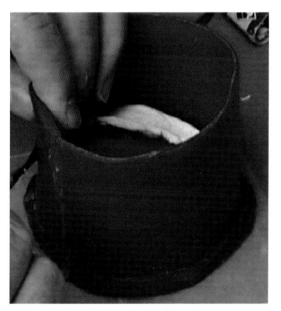

图6.9 在印模和石膏底座外面进行围蜡。

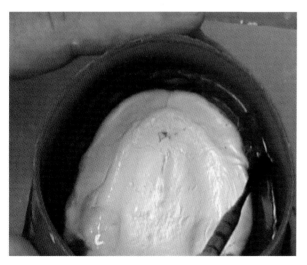

图6.10 将围模蜡与底座上的蜡进行密封，并使用粘蜡与绳状蜡将围模蜡和塑料板密封。

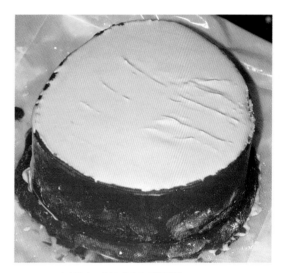

图6.11 用黄色石膏进行围模灌注。

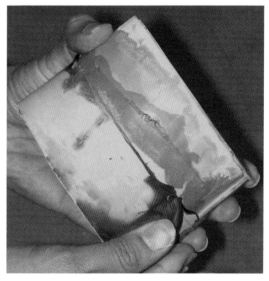

图6.12 当石膏凝固后，取下围模蜡。

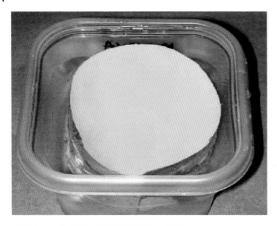

图6.13　在热水中浸泡模型和基底。

中（图6.13）。

（13）修整工作模型平台区边缘至前庭沟深度为2mm。不要使用红色手柄刀或手术刀修整模型，应使用锋利硬质刀刃的模型刀，避免折断。

（14）将模型打磨机的磨盘与平台的角度设置为90°，打磨模型边缘垂直于模型底座平面，平台区的宽度打磨至4mm。

（15）在模型打磨机上修整模型底座，工作模型最薄的地方应大于13mm。

7

恒基板和蜡殆堤
Base Plates and Occlusion Rims

恒基板的制作方法与个别托盘相似。主要区别是，恒基板制作时需要充填模型上的所有倒凹，避免恒基板从模型上取出和复位时对模型造成损坏。如果模型损坏，则需要重新制取印模。用基托蜡充填倒凹。模型观测仪可以帮助医生识别倒凹区域并在合适的位置填倒凹。如果使用过多的蜡来充填倒凹，恒基板外形会过大，影响固位。

7.1 制作恒基板和蜡殆堤

7.1.1 制作恒基板

（1）用蜡充填倒凹（图7.1）。去除多余的蜡。在模型表面涂抹锡箔替代品、凡士林或模型分离剂（图7.2）。

（2）光敏树脂材料是一种柔软可弯曲的薄片，需避光保存（图7.3）。将一层光敏树脂材料均匀地平铺在模型上，首先按压腭顶区域使其贴合模型，接着用拇指稳定腭顶部分的材料，逐渐向前庭区按压（图7.4）。在模型边台区尖锐边缘按压光敏树脂材料，切除多余材料（图7.5）。

（3）注意上颌腭顶部分和下颌舌侧的光敏树脂材料不能太薄（图7.6）。恒基板应充分伸展至前庭沟底，不需要像个别托盘制作那样进行回切。按压铺展完成后，在表面涂布阻氧剂（图7.7），并在固化机中固化3分钟（图7.8）。

（4）从模型上取下基托，将基托组织面向上，放入固化机中再次固化2分钟（图7.9）。图7.10显示了基托材料伸展到模型边台区域。

（5）铺下颌基托时，在下颌舌侧中间切开（图7.11）。按照上颌的方法，将基托材料按压并贴合在下颌模型牙槽嵴上，切去舌侧多余材料（图7.12）。制作下颌基托的方法与上颌基托的方法相同。

（6）去除用于填充倒凹的蜡。

（7）检查基托的适合性。当基托复位到模型上时，经常会出现少量变形。在上颌腭顶区域最容易发生变形，可以看到模型和恒基板之间的微小缝隙（图7.13）。这是一种可预期的"操作误差"。

（8）清洗恒基板，去除阻氧剂，并打磨边缘飞边。

（9）打磨过厚部分和边缘，使其光滑。

7.1.2 制作蜡殆堤

（1）制作蜡殆堤，把一片基托蜡紧密折叠成约1cm宽、15cm长的蜡条（图7.14）。将基托蜡片在热水浴中或者酒精灯加热，折叠并按压。不建议使用预成蜡殆堤，因为其过于柔软，在颌位关系记录时很容易发生变形。

（2）依照基托形态弯曲蜡条，形成蜡殆堤（图7.15～图7.17）。

（3）在恒基板的牙槽嵴顶处铺一层熔化的粘蜡。用加热的蜡刀将蜡殆堤烫到基托上，剩余的间

Treating the Complete Denture Patient, First Edition. Edited by Carl F. Driscoll and William Glen Golden.
© 2020 John Wiley & Sons, Inc. Published 2020 by John Wiley & Sons, Inc.
Companion website: www.wiley.com/go/driscoll/denture

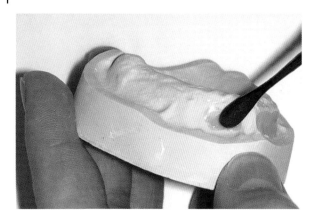

图7.1　用蜡充填深的倒凹。

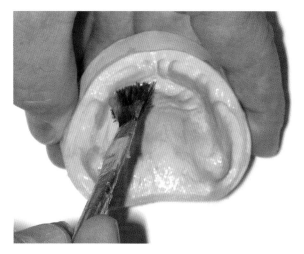

图7.2　将锡箔替代品、凡士林或模型分离剂涂布在模型上。

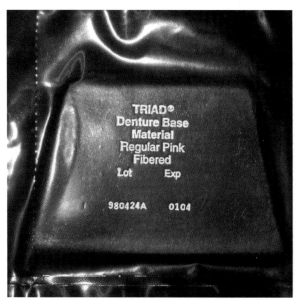

图7.3　光敏树脂材料是一种柔软可弯曲的薄片，包装于密封塑料袋。

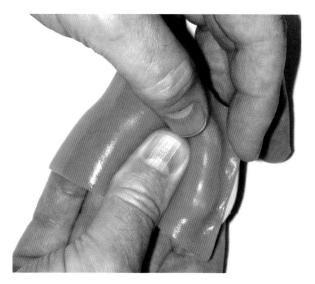

图7.4　将材料以均匀厚度平铺在模型上，首先按压腭顶区域使其贴合模型，接着保持拇指在腭顶不动，逐渐向前庭区按压。

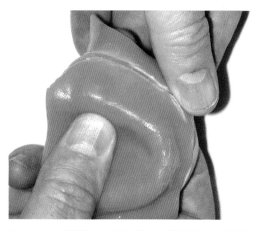

图7.5　在模型边台区尖锐边缘按压光敏树脂材料，切除多余材料。

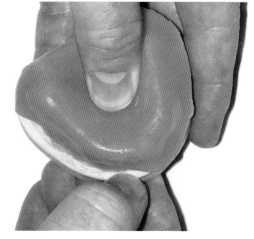

图7.6　使用拇指按压，注意腭顶和下颌舌侧的材料不能太薄。

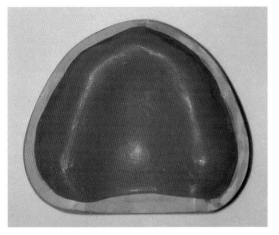

图7.7 按压铺展完成后，在表面涂布阻氧剂。

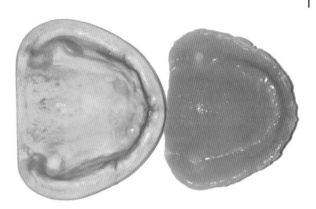

图7.10 Triad光敏树脂材料铺展到边台区。

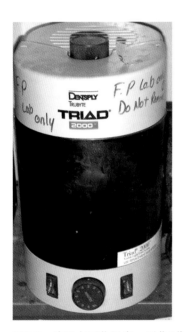

图7.8 放置在固化机中，固化3分钟。

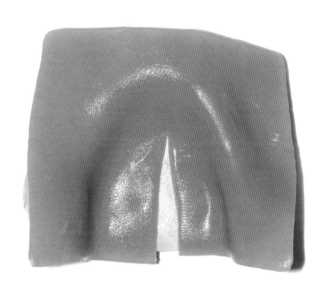

图7.11 铺下颌基托时，在下颌舌侧中间切开。

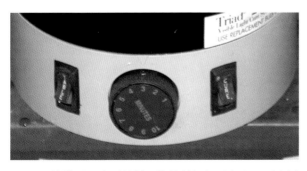

图7.9 从模型上取下基托，将基托组织面向上，再次固化2分钟。

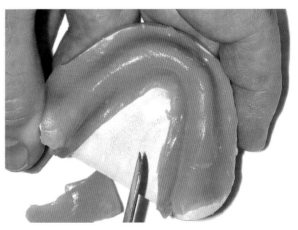

图7.12 按压Triad光敏树脂材料与工作模型贴合，切去舌侧多余材料。

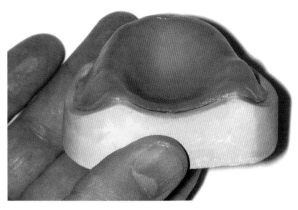

图7.13 在腭顶区域最容易发生变形，可以看到模型和恒基板之间有间隙。

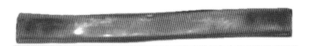

图7.14 制作蜡𬌗堤，把一片基托蜡紧密折叠成约1cm宽、15cm长的蜡条。

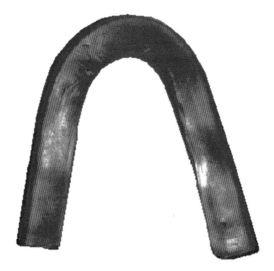

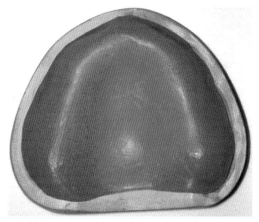

隙用蜡填满。可以使用一个玻璃滴管，将熔化的蜡填充至蜡𬌗堤和基托之间的间隙（图7.18）。用酒精灯加热宽头金属拌刀，对蜡𬌗堤的唇颊面进行塑形（图7.19）。采用同样的方法，平整蜡𬌗堤的咬合面（图7.20）。

（4）切去远中区域多余的蜡。将剩余的蜡𬌗堤修整到适当的宽度，调整蜡𬌗堤的宽度，后牙区为10mm、前牙区为8mm。临床颌位关系转移时可以对蜡𬌗堤宽度进行进一步调整，获得良好的面部丰满度。上颌蜡𬌗堤要比基托后缘短6mm，并成45°角的斜面（图7.21）。下颌蜡𬌗堤高度在后缘与磨牙后垫2/3处等高。在蜡𬌗堤咬合面的尖牙突到磨牙后垫之间，标记牙槽嵴顶线（图7.22）。

（5）上颌蜡𬌗堤在前牙区（A）和后牙区（B）的高度分别为22mm和18mm（图7.23）。下颌蜡𬌗堤的高度：后牙区与磨牙后垫2/3等高，前牙区距离前庭沟底18mm（图7.24）。请注意，这些数据只是一个预设值，在临床颌位关系记录时，必须根据患者实际情况进行相应调整，蜡𬌗堤的唇侧凸度

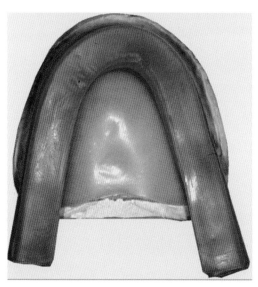

图7.15～图7.17 依照基托形态弯曲蜡条，形成蜡𬌗堤。

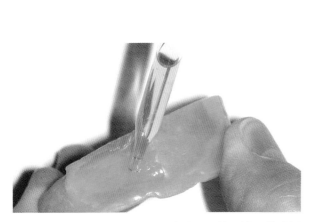

图7.18 使用一个玻璃滴管，将熔化的蜡充填至蜡殆堤和基托之间的间隙。

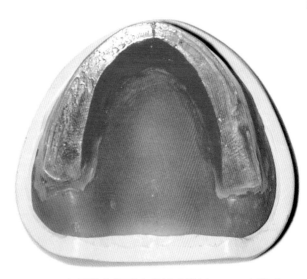

图7.21 上颌蜡殆堤要比基托后缘短6mm，末端成45°斜面。

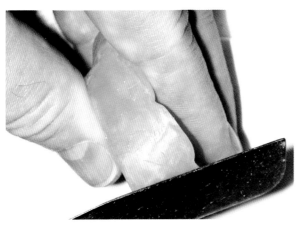

图7.19 用酒精灯加热宽头金属拌刀，对蜡殆堤的唇颊面进行塑形。

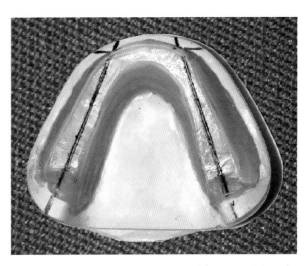

图7.22 在蜡殆堤咬合面的尖牙突到磨牙后垫之间，标记牙槽嵴顶线。

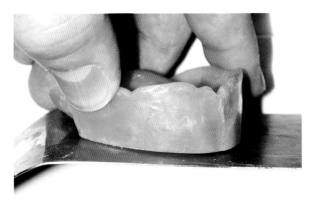

图7.20 用调拌刀修整蜡殆堤的咬合面。

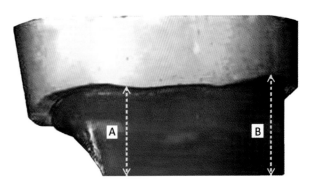

图7.23 上颌蜡殆堤在前牙区（A）和后牙区（B）的高度分别为22mm和18mm。

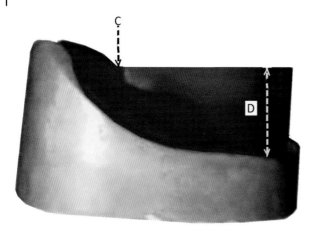

图7.24 下颌蜡𬌗堤的高度：后牙区与磨牙后垫2/3等高，前牙区距离前庭沟底18mm。

应与患者的面型凸度一致，而蜡𬌗堤的高度则需参考患者对"f、v"等摩擦音的发音情况。

当蜡𬌗堤的唇颊轮廓调整合适后，在蜡𬌗堤上标出中线、尖牙线和唇高线，用于指导排牙。

在技工室，可以标记出中线处前庭沟底（等分点）的标记点。然后将压舌板放置在该标志上，将标志点向两侧延伸到模型的边台区上，画线标记以方便观察参考。

恒基板就位后，可利用边台上的标记点，将压舌板沿标记点放置，去除凸到压舌板唇侧的蜡𬌗堤部分，这样可以实现对蜡𬌗堤唇侧轮廓的修整。

8

根据患者实际情况调整蜡殆堤
Adjusting Wax Rims to Fit the Patient

在进行颌位关系记录之前，首先要根据患者具体情况调整蜡殆堤。

记录正中关系的步骤如下：

（1）确定上颌蜡殆堤的前牙区高度；

　　a. 调整蜡殆堤唇侧轮廓恢复患者的唇颊侧丰满度。

　　b. 确定上颌蜡殆堤的前牙区高度。息止颌位时上颌蜡殆堤暴露量约为上唇下1~2mm。嘱患者发带有"f、v"的摩擦音来确认前牙区蜡殆堤高度是否合适。可以让患者从"50"（fifty）数到"60"（sixty），并仔细观察当患者说"55"（fifty-five）时的发音

情况。

　　c. 调整蜡殆堤咬合平面，使其从前方看平行于瞳孔连线（图8.1）。

　　d. 调整蜡殆堤咬合平面，使其从侧方看平行于鼻翼耳屏线。

　　e. 用压舌板指示鼻翼耳屏线，检查Fox咬合平面规是否与鼻翼耳屏线平行（图8.2）。

（2）当上颌蜡殆堤的高度和唇侧轮廓调整完成后，就可以调整下颌蜡殆堤了。在调整下颌蜡殆堤时，应不再改动上颌蜡殆堤。在颌位记录过程中，可以在恒基板组织面撒一些粘接粉末，使恒基板在口内获得良好的固位（图8.3）。

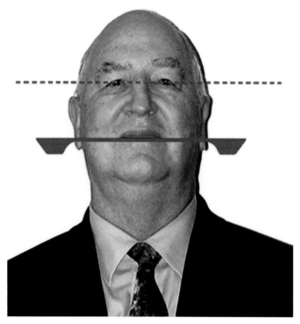

图8.1　调整蜡殆堤与瞳孔连线平行。

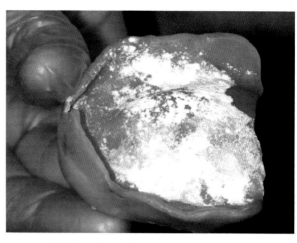

图8.3　在颌位记录过程中，可以在恒基板组织面撒一些粘接粉末，辅助基托固位。

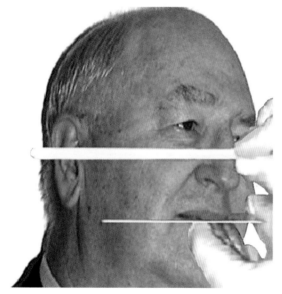

图8.2　用压舌板指示鼻翼耳屏线，检查Fox咬合平面规是否与鼻翼耳屏线平行。

9

Denar面弓的使用
Using the Denar Facebow

很多品牌的面弓都可以实现准确的面弓记录。每一种都有其自身的优势和局限性，使用的难易程度也不同。Denar®Slidematic面弓可以准确记录上颌骨与外耳道的关系。这是一种铰链轴型面弓，用外耳道连线代替真实铰链轴作为后方参考点，鼻翼作为前方参考点。

可以使用转移台，将面弓记录转移到Hanau𬌗架上。这样牙医和技师可以对全口义齿进行更准确的排牙，恢复美观和功能。如果想把记录准确地转移到𬌗架上，必须满足以下几个条件：

（1）准确的面弓记录取决于以下几个方面。

 a. 制作面弓记录和咬合记录的步骤不能合并。

 b. 先进行面弓记录与转移，再进行颌位关系记录与转移。

 c. 上颌恒基板与蜡𬌗堤放入和取出均应操作容易、准确。蜡𬌗堤的方向与面弓记录的准确性没有关系，其只起到将𬌗叉固定到恒基板的作用。

 d. 所有固定螺钉都要拧紧，以防止从口内到𬌗架的转移过程出现移位。

 e. 恒基板与𬌗叉之间的固定应牢固，不能出现移位。

 f. 建立第三个参考点（在Denar®Slidematic面弓中为鼻翼）。

（2）恒基板与模型密合且模型准确。

 a. 恒基板必须能准确地就位在模型上。

 b. 恒基板必须能准确地就位于患者口内。

9.1　面弓转移的步骤

（1）**将恒基板与𬌗叉固定**（图9.1）

 a. 患者直立坐位。

 b. 将患者的中线标记到上颌蜡𬌗堤上。

 c. 用酒精灯加热𬌗叉。

 d. 将𬌗叉插入蜡𬌗堤，𬌗叉的切迹与蜡𬌗堤中线标记对齐。

 e. 用流动的冷水冷却蜡𬌗堤。将𬌗叉牢固地固定在蜡𬌗堤上。

 f. 如果使用有孔的𬌗叉，则在蜡𬌗堤的后牙区切出凹槽，用硅橡胶或者其他记录材料固定蜡𬌗堤和𬌗叉。由于蜡𬌗堤的尺寸对面弓转移没有影响，因此完成面弓记录及上颌模型上𬌗架之后才需要根据实际情况进行上颌蜡𬌗堤的调整。

（2）**将弓体安装至患者面部**（图9.2和图9.3）

 a. 松开面弓的固定螺丝，确保弓体的部件可以自由滑动，并可以轻松放入患者外耳道。

 b. 当双侧耳塞置入外耳道后，拧紧固定

Treating the Complete Denture Patient, First Edition. Edited by Carl F. Driscoll and William Glen Golden.
© 2020 John Wiley & Sons, Inc. Published 2020 by John Wiley & Sons, Inc.
Companion website: www.wiley.com/go/driscoll/denture

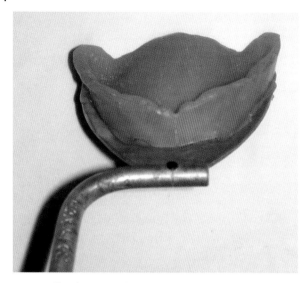

图9.1 将上颌𬌗叉固定在基托上。

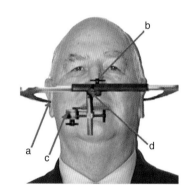

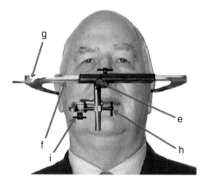

图9.2和图9.3 将弓体安装至患者面部。

螺丝。

c. 请患者扶住面弓。

d. 保持面弓组件上数字标识向上并面向术者。

e. 把恒基板放入患者口内，并将𬌗叉柄插入转移夹（c）上标记为#2的环

中，先不拧紧螺丝。

f. 将转移夹的垂直柄插入弓体的固定孔（d）中，并拧紧固定螺丝（e）。

g. 将面弓的指示针（f）指向鼻翼点，并拧紧固定螺丝（g）。

h. 拧紧标记为#1（h）的蝶形螺丝。

i. 拧紧标记为#2（i）的蝶形螺丝。

（3）**取下面弓**

a. 从患者口内整体摘下面弓。

b. 松开固定𬌗叉的螺丝，从面弓上取下𬌗叉（图9.4）。

（4）**在𬌗架上安装上𬌗架夹**

a. 将Hanau转移台（标为H）安装在𬌗架的下颌体上（图9.5）。

b. 将面弓转移关节安装到上𬌗架夹中，拧紧固定螺丝（图9.6）。为了避免𬌗叉在转移过程中发生阻挡，可以使用具有不同固定臂的上𬌗架夹，调整𬌗叉的左右位置。

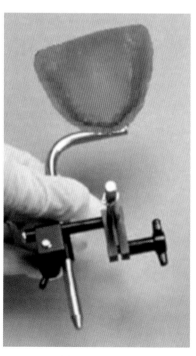

图9.4 所有蝶形螺母完全拧紧后，将整个转移组件从患者口腔和面弓上取下。

（5）**准备模型**

　　a. 在模型的底部磨出"X"形的凹槽，深度约为6mm）（图9.7和图9.8）。

　　b. 在凹槽和边缘外周（约6mm高）涂抹少量凡士林（图9.9），然后将模型浸泡在水里。

（6）**上颌模型上殆架**

　　a. 上颌模型准确复位到上颌恒基板上。

　　b. 把少量殆架石膏分别置于模型基底的凹槽和架环上（图9.10）。

　　c. 关闭殆架（图9.11）。

　　d. 轻敲殆架的上颌体，直至切导针与切导盘紧密接触。

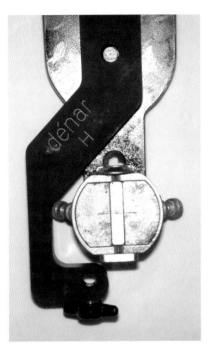

图9.5　将Hanau转移台（标为H）安装在殆架的下颌体上。

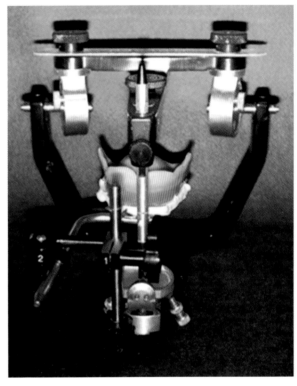

图9.6　将面弓转移关节安装到上殆架夹中，拧紧固定螺丝。

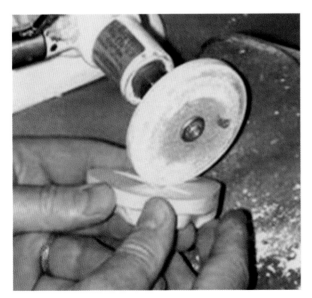

图9.7和图9.8　在上下颌模型的底部磨出"X"形凹槽，深度约6mm。

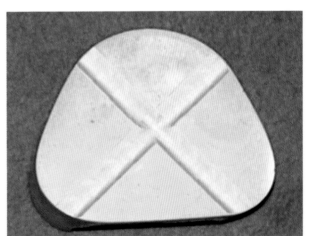

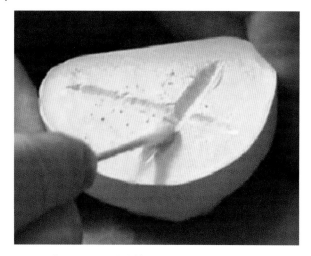

图9.9 把少量凡士林涂抹于凹槽处。

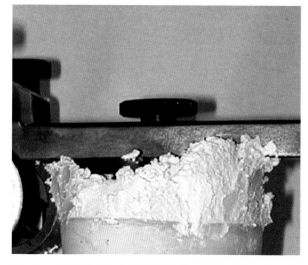

图9.11 关闭𬍿架，轻敲上颌体使其完全复位，直至切导针与切导盘紧密接触。

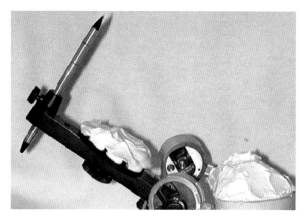

图9.10 将少量𬍿架石膏放在模型凹槽和架环上。

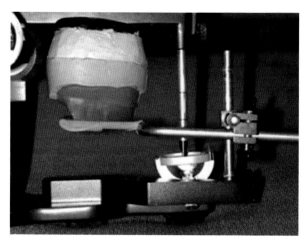

图9.12 当石膏凝固后，去除多余部分，打磨光滑。

e. 在𬍿架的上下颌体上放置一根橡皮筋，绕过上颌体的固定螺丝和下颌体的切导盘。安装时，应使用"T"形支架或其他装置来支持上颌模型。橡皮筋用于限制𬍿架石膏膨胀引起的变形。

f. 添加更多的𬍿架石膏充填间隙。

g. 等待𬍿架石膏完全固化，去除多余的𬍿架石膏并打磨光滑（图9.12）。

h. 将上颌恒基板与蜡𬍿堤从𬍿叉中取出，进行颌位关系记录。

10

上颌模型上𬌗架
Mounting Maxillary Casts on an Articulator

10.1 转移前调节𬌗架

首先，取下眶点参考平面指示器（图10.1），其位于上颌体的切导针后方。这个指示器不与面弓一起使用。

10.1.1 将𬌗架的切导针归零

确保切导针归零。松开𬌗架上颌体前面的螺钉，上下滑动切导针，将黑线标记与上颌体顶端平齐，并旋紧螺钉。

10.1.2 锁紧𬌗架髁球于正中位置

松开位于髁球上方的固定螺钉，将髁球向后推至与髁槽后壁平齐，旋紧固定螺钉将其锁定在中心位置（图10.2）。

设置切导盘，使其与𬌗架下颌体平行。

（1）将侧方引导固定螺丝下方的标记线与切导盘底座上（A）的零标记线对齐，保证切导盘与𬌗架下颌体平行（图10.3）。

（2）切导针与切导盘中央的水平线接触（B）（图10.4）。

（3）把𬌗架下颌体下面的螺丝固定。这条线标志着切导盘的旋转轴。当切导针归零并接触这条

水平线，切导盘就可以任意移动，而不影响垂直距离。

（4）切导盘侧翼归零（C）（图10.4）。

（5）侧方髁导斜度设置：松开𬌗架顶部的旋钮，设置为15°（D）（图10.5）。松开前伸髁导后部的锁紧螺母，将角度设置为30°（使用解剖型牙），拧紧螺母（E）（图10.6）。这些参数是根据平均值进行设置的，适用于大部分患者。如果需要更高的准确性，需要在患者口内记录来确定这些参数。

（6）将架环连接在𬌗架的上颌体上，完全旋紧固位螺钉，架环不晃动。

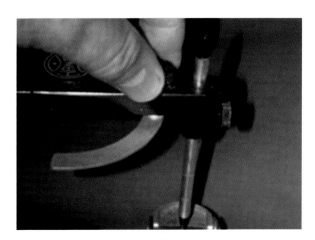

图10.1 取下眶点参考平面指示器。

Treating the Complete Denture Patient, First Edition. Edited by Carl F. Driscoll and William Glen Golden.
© 2020 John Wiley & Sons, Inc. Published 2020 by John Wiley & Sons, Inc.
Companion website: www.wiley.com/go/driscoll/denture

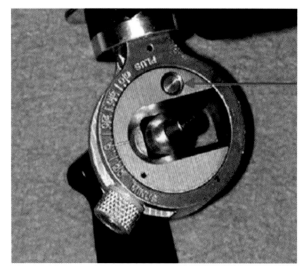

图10.2 松开位于髁球上方的固定螺钉，将髁球向后推至与髁槽后壁平齐，旋紧固定螺钉。

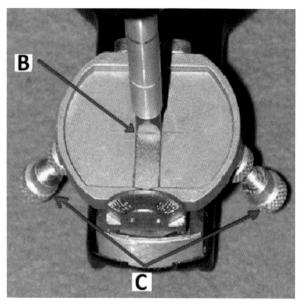

图10.4 切导针与切导盘中央的水平线接触（B）。将切导盘侧翼归零（C）。

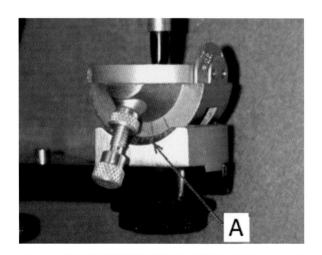

图10.3 将切导盘固定螺丝设置在切导盘底座上（A）的零标记线处。

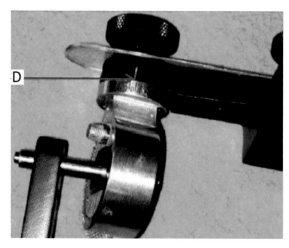

图10.5 将侧方髁导设置为15°（D）。

10.2 将转移夹具安装在𬌗架上

（1）松开转移夹具上的固定螺钉。

（2）转移组件的垂直部分放置在转移夹具前面的槽中，保证编号向前（图10.7）。

（3）旋紧固定螺钉。

（4）将支撑架连接到𬌗架的下颌体上（图

10.8）。旋紧安装螺钉。

（5）将支撑架的水平杆顶在𬌗叉的下面。拧紧支撑架上的固定螺丝。

（6）通过咬合记录与蜡𬌗堤将恒基板与𬌗叉准确复位（图10.9）。

（7）在上颌工作模型底座上切出"X"形定位沟，并复位到恒基板上（图10.10）。

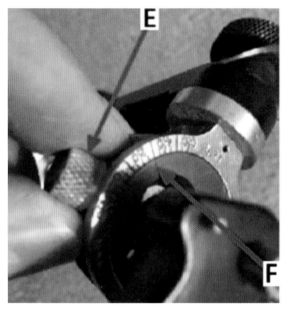

图10.6 旋紧锁紧螺母（E），将前伸髁导设置为30°（F）。

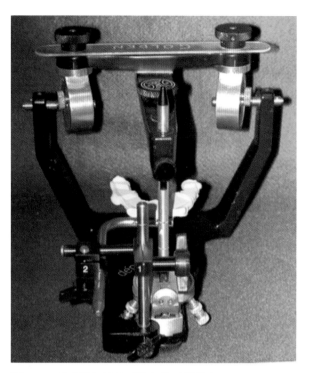

图10.8 将支撑架连接到殆架的下颌体上。

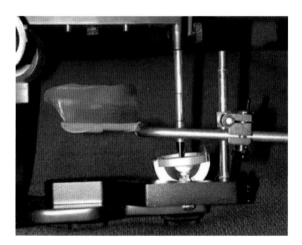

图10.7 将转移组件的垂直部分放置在转移夹具前面的槽中，保证编号向前。

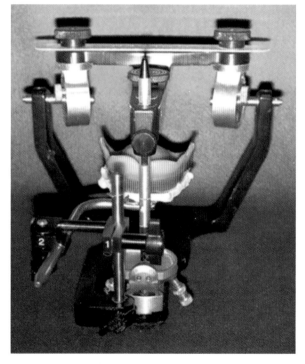

图10.9 通过咬合记录与蜡殆堤的准确对位将恒基板固定在殆叉上。

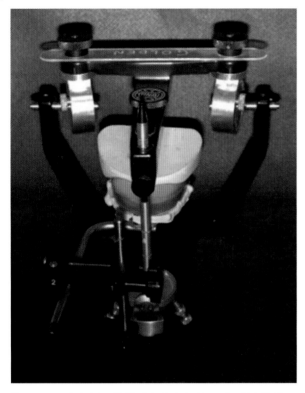

图10.10 在上颌工作模型底座上切出"X"形定位沟，并复位到恒基板上。

10.3 安装上颌模型

（1）将架环连接在𬌗架上颌体。用手指旋紧安装螺丝，直到架环没有动度。

（2）将模型干燥后，在其底座周围贴一圈宽胶带，形成围绕模型边界的防护圈，安装过程要简单并整洁（图10.11）。胶带应覆盖模型外缘至少1英寸（2.54cm），保证良好的粘接。

（3）检查切导针归零，髁球完全锁定在髁导最后面的位置。

（4）用凡士林涂抹在模型底部的定位沟。

（5）将纸巾浸水后放在模型底座上，使模型底座润湿，以确保上𬌗架石膏与模型之间获得良好的粘接。

（6）在防护圈内放置足够的上𬌗架石膏以覆盖模型底座上的定位沟。

（7）用石膏填充架环上的固位标记沟。

（8）关闭𬌗架，检查架环与模型之间是否有足够的石膏。

（9）轻敲𬌗架上颌体顶部，切导针接触到切导盘。

（10）必要时可添加石膏（图10.12）。

（11）等待石膏凝固，直到石膏发热。这说明石膏已经有足够的硬度，此时可以从上颌模型上取下暂基托和蜡𬌗堤，并进行颌位关系的记录和下颌模型上𬌗架。

（12）石膏凝固后，就可以进行颌位关系记录了。患者就诊结束后，进行下颌模型上𬌗架。

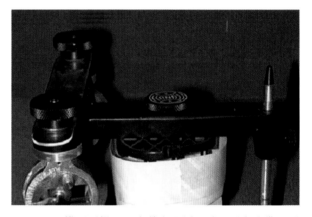

图10.11 模型干燥后，在其底座周围贴一圈宽胶带，形成围绕模型边界的防护圈。

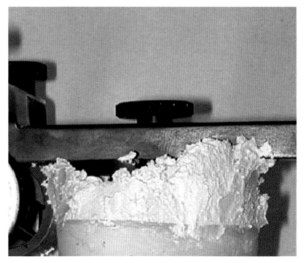

图10.12 在防护圈内放置足够的上𬌗架石膏，在模型底座上也放置足够的上𬌗架石膏。

11

正中关系记录
Centric Relation Records

11.1 目标

（1）记录正中关系。

（2）转移记录到𬌗架上。

（3）在合适的参数设置下完成下颌模型上𬌗架。

11.2 定义

正中关系指下颌相对于上颌最后退的位置，髁突位于关节窝内生理最后位，在任意开口度，下颌都可以进行侧方运动。

记录正中关系时，需要满足以下条件：

（1）下颌相对于上颌位于正确的水平关系。

（2）上下颌蜡𬌗堤之间存在对称的双侧垂直向咬合接触。

（3）理想的记录材料具有自由流动的性能，使得左右蜡𬌗堤两侧的压力平衡。

（4）理想的咬合记录材料固化后应坚固并且稳定。可以使用以下3种材料：

　　a．石膏（必须是快速凝固石膏）。

　　b．氧化锌咬合记录膏。

　　c．铝蜡。

（5）弹性记录材料，如Take1™、Regisil®、Blu-Mousse®等，虽然使用方便。但是刚性不足，在颌位关系记录与转移过程中容易产生变形。如果使用该记录材料，应保证材料至少有2mm厚，以获得较好的准确性。

无论使用何种记录材料，咬合关系记录都应该可以取下并可以在口内重复复位，在水平、垂直和矢状平面上均能保持稳定和具有一定的准确度。

11.3 依据患者具体情况调整蜡𬌗堤

为了制取咬合记录和下颌模型上𬌗架，必须准备好以下物品和材料：工作模型，带有蜡𬌗堤的恒基板（已经确定患者的垂直距离和正中关系），咬合记录材料，粘蜡，夹板固定的材料（最好选用塑料或金属材料），以及安装好上颌模型的𬌗架。

记录颌位关系的步骤如下。

（1）降低下颌双侧后牙区蜡𬌗堤，确保有足够空间放入咬合记录材料（约2mm）（图11.1）。

（2）用锋利的刀在蜡𬌗堤双侧后牙区刻约2mm深的"V"形切迹（图11.1和图11.2）。这可以保证咬合记录在侧向运动保持稳定。

（3）将一片铝蜡在火焰和/或热水中加热软化，放置在下颌蜡𬌗堤上，超出咬合平面至少3mm。

（4）嘱患者用舌头舔腭顶并尽量向后卷舌。

Treating the Complete Denture Patient, First Edition. Edited by Carl F. Driscoll and William Glen Golden.
© 2020 John Wiley & Sons, Inc. Published 2020 by John Wiley & Sons, Inc.
Companion website: www.wiley.com/go/driscoll/denture

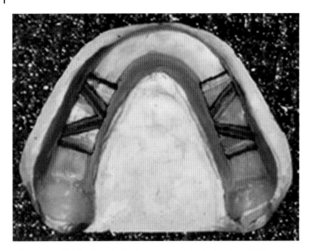

图11.1　降低下颌蜡𬌗堤，以便放入咬合记录材料。

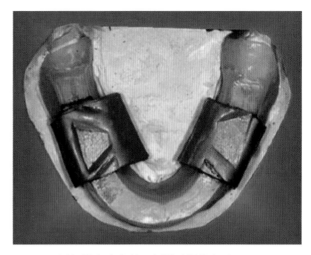

图11.3　用铝蜡完全充填上颌蜡𬌗堤的切迹。

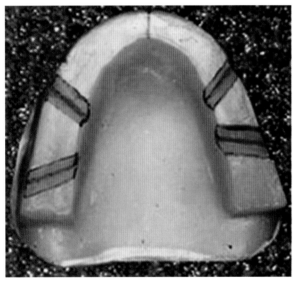

图11.2　在模型中部用锋利的刀片刻出约2mm深的"V"形切迹。

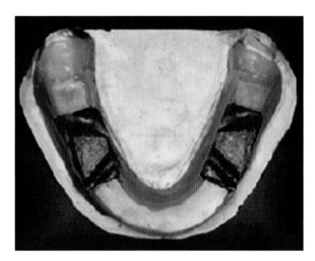

图11.4　也可使用Blu-Mousse制作颌位记录。

（5）引导患者闭口至正中关系位并保持不动，直到铝蜡完全硬化。

（6）铝蜡应完全填充在上颌蜡𬌗堤的切迹（图11.3）。

（7）当铝蜡完全硬化后，用锋利的刀切去咬合记录区域以外的多余铝蜡。

（8）如果使用Blu-Mousse、Regisil或其他弹性咬合材料，蜡𬌗堤的准备方法与铝蜡相同。

（9）咬合记录材料的厚度要高于下颌蜡𬌗堤高度。

（10）移除两块咬合记录（有时两块咬合记录是连成一体的）。

（11）将上颌暂基托复位到上颌模型上。此前已经使用面弓转移将上颌模型上𬌗架。

（12）将下颌暂基托复位到下颌工作模型上。

（13）倒置𬌗架。

（14）检查上下颌模型能否按照咬合记录准确对位咬合，检查模型后部是否有接触和阻挡，确认是否为上𬌗架石膏留出足够空间。如果上下颌模型后部有接触，那么需要调磨平台区，直至上下颌模型不再接触。

（15）图11.4是用Blu-Mousse制作的颌位记录。当使用弹性记录材料时，方法与使用铝蜡类似。对下颌蜡𬌗堤要进行足量的回切，保证咬合记录材料有足够的厚度（约2mm）。采用弹性体材料时，要尤为注意这一点。如果上下颌蜡𬌗堤之间接触不紧密、不稳定，说明咬合记录不稳定。如果是这种情况，必须调整蜡𬌗堤使其紧密接触，并于患者口内重新制取咬合记录。

（16）利用固定夹板将上下颌模型的相对位置固定，确保咬合记录不发生移位。在模型上𬌗架前，一定要确保咬合记录完全稳定，以保证颌位关系转移的准确性。

（17）至少使用3根夹板固定模型和基托。可以使用压舌板，但最好使用金属条或塑料条。因为即使在潮湿环境中，金属条和塑料条也不会变形（图11.5）。

（18）将带有咬合记录的上下颌模型放入倒置的𬌗架上，将安装螺钉固定在架环上。

（19）检查下颌模型基底，确保模型底面已经

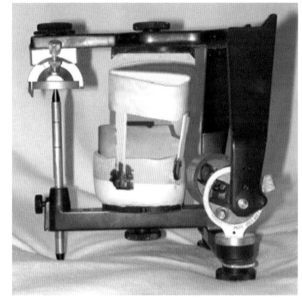

图11.6　关闭𬌗架，检查𬌗架下颌体和密封屏障没有接触，为上𬌗架石膏留出空间。

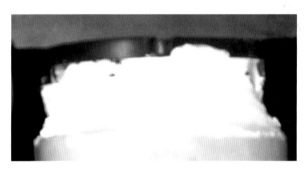

图11.7　放入一薄层上𬌗架石膏。

磨出了固位沟并涂抹凡士林。

（20）用胶带绕模型一周，形成上𬌗架石膏的密封屏障。关闭𬌗架，检查𬌗架下颌体和密封屏障没有接触（图11.6）。

（21）在密封屏障内放入混合好的上𬌗架石膏（图11.7）。

（22）等待石膏完全凝固。

（23）将模型连同架环从𬌗架上取下。

（24）取下用于密封屏障和保持模型清洁的胶带（图11.8）。

（25）拆除固定上下颌模型位置关系的固定夹板，并清洁模型

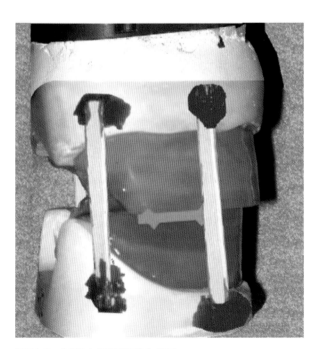

图11.5　制作夹板固定咬合记录。

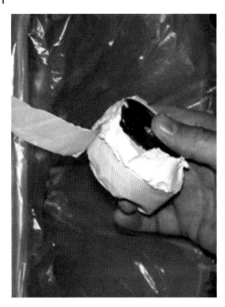

图11.8 当石膏凝固后，取下形成密封屏障的胶带。

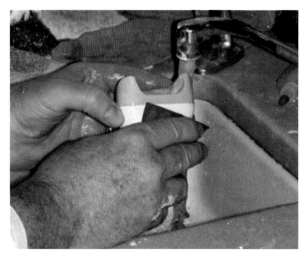

图11.10 用干砂纸或湿砂纸在流水下打磨模型。

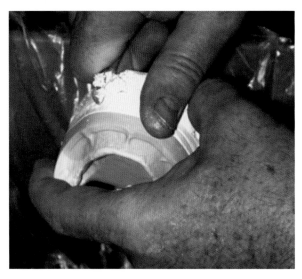

图11.9 不要使用红柄刀或手术刀修整石膏，因为刀片可能会折断造成手指损伤。

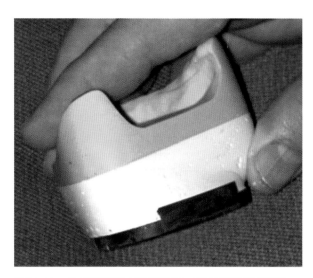

图11.11 检查模型和上𬌗架石膏，确保表面干净整洁。

（26）用使用石膏刀去除多余的上𬌗架石膏。此时不能采用手术刀，因为刀片容易折断、割破手指（图11.9）。

（27）检查模型的上𬌗架情况，如果上𬌗架石膏表面有气泡，可以重新调拌石膏对这些空隙进行充填。

（28）在流水下，用湿/干砂纸打磨表面，使其更加光滑（图11.10）。

（29）检查模型和上𬌗架石膏表面的光滑性。

（30）上𬌗架石膏与模型之间应该界限清晰。

（31）检查模型和上𬌗架石膏，确保表面干净整洁（图11.11）。石膏表面应光滑且具备专业的外观。

（32）模型和上𬌗架石膏的交界线应接近90°（图11.12），这样可以使模型能轻易从上𬌗架石膏上取下，在全口义齿制作完毕、二次上𬌗架时易于模型复位。

（33）𬌗架清洁后，将模型复位到𬌗架上。

（34）再次检查殆架和模型，确保没有任何多余的石膏，切导针归零，并且髁球锁定在正中关系位（图11.13）。

（35）如果在模型上殆架时切导针和髁球没有位于正确位置，必须取下下颌模型，复位殆架，重新进行下颌模型上殆架。

（36）用蜡重新充填咬合记录在蜡殆堤上占据的空间（图11.14）。排牙前必须确定蜡殆堤的准确性。

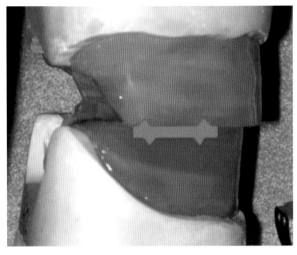

图11.13 将切导针归零，髁球锁定于正中关系位，在蜡殆堤间复位咬合记录，保证上殆架的准确性。

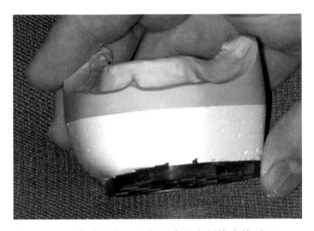

图11.12 确保模型与上殆架石膏的交界线应接近90°。

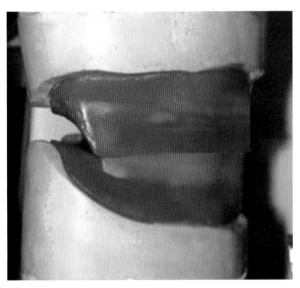

图11.14 用蜡重新充填咬合记录在蜡殆堤上占据的空间。

12

选择合适的人工牙
Selecting Proper Denture Teeth

我们应该掌握人工牙的选择方法。嘱患者坐在椅位上，医生进行以下工作：观察和测量患者的脸型、鼻子的宽度、笑线的高度、眼角位置和面中线。将测量信息记录在蜡殆堤上。即使患者离开诊室后，也可以根据这些测量信息将牙齿排列在理想的位置上。当然要保证模型正确地安装在殆架上。

这些信息的记录可以帮助我们为患者选择合适的人工牙。牙医必须引导患者选择最适合自己的人工牙，但最终还是要由患者来做决定。如果患者是和朋友、亲戚或配偶一起来诊室，那么他们都需要了解情况。这样，患者、患者的朋友或家人，以及牙医才能都对结果感到满意。

患者目前使用的义齿也可以提供丰富的信息。旧义齿磨损的方式与患者的咀嚼方式有关。利用旧义齿评估患者戴全口义齿的接受度，是否容易恶心，是否有牙齿异常磨损，还可以了解当前牙齿的形状和颜色、义齿基托的颜色、上下颌人工牙之间的相对关系。总的来说，旧义齿可以帮助我们判断本次全口义齿修复治疗获得成功的难易程度。

应该首先问患者："您对旧义齿满意吗？""您希望新义齿在哪些方面可以得到改善？""您对旧义齿人工牙的大小、形状、颜色和位置满意吗？""您对新义齿咀嚼功能恢复方面有什么期望？"他们的回答可能会让你大吃一惊。如果患者对他们目前的义齿非常不满意，或者带来多副义齿，这提示患者对义齿的期望值可能过高。

重要的是在开始治疗前发现患者对全口义齿不切实际的期望，以及他们对佩戴义齿的态度。也许很多患者的家人都有义齿，他们认为这是衰老的自然结果。也许他们希望新义齿看起来和他们年轻时的天然牙齿一模一样。也许原本是Ⅱ类关系，但他们总希望戴上新义齿能帮恢复Ⅰ类关系。这些都是医生开始全口义齿治疗之前需要了解和解决的事情。

检查旧义齿的磨损情况，检查修理和重衬过的部位（图12.1）。询问患者旧义齿是否为即刻义齿。很明显，图12.2中的义齿是临时义齿，但不是所有的临时义齿都这么容易辨认。

值得注意的是，即使患者声称对旧义齿很满意，但他们既然来就诊重新制作全口义齿，一定是出于某种原因的。患者通常没有意识到，义齿稳定问题与固位不良、人工牙的排列位置、义齿支持组织的条件直接相关。

排牙的基本原则是，人工牙不能按照天然牙的咬合关系进行排列。天然牙或者固定修复体前伸运动时通常是前牙引导、后牙分离的，但是在全口义齿排牙中是不可以这样的。应该向患者解释，正是因为其天然牙的位置以及其他条件不理想才导致牙齿脱落的。如果按照原来天然牙的情况对全口义齿的人工牙进行选择和排列，一定不会达到与原天然牙一样的功能状态。

首先测量上颌6颗前牙的宽度（13牙远端到

Treating the Complete Denture Patient, First Edition. Edited by Carl F. Driscoll and William Glen Golden.
© 2020 John Wiley & Sons, Inc. Published 2020 by John Wiley & Sons, Inc.
Companion website: www.wiley.com/go/driscoll/denture

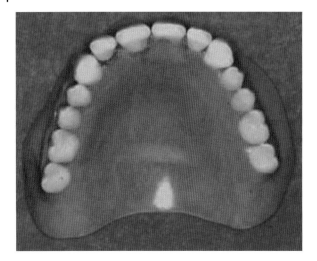

图12.1 检查旧义齿的磨损情况、修理和重衬过的部位。

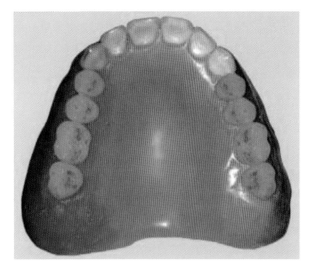

图12.2 有些临时义齿一眼可以识别，但有些会难以辨认。

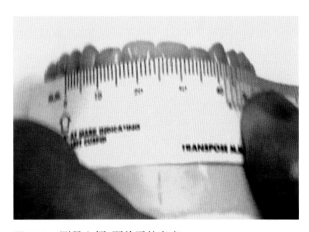

图12.3 测量上颌6颗前牙的宽度。

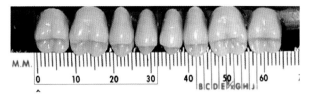

图12.4 测量后牙的宽度，与牙板上的牙齿进行比较。

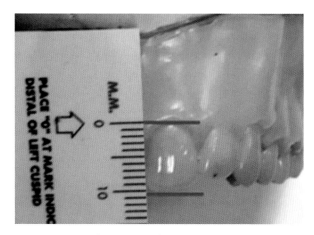

图12.5 测量上颌中切牙的高度。

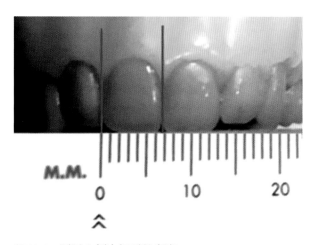

图12.6 测量上颌中切牙的宽度。

23牙远端之间的距离），以曲线距离为准（图12.3）。测量第一颗前磨牙近中到最后一颗磨牙远中之间的距离，并与牙板上的牙齿进行比较（图12.4）。然后测量上颌中切牙的高度和宽度（图12.5和图12.6）。利用之前记录在蜡𬍛堤上的唇高线和尖牙线等标记线，检查人工牙的测量数据与蜡𬍛堤数据是否一致。人工牙型号表中会提供相关数据，可以与记录在蜡𬍛堤上的标记进行比较。人工牙厂商会提供可以弯曲的软尺，帮助医生测量相关

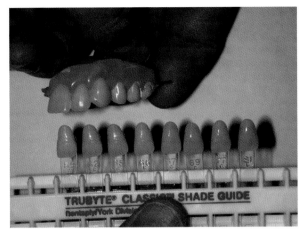

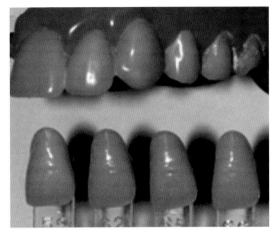

图12.7和图12.8　对比旧义齿人工牙和比色板的色卡。

数据。

使用合适的比色板选择人工牙的颜色。根据厂商建议，使用合适的冷消毒溶液对比色板进行消毒，注意：氯化物或碘伏，如漂白剂或含碘溶液，会破坏比色板的颜色，不应用于比色板的清洁或消毒。

对比旧义齿人工牙和比色板的色卡（图12.7和图12.8）。询问患者是否喜欢旧义齿的人工牙颜色。大多数人想要白一些的人工牙。由于目前的审美更推崇亮白的天然牙，导致不自然的白色人工牙吸引了很多患者。

选择与患者脸型相匹配的人工牙。人工牙的形状通常有4种形式：方形、三角形、锥形和卵圆形，也可以是这些形式的组合，如方锥形、圆锥形、三角圆形或方圆形。人工牙的型号有限，所以我们必须在手头上有的人工牙中选择出与患者最匹配的牙齿。不同品牌的人工牙在形状上会有差异，但为了完全满足患者的需求，准备很多种、不同品牌的人工牙，无疑会增加成本、增加椅位时间和技工室费用。人工牙厂商会提供图形（型号图）和其他有用的辅助工具，帮助医患完成人工牙的选择。

Trubyte®选牙板（图12.9）是一种方便的工具，可以根据患者的面型和大小来帮助选择正确的人工牙。把选牙板放于患者面部，让鼻子穿过中间的三角区。将瞳孔置于眼睛裂孔的中心，使选牙板

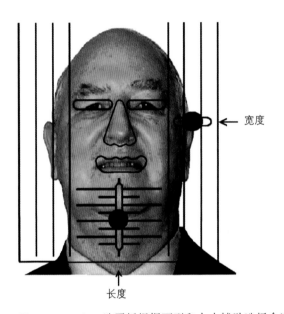

图12.9　Trubyte选牙板根据面型和大小辅助选择合适的人工牙。

的中线与面中线重合。滑动侧面的标记杆使其恰好接触到面部最外侧，读取上颌中切牙的宽度，以毫米为单位。将底部的标记杆向上滑动使其在患者处于姿势位时刚好接触到下颌的最下缘，读取上颌中切牙的长度（以毫米为单位）。

保持选牙板在面部，观察患者的侧面轮廓。检查3个参考点：前额点，鼻底点，颏下点。如果这些参考点在一条线上，可以认为患者侧面轮廓为直面型。如果前额点和颏下点位于鼻底点后方，患者的侧面轮廓为弧线形。

临床中，医生应该针对常用的牙型准备一套完整的前后牙的模板。这套模板应始终消毒保存在诊所。使用人工牙选择表和人工牙模板来为患者选择牙齿。从上颌前牙区开始。

基于医生选好的上前牙，人工牙选择表会推荐数个与之相匹配的人工牙，根据已选定的上颌前牙，确定下前牙和后牙。请注意，人工牙选择表中所推荐的人工牙组合是基于Ⅰ类关系的。如果患者为Ⅱ类关系，则可能需要更小的下颌前牙。

查看人工牙模板的型号列表。通常人工牙厂商会免费提供。他们也会提供转换列表，帮助牙医选择其他公司相匹配的产品。型号表中会显示中切牙的高度和宽度，以及6颗上颌前牙的整体宽度。为了使用方便，通常会以真实长度表示，并标出模板型号。同时会推荐与上牙相匹配的下牙型号。并列出6颗上前牙在平面和弧面时的宽度。

不同厂商会提供各自的型号表。他们提供的数据类型大致相同，但是命名不同。向合作的技工中心询问并选择与技工室匹配的牙齿型号表。通用型号表也可以用，但对于不同厂家的人工牙可能有一些误差。首先选择最适合患者（旧义齿或天然牙）的上前牙型号。然后利用厂商提供的型号表确定下前牙和相匹配的后牙。对所有Ⅱ类关系和义齿Ⅲ类关系，建议使用平面排列的0°牙（非解剖式牙）。

人工牙通常用蜡固定在塑料或金属板上（图12.10）。上颌前牙的品牌、型号和颜色信息均会标注在牙板上。人工牙都是按照顺序排列好的，在开始排牙之前不要提前取下人工牙。没有经验的学生经常会分辨不清左、右侧的上颌尖牙和下颌中切牙与侧切牙。有时，学生也会把左右两侧的上颌后牙弄混。为了避免这些错误，需要掌握牙齿的基础解剖知识。

根据型号匹配表选择下前牙和后牙（图12.11）。Trubyte Bioform IPN牙板的左侧以红色标注牙形，右侧以蓝色标注人工牙颜色。

验证上前牙选择的简单方法是在牙槽嵴上标出中线和尖牙线，并且延伸到工作模型的边缘区，接着把一条软蜡条或Triad®树脂材料放在模型的前牙区牙槽嵴上，进行排牙（图12.12和图12.13），为了避免牙型模板中人工牙混淆，不要直接使用牙型模板中的人工牙。试排牙结束后需要对人工牙彻底消毒后再将其复位到牙板上。

测量4颗下后牙的宽度，再测量模型上下颌尖牙远中到下颌升支磨牙后垫的起始位置可用的排牙距离（图12.14）。人工牙不应排在下颌升支位置，这样会导致下颌义齿不稳定。

对比下后牙人工牙的近远中长度与后牙区可用牙槽嵴近远中长度（图12.15～图12.17）。图中所示的4颗人工牙的宽度大于下颌后牙区牙槽嵴可用长度，所以在这个区域只能排3颗恒牙。但是应该

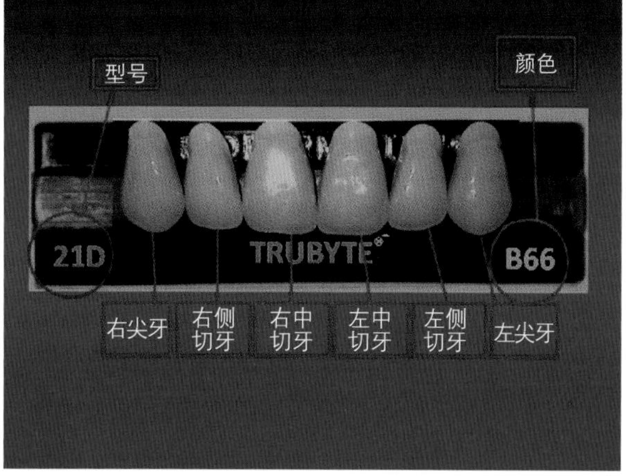

图12.10　人工牙通过粘蜡固定在塑料或者金属板。

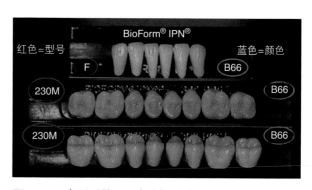

图12.11　参照型号匹配表选择后牙和下前牙。

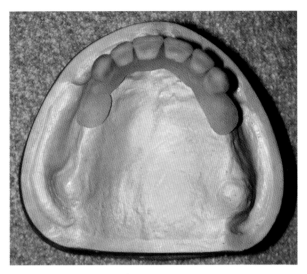

图12.12 将一条Triad®树脂材料放在模型的前牙区牙槽嵴上，排列前牙。

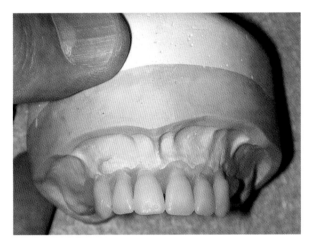

图12.13 从正面评估6颗上前牙。

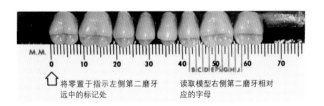

图12.14 测量4颗下后牙的宽度。

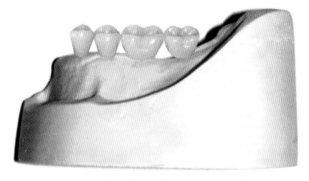

图12.15 在软蜡条上排列4颗下颌牙齿，判断是否有足够的排列空间。

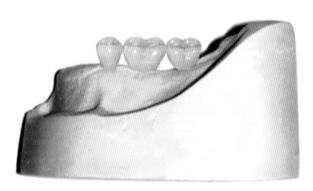

图12.16 排2颗磨牙和1颗前磨牙，评估可用空间。

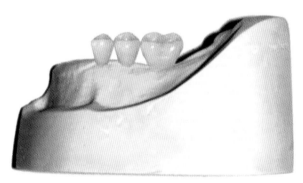

图12.17 排1颗磨牙和2颗前磨牙，评估可用空间。

选择哪3颗人工牙才能获得最好的效果呢？

建议选择第二前磨牙和两颗磨牙，因为对于解剖型人工磨牙建立合适的补偿曲线是必要的，第二前磨牙要比第一前磨牙的耠面面积大。如果把人工牙排到了下颌升支位置，咬合力作用下义齿会向前滑动，产生不稳定现象，因此应避免这样排牙。这

种情况下一定要对患者做好解释工作，因为有些患者会认为自己支付了28颗人工牙的费用而医生却少给他排了牙，进而对治疗费用提出质疑。

选择与患者牙龈颜色接近的丙烯酸义齿基托（图12.18）。通常COE-LOR颜色仅适用于非裔美国人，但是如果其他患者要求也可以使用这种颜

色。这样的要求都应记录在患者的病历上，并说明理由，由患者亲自签字，以避免日后的问题。

如果后牙从牙板上脱落，在牙齿的盖嵴部近中有标识点（图12.19）。一个圆点表示第一磨牙或第一前磨牙，两个圆点表示第二磨牙（图12.20箭头示）或第二前磨牙。当然，如果必须打磨牙齿盖嵴部，这时标识点就没有了。

图12.21～图12.23显示了同一患者、同种牙

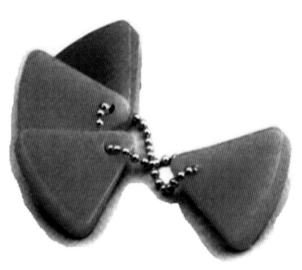

图12.18　使用树脂基托比色板，选择与患者牙龈颜色接近的丙烯酸义齿基托。

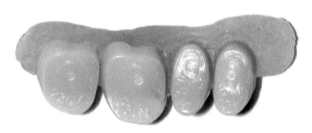

图12.19　在人工牙的盖嵴部近中有标识点。

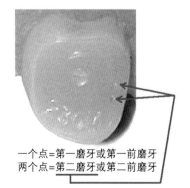

一个点=第一磨牙或第一前磨牙
两个点=第二磨牙或第二前磨牙

图12.20　一个点表示第一磨牙或第一前磨牙，两个点表示第二磨牙或第二前磨牙。

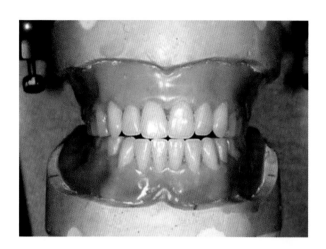

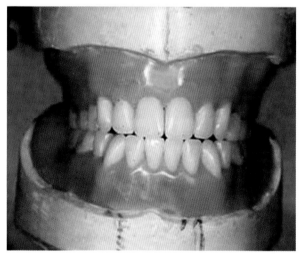

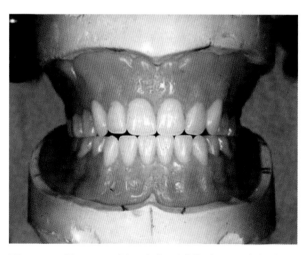

图12.21～图12.23　同一患者、同种牙型，不同基托形态产生不同的效果。

型，排牙后的3种不同效果。蜡型试戴时不但应排好前牙，也应排好后牙并完成基托蜡型，这样就可以全面验证义齿的美学指标，并验证垂直距离。当

患者对前牙的颜色、形状、排列满意后，需要在病历上签字。

13
前牙排牙
Setting Anterior Denture Teeth

（1）唇面观，上颌前牙颈部均向远中倾斜，侧切牙倾斜最大，且侧切牙切端离开咬合平面约1～2mm（图13.1）。侧面观，切牙颈部向舌侧倾斜，侧切牙倾斜度最大，尖牙长轴垂直于咬合平面（图13.2）。

（2）唇面观，下颌前牙除中切牙外，颈部均向远中倾斜，其中尖牙倾斜度最大（图13.3）。侧面观，中切牙颈部向舌侧倾斜，侧切牙近于直立，尖牙颈部向唇侧倾斜（图13.4）。

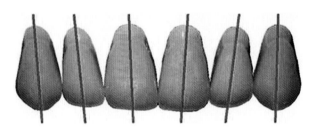

图13.1　唇面观，所有上颌前牙切端向近中倾斜。

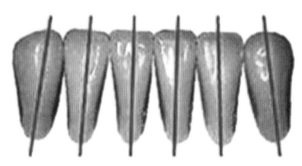

图13.3　唇面观，除中切牙外，下颌前牙切端均向近中倾斜。

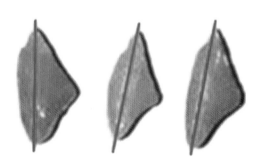

图13.2　侧面观，上颌切牙颈部向舌侧倾斜，尖牙长轴垂直于咬合平面。

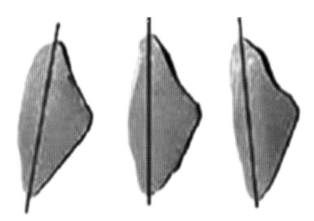

图13.4　侧面观，下颌中切牙颈部向舌侧倾斜，侧切牙直立，尖牙颈部向唇侧倾斜。

Treating the Complete Denture Patient, First Edition. Edited by Carl F. Driscoll and William Glen Golden.
© 2020 John Wiley & Sons, Inc. Published 2020 by John Wiley & Sons, Inc.
Companion website: www.wiley.com/go/driscoll/denture

（3）唇舌方向上，下前牙不应超过下颌唇侧前庭沟底。在前庭沟底作一条垂直于咬合平面的参考线（图13.5）。前庭沟底是义齿旋转的支点，人工牙排列过于偏唇侧、超过前庭沟底，就会产生大的杠杆力，造成义齿脱位。

（4）在切尖乳头画一个点，标记患者面部的中线，并将标记延长转移到上颌模型的边台以及模型侧面（图13.6）。

（5）加热一把锋利的刀，沿着中线在上颌前牙区将蜡𬂩堤切开，一直切到恒基板。在尖牙的远中做一个类似的切口。整体去除这段蜡𬂩堤（图13.7和图13.8）。

（6）磨去前牙牙槽嵴顶的部分基托，为排牙留出空间，必要时调磨人工牙盖嵴部。

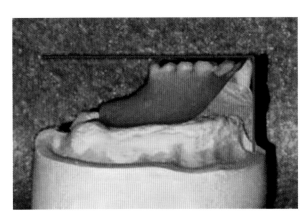

图13.5　前牙排列不要超过前庭沟底。

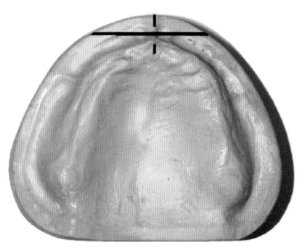

图13.6　在切尖乳头画一个点，标记患者面部的中线，并标记在上颌模型的边台上区。

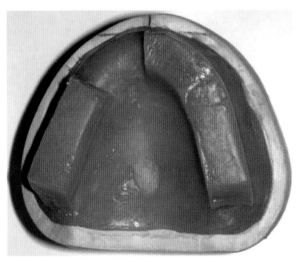

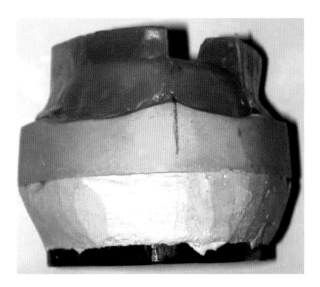

图13.7和图13.8　切断中线到尖牙远中位置的蜡𬂩堤并去除。

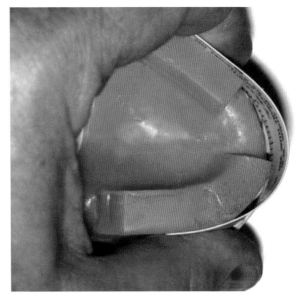

（7）用一个平板与蜡𬌗堤𬌗面紧密贴合，先排中切牙，使其切端与平板接触（图13.9）。

（8）使用塑料软尺检查人工牙唇面凸度是否与蜡𬌗堤的前牙区弧度一致（图13.10）。

（9）按照塑料软尺的弧度，在适当的位置排列其余前牙（图13.11）。切牙的唇切线角以及尖牙的唇轴嵴应接触尺子（图13.12）。

（10）按照塑料软尺确定的弧度和平面板确定的平面，将其余前牙排到适当的位置（图13.13）。从唇面观察下颌蜡𬌗堤，只有侧切牙不接触咬合平面。根据上颌前牙的排牙，记录患者的中线，并排列下颌前牙。再次检查切牙的唇切线角和尖牙的唇轴嵴面是否与软尺接触（图13.14）。

图13.10　使用塑料软尺检查牙齿唇面切端位置，是否与蜡𬌗堤的前牙弧度一致。

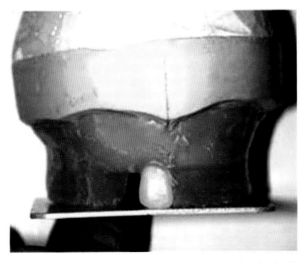

图13.9　用一个平面板贴住蜡𬌗堤，排列中切牙，切端与咬合平面接触。

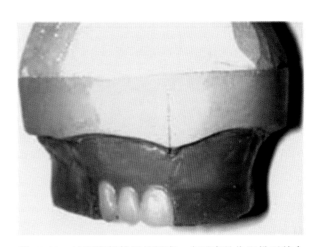

图13.11　按照塑料软尺的弧度，在适当的位置排列其余前牙。

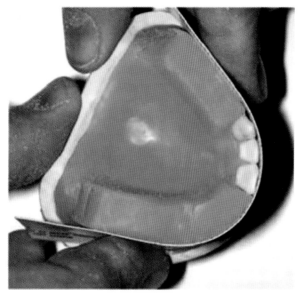

图13.12 切牙的唇切线角以及尖牙的唇轴嵴应接触尺子。

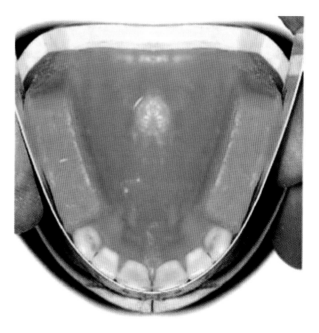

图13.14 再次检查切牙的唇切线角和尖牙的唇轴嵴面是否与尺子接触。

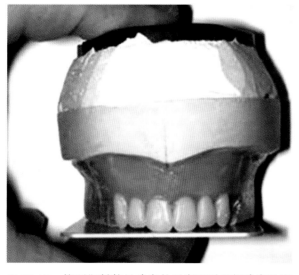

图13.13 按照塑料软尺确定的弧度和平面板确定的平面，将其余前牙排列到适当的位置。

14

解剖式后牙的双侧平衡粭排牙
Setting Posterior Anatomic Teeth in Bilaterally Balanced Occlusion

（1）去除尖牙到第二磨牙之间上颌基托一侧的蜡粭堤（图14.1）。保留第二磨牙远中区域的蜡粭堤，以保存咬合平面，以便在这个平面上排列第一前磨牙和第一磨牙。保留对侧完整的蜡粭堤，以维持咬合平面的位置。

（2）应有足够的空间排列牙齿，尽量少磨或者不磨人工牙。若空间不足，则调磨基托和/或人工牙盖嵴部。排列第一前磨牙（图14.2）和第二前磨牙（如果有近远中空间），在适当的颊舌位置排列第一磨牙（图14.3），近舌尖平齐于咬合平面，中央窝与牙槽嵴顶标记线对齐。转动第一磨牙的远中部分，使远颊尖向腭侧偏离，与颊侧平面成20°角。颊侧平面指第一磨牙近中颊尖颊面、前磨牙的颊面和尖牙的唇轴嵴形成的平面。

（3）排列好这几颗人工牙后，去除这侧剩余的蜡粭堤，排列第二磨牙，使其与咬合平面接触（图14.4）。此时的咬合平面由排列好的牙齿和对侧蜡粭堤保持。第二磨牙与咬合平面接触，颊面与第一磨牙颊面平齐。用压舌板确认第二磨牙颊面是否平齐。从远中看，第二磨牙的中央窝位于下颌牙槽嵴顶标记线的正上方（图14.5）。

（4）用压舌板确认尖牙唇轴嵴、上颌前磨牙的颊尖和第一磨牙近颊尖处于同一平面上（图14.6）。然后用压舌板确认磨牙位置，第一磨牙的远颊尖向腭侧扭转20°，使第一磨牙和第二磨牙的颊排列在于同一个平面上（图14.7）。

（5）用同样的方法排列对侧牙齿，用压舌板压下第一磨牙的远颊尖，使其高出下颌蜡粭堤咬合平面0.5mm（图14.8）。按压第二磨牙的颊尖，使其与第一磨牙的远颊尖在同一平面上（图14.9），且近颊尖高于咬合平面1mm、远颊尖高于咬合平面1.5mm（图14.10）。保持舌尖与咬合平面接触，从远中观察时，可以看到一条弧形曲线，被称为补偿曲线。排列左侧上颌牙齿，确保同样的补偿曲线（图14.11）。

（6）上颌第一磨牙的远颊尖高于咬合平面0.5mm，上颌第二磨牙的近颊尖高于咬合平面1mm，上颌第二磨牙的远颊尖高出咬合平面1.5mm，形成补偿曲线。排列下颌牙齿前检查上颌双侧咬合平面是否一致。如果不一致，就难以形成适当的双侧平衡粭。

（7）建立补偿曲线后，去除足够的下颌后牙

Treating the Complete Denture Patient, First Edition. Edited by Carl F. Driscoll and William Glen Golden.
© 2020 John Wiley & Sons, Inc. Published 2020 by John Wiley & Sons, Inc.
Companion website: www.wiley.com/go/driscoll/denture

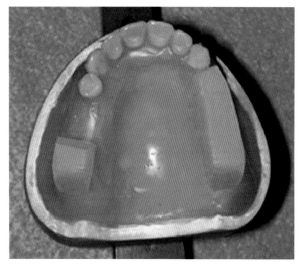

图14.1　去除上颌一侧尖牙和第二磨牙之间的蜡殆堤。

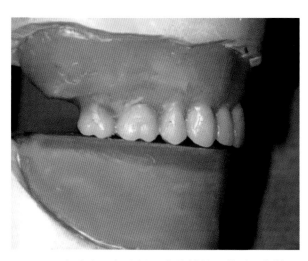

图14.4　去除这一侧殆堤远中的蜡柱，排列上颌第二磨牙。

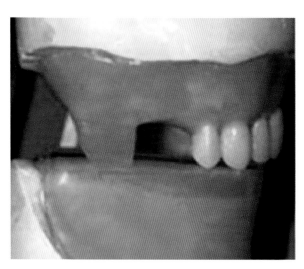

图14.2　排列上颌第一前磨牙。

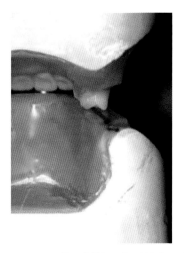

图14.5　将上颌第二磨牙的中央窝与下颌牙槽嵴顶的标记线对齐。

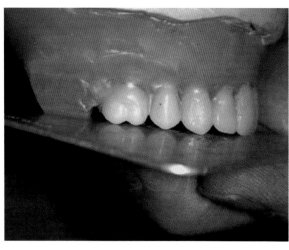

图14.3　排列上颌第一磨牙。

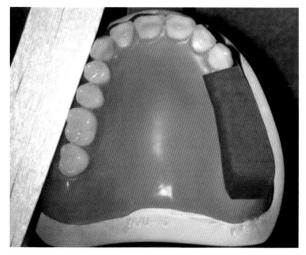

图14.6　尖牙唇轴嵴、上颌前磨牙的颊尖和第一磨牙近颊尖处于同一平面上。

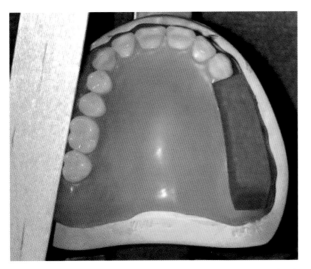

图14.7　将上颌第一磨牙的远颊尖向腭侧扭转20°，使第一磨牙和第二磨牙的颊尖排列在同一平面上。

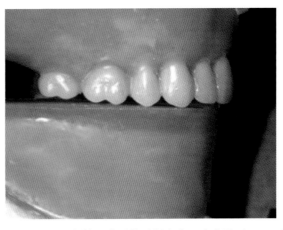

图14.10　上颌第二磨牙的近颊尖高于咬合平面1mm、远颊尖高于咬合平面1.5mm。

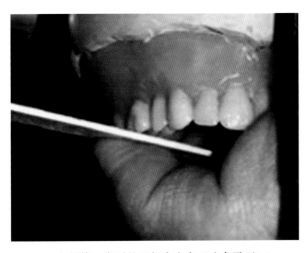

图14.8　上颌第一磨牙的远颊尖应高于咬合平面0.5mm。

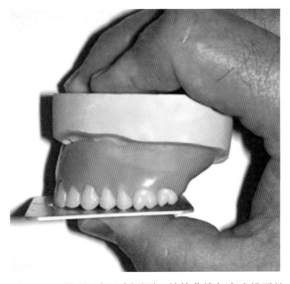

图14.11　排列左侧上颌后牙，补偿曲线与完成排牙的一侧一致。

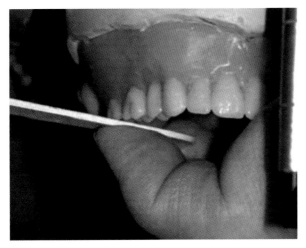

图14.9　上颌第二磨牙的颊尖与第一磨牙颊尖在同一平面上。

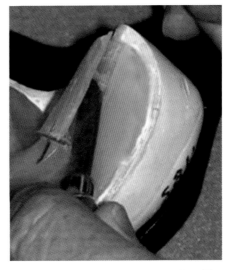

图14.12　切除下颌后牙区域的一部分蜡骀堤，为下后牙排列留出空间。

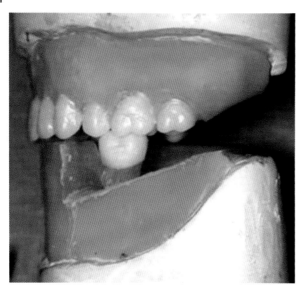

图14.13　先排列下颌第一磨牙，因为它是"殆关键"。

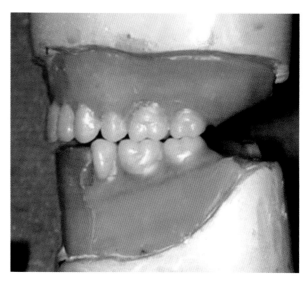

图14.15　熔化蜡柱，等待蜡冷却，将人工牙牢固固定在蜡殆堤上。

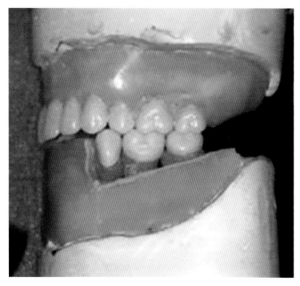

图14.14　其余下颌人工牙的排列都是建立在第一磨牙的基础上的。

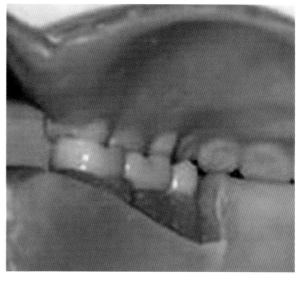

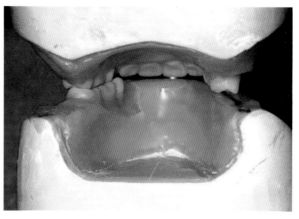

图14.16和图14.17　分别从颊侧和舌侧检查正中咬合、侧方咬合时的人工牙位置。

蜡殆堤，为下后牙排牙留出空间（图14.12）。首先排"关键殆"下颌第一磨牙（图14.13）。其余下颌人工牙的排列都是建立在第一磨牙基础上的。一定在没有任何阻挡因素的情况下，通过蜡柱先排好下颌第一磨牙（图14.14）。

（8）当下颌人工牙后牙排列到正确位置后，加热蜡柱使人工牙与蜡殆堤紧密结合，再待蜡冷却

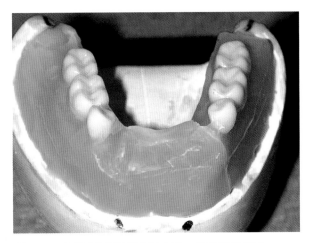

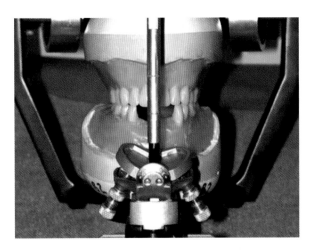

图14.18 下颌后牙排列牙完成后，排列下颌前牙。

（图14.15）。由于蜡冷却后会轻微收缩，因此可能还需要少量调整。分别从颊侧和舌侧检查正中咬合、工作侧和平衡侧时的人工牙位置（图14.16和图14.17）。用同样的方法排列对侧牙齿。

（9）接下来，用同样的方式排列下颌前牙（图14.18）。首先排列下颌尖牙，然后是侧切牙，最后是中切牙（图14.19~图14.21）。由于后牙已建立邻面接触，中切牙应该在中线接触。临床中，如果切牙只能排列在比前庭沟底还靠唇侧的位置，就必须选用更小型号的牙齿，这样才能使牙齿排列在合适的位置。

（10）从殆架后面观察，正中支持牙尖都位于合适的位置（图14.22）。如果不是，需要微调人工牙（图14.23），使上颌磨牙的近舌尖咬至下颌磨牙中央窝。下颌后牙向舌侧倾斜，与上颌后牙颊侧倾斜匹配。

（11）图14.24中下颌右侧第二磨牙的颊尖过于偏颊侧。可以用蜡刀尖端调整人工牙位置（图14.25），使下颌第二磨牙的颊尖咬至上颌后牙的中央窝。

（12）按照补偿曲线排列人工牙使前牙区在正中咬合时获得良好的覆盖关系（图14.26和图

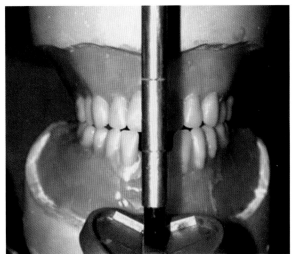

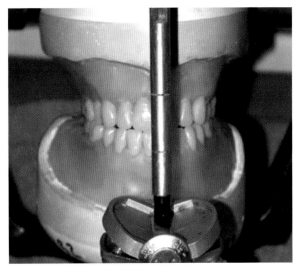

图14.19~图14.21 下颌前牙排列顺序为下颌尖牙、侧切牙、中切牙。

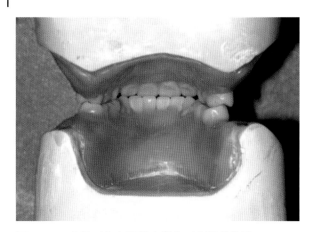

图14.22　确保正中支持牙尖都位于合适的位置。

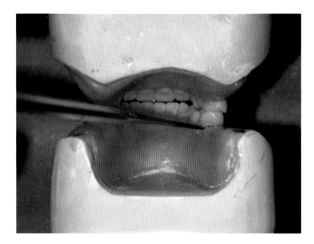

图14.23　微调人工牙的位置以建立更好的咬合关系。

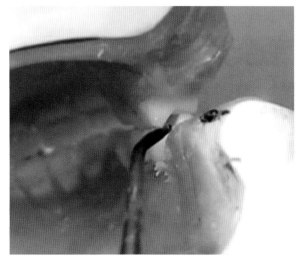

图14.24　下颌右侧第二磨牙的颊尖过于偏颊。

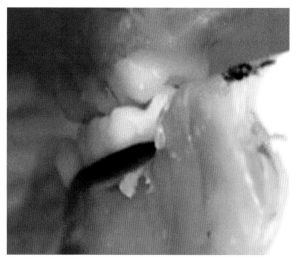

图14.25　用蜡刀再次调整下颌第二磨牙位置。

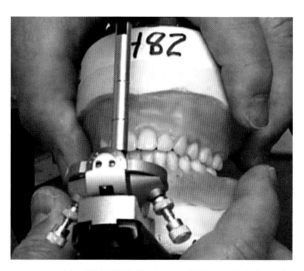

图14.26　按照补偿曲线排列人工牙使得正中咬合时前牙获得良好覆盖关系。

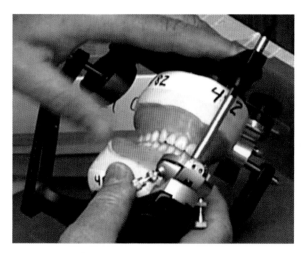

图14.27　牙尖角度、水平覆盖和补偿曲线曲度均与平衡𬌗有关。

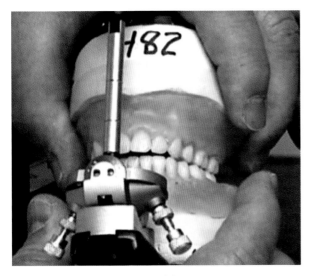

图14.28　侧方运动时前牙不接触。

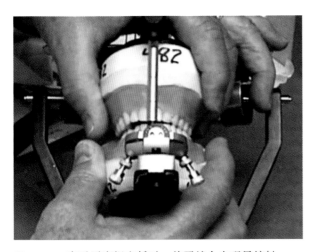

图14.29　当后牙磨损变低时，前牙就会出现早接触。

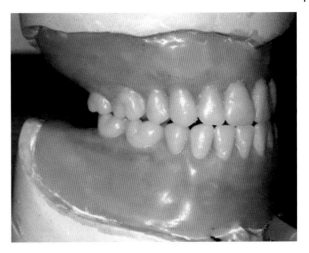

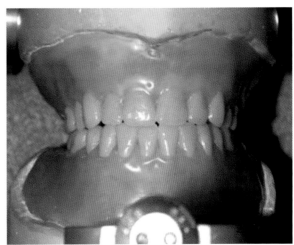

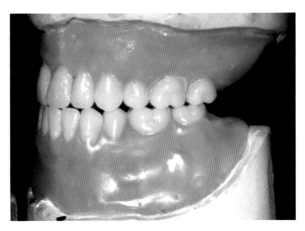

图14.30～图14.32　前伸平衡殆：前伸运动时，前牙和后牙同时接触。

14.27）。义齿在正中咬合时必须达成双侧平衡殆，这与牙尖斜度、水平覆盖和补偿曲线曲度直接相关。

（13）侧方运动时前牙不接触，后牙形成双侧平衡咬合（图14.28和图14.29）。当后牙重度磨损变低时，前牙就会出现早接触。因此在全口义齿中不能将全瓷前牙与树脂后牙混合使用。

（14）下颌前伸至前牙切缘相对的位置时，上下颌前牙切缘接触（图14.30～图14.32），同时后牙接触，这就获得了前伸平衡𬌗。

（15）再次检查义齿，确保侧方运动时工作侧（图14.33和图14.36）和平衡侧均有接触（图14.34和图14.35）。尽管侧方平衡𬌗仅要求平衡侧后牙有一点接触就可以，但是实际上平衡侧接触点越多越好。建议平衡侧和工作侧均有多颗后牙接触。由于解剖型人工牙是根据Ⅰ类咬合关系制作的，所以对于Ⅱ类错𬌗或后牙反𬌗患者，以双侧平衡合排列解剖型人工牙并不是最佳选择。对于这两种咬合关系，可以使用无尖牙设计为平面𬌗或者设计为舌向集中𬌗。这两种𬌗型的排牙将在后续章节中介绍。

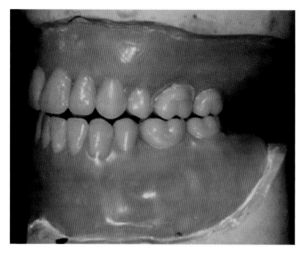

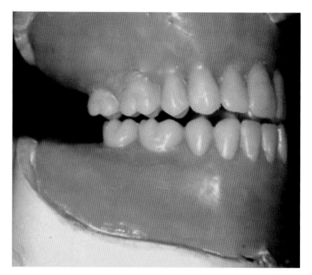

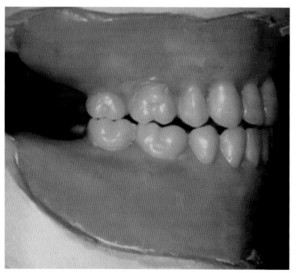

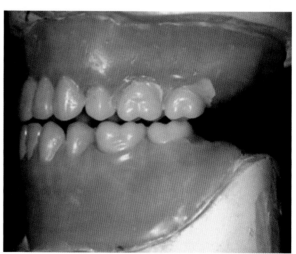

图14.33和图14.36　侧方平衡𬌗：工作侧后牙接触。

图14.34和图14.35　侧方平衡𬌗：平衡侧后牙接触。

15

无尖牙的平面殆排牙
Setting Zero–Degree Posterior Teeth in Monoplane Occlusion

（1）平面殆排牙时，由于不存在后牙牙尖的干扰，应先排下颌后牙，再排上颌后牙。去除一侧下颌义齿基托上后牙区的蜡殆堤，并磨薄基托，为人工后牙的排牙留出充足空间（图15.1）。保留该侧远中部分的蜡殆堤（蜡殆堤支柱），清晰显示牙槽嵴中心线，可以引导我们将蜡殆堤支柱近中人工牙排在牙槽嵴顶上。蜡殆堤支柱近中人工后牙排牙完毕后，去除蜡殆堤支柱，排第二磨牙，近中已排好的后牙可以指示牙槽嵴中心，指导第二磨牙的排牙（图15.2和图15.3）。

（2）检查人工牙和牙槽嵴顶的位置关系。用压舌板的边缘检查人工牙的排列是否与牙槽嵴顶线一致（图15.4）。确认无误后（图15.5），就采用相同的步骤、顺序和方法，排另一侧后牙（图15.6）。

（3）下颌人工牙排牙完毕后，用金属板检查是否所有人工牙都与该平面接触（图15.7），由于蜡会收缩，可能会造成个别人工牙位置发生变化（图15.8）。用一把透明的格尺对齐下颌中切牙间的中线，检查双侧中切牙到磨牙的曲线是否协调（图15.9）。对排列不协调的人工牙进行调整。

（4）检查下颌牙齿是否与上颌蜡殆堤殆面均匀接触。

（5）如果均匀接触，可以开始排列上颌后牙。去除上颌基托一侧的蜡殆堤（图15.10和图15.11），检查是否有足够的排牙空间，尽量不调磨或只对人工牙进行少量调磨。保留对侧完整的蜡殆堤，以保持咬合平面的位置。

（6）排上颌右侧后牙，所有牙齿的邻面相接触，与下颌后牙形成2mm的覆盖。前磨牙的颊面、第一磨牙的近中颊面与尖牙的唇轴嵴在同一平面上（图15.12）。第一磨牙的远颊尖应偏离这个平面大约20°，且与第二磨牙的颊面在同一平面上（图15.13）。

（7）检查这些牙齿的咬合面是否与平面金属板接触，然后检查人工牙颊面排列曲线是否合适（图15.14和图15.15）。

（8）检查所有人工牙的咬合面是否与对殆人工牙接触（图15.16），注意：前牙没有垂直向的覆殆（图15.17）。

（9）下颌牙齿与上颌牙齿形成咬合接触，且与咬合平面一致。保证切导针归零（图15.18），并且与切导盘上的标记接触（图15.19）。咬合平面应与鼻翼耳屏线和瞳孔连线平行。除了上颌侧切牙，其余人工牙都与咬合平面接触。前伸髁导斜度、切导斜度以及殆平面的角度应协调，切导盘的侧方斜度设置为零（图15.20）。正中咬合、侧向和前伸运动中，双侧后牙应该同时接触，前牙没有覆殆（图15.21）。

Treating the Complete Denture Patient, First Edition. Edited by Carl F. Driscoll and William Glen Golden.
© 2020 John Wiley & Sons, Inc. Published 2020 by John Wiley & Sons, Inc.
Companion website: www.wiley.com/go/driscoll/denture

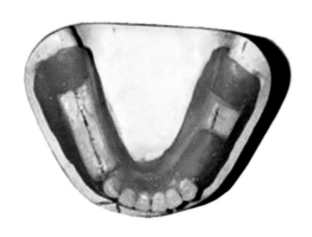

图15.1　去除一侧的蜡殆堤，并磨薄基托，以便排牙。保留后牙区一小块蜡殆堤（可被称为蜡殆堤支柱）。

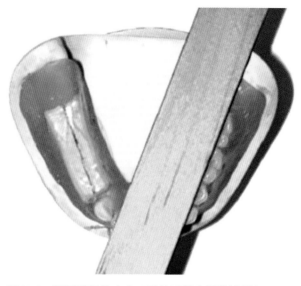

图15.4　用压舌板检查人工牙是否排在牙槽嵴顶上。

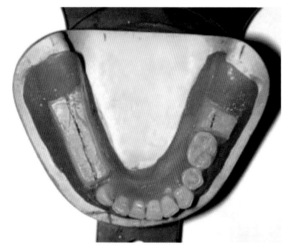

图15.2　蜡殆堤支柱可显示出牙槽嵴顶线的位置，指导蜡殆堤支柱前方人工牙的排牙。

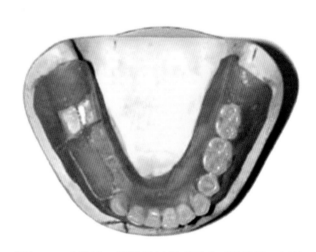

图15.5　确认这一侧排牙无误后可以开始排另一侧的后牙。

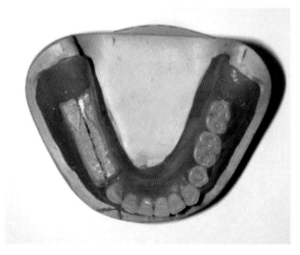

图15.3　去除蜡殆堤支柱，在已排好的近中牙齿的引导下将最后一颗磨牙排在牙槽嵴顶上。

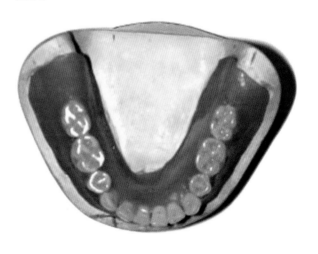

图15.6　用同样的方法和步骤排另一侧的后牙。

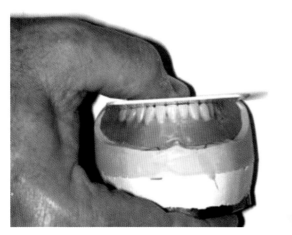

图15.7　利用平面的金属板检查是否所有人工牙（除侧切牙外）均与该平面均匀接触。

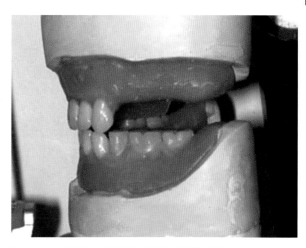

图15.10　去除一侧上颌恒基板上的蜡殆堤。

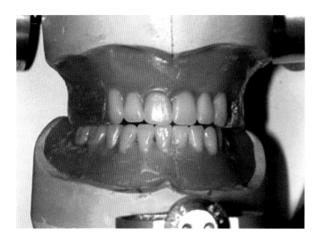

图15.8　蜡的收缩可能会引起人工牙位置发生少量变化。

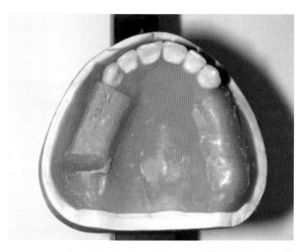

图15.11　保留对侧蜡殆堤完整，以维持咬合平面的位置。

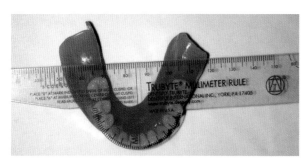

图15.9　用透明的格尺检查双侧中切牙到磨牙的颊侧曲线是否协调。

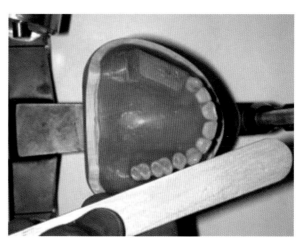

图15.12　前磨牙的颊面、第一磨牙的近中颊面与尖牙的唇轴嵴在同一平面上。

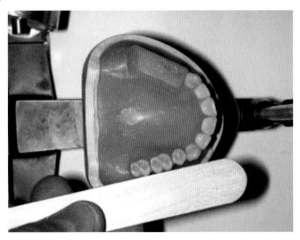

图15.13　第一磨牙的远颊尖偏离尖牙颊面、上颌第一磨牙近颊面组成的平面约20°。

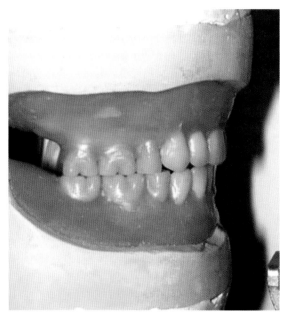

图15.16　检查人工牙的咬合面与对𬌗牙齿是否有正确接触。

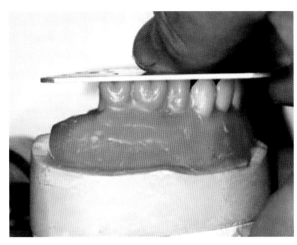

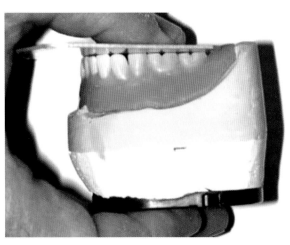

图15.14和图15.15　检查人工牙的切端（除上颌侧切牙外）及𬌗面均在同一平面上，并与金属平板接触。

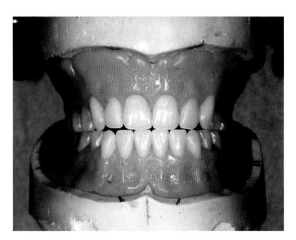

图15.17　确认前牙没有覆𬌗。

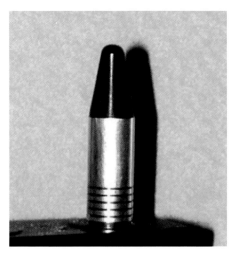

图15.18　将切导针归零（宽的黑色标记）。

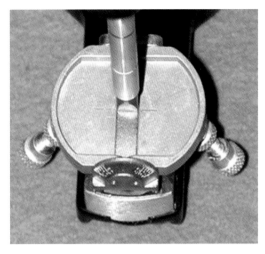

图15.19 切导针归零后并确保切导针与切导盘上的标记对齐。

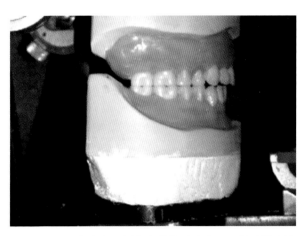

图15.21 正中咬合，侧向和前伸运动中，双侧后牙应该同时接触，前牙没有覆𬌗。

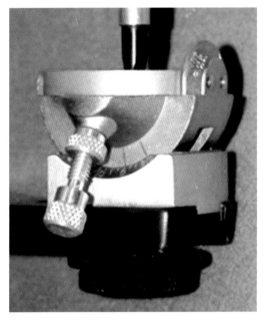

图15.20 检查前伸髁导、切导台斜度及咬合平面斜度协调，将切导盘的侧方斜度设置为零。

16

舌侧集中殆概述
Overview of Lingualized Occlusion

当剩余牙槽嵴发生严重吸收时，下颌牙槽嵴向外吸收，上颌牙槽嵴向内吸收变得越来越窄，两者之间的差异越来越大。对于这样的患者，使用舌侧集中殆技术可以增加义齿的稳定性。对于种植支持的覆盖义齿，使用舌侧集中殆可以降低侧向力，避免远期的基台螺丝松动；降低远中游离端的应力，避免冠内附着体断裂。

全口义齿常规排牙的方法中，侧方运动时，上下颌义齿工作侧的颊舌尖均发生接触、呈平衡殆，并将咬合力分布在牙槽嵴最宽的区域。舌侧集中殆的排牙方法中上下后牙颊尖没有接触，这样可以减轻侧向力。上颌后牙的舌尖在正中关系中与下颌中央窝接触，同时侧方运动时工作侧及平衡侧也仅有双侧上颌后牙的舌尖与下颌牙接触，从而增强义齿稳定性。

大多数人工牙后牙都可以进行调磨以达成舌侧集中殆的咬合设计，一些制造商专门开发了舌侧集中殆的人工牙，非常方便使用，但以我的经验，将上颌牙尖对准下颌零度牙的咬合面，并且上颌牙按照适合的咬合曲线排列，也可以达到同样的效果。

舌侧集中殆的人工牙接触特点包括：

（1）前牙仅仅在前伸时接触。

（2）在工作侧，上颌牙的舌尖舌斜面与下颌中央窝对应的斜面相接触。

（3）在平衡侧，上颌牙的舌尖颊斜面与下颌中央窝对应的斜面相接触。

（4）前伸关系时，前牙切对切，后牙的接触点是在上颌牙舌尖远中斜面和下颌牙正中接触点后的近中斜面相接触。

舌侧集中殆的优势：

（1）减小侧向力，避免义齿基托移动，并保证咀嚼效率。

（2）相对于完全使用零度牙齿更美观。

（3）相较于零度后牙，上颌有尖后牙切碎食物的能力更强。

（4）舌侧集中殆的侧向力很小，因为上颌牙舌尖和零度下颌牙在侧方运动时接触面积小。

（5）这种咬合的适用范围广，可应用于各种各样条件的牙槽嵴。

舌侧集中殆是使用解剖式和非解剖式后牙的折中方案。如果没有按照平衡殆排牙，当义齿进行非正中运动时，会出现缺少平衡侧接触造成的义齿移位。因此，舌侧集中殆排牙时也必须实现双侧平衡殆。

16.1 舌侧集中殆的排牙

一个简单的舌侧集中殆后牙排列方法是使用解剖式上颌牙对应下颌非解剖式牙（图16.1）。由于仅需要对下颌人工牙进行咬合调整，因此没有必要在下颌使用解剖式人工牙。虽然这看起来像是重复工作，甚至可能是浪费时间，但这种方法更容易确定咬合平面并保证在牙槽嵴顶排列人工牙，排列上

Treating the Complete Denture Patient, First Edition. Edited by Carl F. Driscoll and William Glen Golden.
© 2020 John Wiley & Sons, Inc. Published 2020 by John Wiley & Sons, Inc.
Companion website: www.wiley.com/go/driscoll/denture

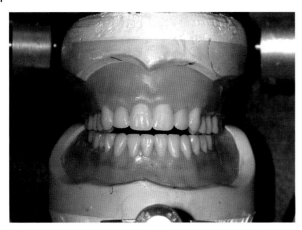

图16.1 舌侧集中𬌗后牙排时用解剖式上颌牙对应下颌非解剖式牙。

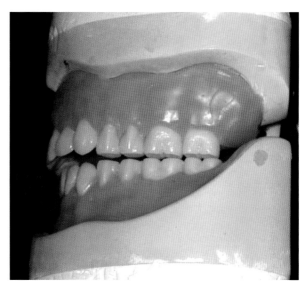

图16.3 切导针下降一个刻度，上下牙之间有1mm的间隙。

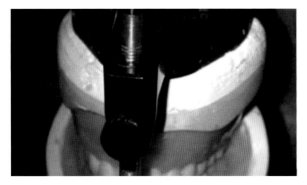

图16.2 相对𬌗架上部部件的顶部，将切导针降低一个刻度。

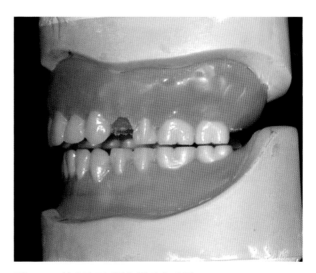

图16.4 每次取下1颗上颌无尖后牙。

颌后牙时，下颌蜡𬌗堤容易形变，而下颌使用非解剖式人工牙时则不会出现这样的问题。这种方法能够帮助牙医确定舌侧集中𬌗是否适合于患者，很明显，舌侧集中𬌗在后牙反𬌗的情况下效果并不好。在下列病例中将用到Hanau™ Wide-Vue半可调节𬌗架。

（1）将切导针向下移动一个刻度（图16.2；也就是抬高咬合1mm）。此时上下颌人工牙之间约

1mm的间隙（图16.3）。使用上颌解剖式后牙，保证上下颌人工牙的近远中距离相匹配。当作侧方运动时，可以得到协调的牙尖对应关系。

（2）将排列好的上颌非解剖式后牙逐颗取下。从右侧第一前磨牙开始排牙（图16.4），这样能更好地将33°解剖式人工牙排在牙槽嵴顶上。

（3）每一颗牙齿应排在合适的位置，等蜡变硬后再排下一颗牙齿（图16.5）。

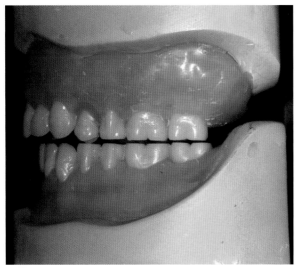

图16.5　将人工牙排在合适的位置，等蜡变硬后再排下一颗牙齿。

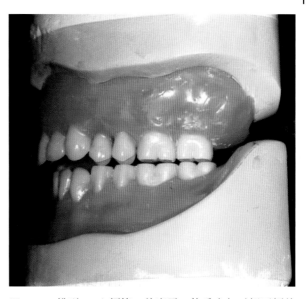

图16.7　排列33°上颌第二前磨牙，使舌尖与对侧下颌前磨牙接触。

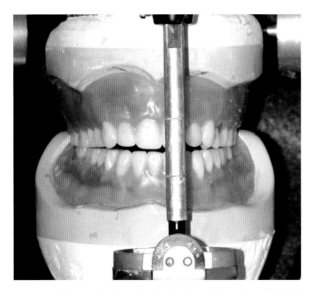

图16.6　排33°上颌第一前磨牙，使舌尖与对侧下颌前磨牙接触。

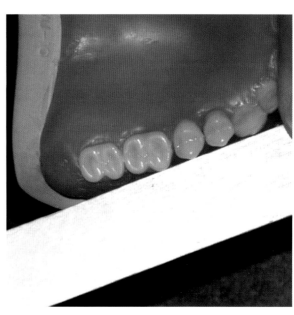

图16.8　保持上颌第一磨牙的颊面与无尖牙排列建立的曲线前后一致。

（4）排33°上颌第一前磨牙时，使其舌尖接触下颌前磨牙（图16.6），保持颊面与无尖牙排列时建立的曲线一致，而颊尖应高于下颌咬合平面1mm。

（5）取下上颌右侧第二前磨牙，排列33°上颌第二前磨牙，使其舌尖接触下颌前磨牙（图16.7）。

（6）保持颊面与无尖牙排列建立的前后曲线一致，颊尖高出下颌咬合平面1mm（图16.8）。

（7）取下上颌右侧第一磨牙，排列33°上颌第一磨牙，其近舌尖接触下颌磨牙。其近颊尖高出下颌咬合平面2mm以上，远舌尖高出咬合平面约0.5mm（图16.9）。

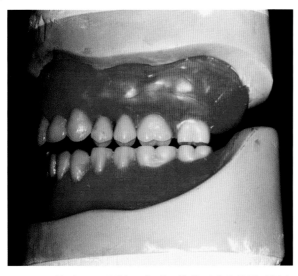

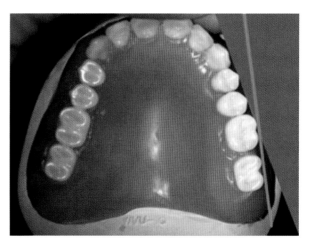

图16.11 转动上颌第一磨牙的远颊尖，使牙齿的颊面与上颌第一磨牙近颊面延伸到上颌第二磨牙远颊面平齐。

图16.9 排列33°上颌第一磨牙，使其近舌尖接触下颌磨牙，近颊尖高出下颌咬合平面2mm，远舌尖高出下颌平面约0.5mm。

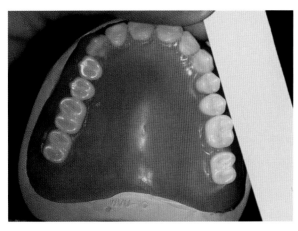

图16.10 上颌第一磨牙的颊面与由无尖牙排列建立的前后平面一致。

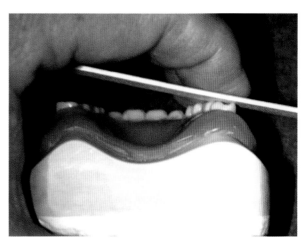

图16.12 排列33°上颌第二磨牙，使其牙尖与上颌第一磨牙牙尖形成的平面相接触。

（8）上颌第一磨牙的颊面与由无尖牙排列建立的前后平面一致（图16.10）。

（9）转动上颌第一磨牙的远颊尖，使第一磨牙的近中、远中颊尖以及第二磨牙的近中、远中牙尖的颊侧面位于同一平面（图16.11）。

（10）取下上颌右侧第二磨牙，排列33°上颌第二磨牙，使其牙尖与上颌第一磨牙牙尖形成的平面相接触。这个平面被称为Spee曲线（图16.12）。

（11）其舌尖离开下颌牙咬合平面约1mm，近颊尖高于该平面约1.5mm，远颊尖高于该平面约2mm（图16.13）。

（12）上颌第二磨牙的颊面应与上颌第一磨牙的颊尖位置建立的前后平面一致（图16.14），并位于从尖牙到上颌第一磨牙近中颊尖的平面内侧（图16.15）。

（13）抬高下颌第一磨牙和第二磨牙，使其与

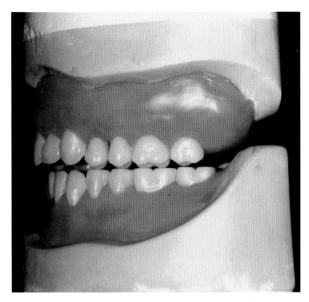

图16.13 确保上颌第二磨牙的舌尖高于咬合平面约1mm，近颊尖高于咬合平面约1.5mm，远颊尖高于咬合平面约2mm。

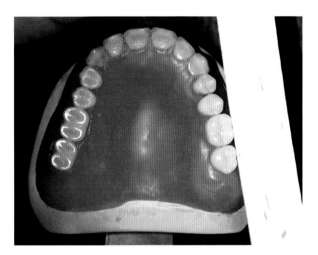

图16.14 确保上颌第二磨牙的颊面与上颌第一磨牙的颊尖所建立的前后平面一致。

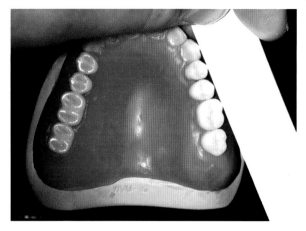

图16.15 上颌第二磨牙位于从尖牙到上颌第一磨牙近中颊面形成的平面内侧。

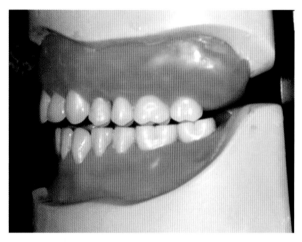

图16.16 确保下颌第一磨牙和第二磨牙接触上颌磨牙的舌尖。

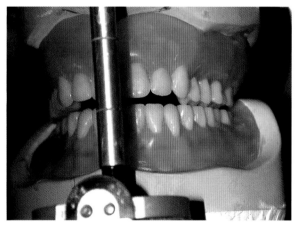

图16.17 这可以形成Spee曲线（补偿曲线），当前伸运动时，上颌舌尖与各自对应的中央窝接触，这样做也可以在前牙区形成浅覆殆以改善美学效果。

上颌磨牙的舌尖接触（图16.16）。这可以形成Spee曲线（补偿曲线），当前伸运动时，上颌舌尖与各自对应的中央窝接触，这样做也可以在前牙区形成浅覆殆，以改善美学效果（图16.17）。

（14）重复相同的步骤，排列对侧的上下颌后牙（图16.18～图16.20）。

如果舌侧集中殆排牙时，下颌前牙已排完，而

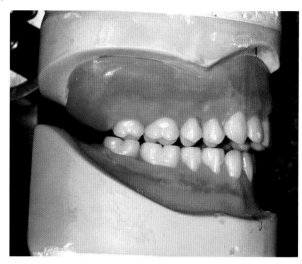
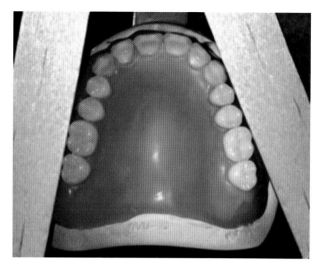

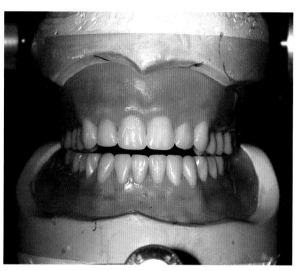

图16.18～图16.20 排列对侧的上下颌后牙。

下颌后牙区仍为蜡殆堤，那么前面讲述的步骤中的"抬高下颌后牙使其与上颌后牙舌尖接触"一步则不必进行。这种情况下，只需将切导针打开1mm，排下颌后牙使其与上颌后牙舌尖接触。最后再对下颌牙进行调殆，直至切导针归零。

17

舌侧集中殆的技工室调殆
Setting Teeth in a Lingualized Occlusion

按照舌侧集中殆的方法排牙，从技工室返回义齿时，没有必要进行技工端的再次上殆架。相反，应在临床端进行再次上殆架，方法如下：

（1）进行面弓转移，制作咬合记录（图17.1）。这种测量方法要比使用蜡殆堤排牙记录的方式精确得多。

（2）制作前伸咬合记录，用于设置殆架的水平引导参数，使其与患者的髁道斜度以及咀嚼过程中下颌的运动范围相协调（图17.2）。

（3）将上颌模型和义齿固定在殆架上部，切导针归零（图17.3），髁球锁定在正中关系（图17.4）。

（4）将切导针预先降低2mm，以补偿由于成型误差导致的可预测的咬合抬高（图17.5）。将下颌义齿复位到下颌模型上，重新安装在殆架的下部（图17.6）。将切导针归零（宽标记）。注意由于排牙和蜡型误差，此时切导针会离开切导盘超过1mm。

（5）当上殆架石膏凝固后，松开殆架顶部的黑色大螺母，设置侧方髁导斜度。将侧方髁导调到15°（图17.7），并拧紧螺母。设置水平髁导斜度（图17.8）。临床端再次上殆架时，仅调整下颌牙齿。松开髁球锁螺丝，使髁球可以滑动，调整髁导斜度直到所有的牙齿都与咬合记录紧密接触。

（6）用AccuFilm®咬合纸标记接触点（图17.9和图17.10）。与上颌舌尖接触的下颌后牙上会形成

臼（图17.11）。使用直手机搭配圆头车针来打磨。不能使用安装在夹持器或者高速手机上的球钻或金刚砂车针。

（7）小心加深下颌人工牙殆面的臼（图17.12），直到在正中关系下切导针和切导盘接触（图17.13）。

（8）前伸运动调殆时，降低下颌后牙的牙尖斜面从而使臼窝更宽大。用黑色咬合纸标记正中接触点（图17.14），用红色咬合纸标记前伸接触咬合点（图17.15）。

（9）检查前伸运动时前牙和后牙是否同时接触（图17.16）。侧方运动时，前牙不接触。使用AccuFilm咬合纸包装中的分隔纸，确定前牙是否有咬合接触（图17.17）。

（10）扩宽颊舌侧窝，在侧方运动全程建立持续的咬合接触（图17.18和图17.19）。这样的话，当进行前伸和侧方运动后，上颌舌尖与中央窝接触的轨迹会形成反向爪形印迹。

（11）在图17.20中，红线表示前伸运动和侧方运动的轨迹。黑点表示正中接触。运动时，咬合纸印迹会印到牙齿上，接触点如图17.21所示。

（12）舌侧集中殆的调殆方法对于新手来说，并不容易掌握。因此选择技工室时要非常谨慎，与你配合制作义齿的技师应经验丰富、技术过硬。技工室的工作越精确，椅旁的调整时间越少。

Treating the Complete Denture Patient, First Edition. Edited by Carl F. Driscoll and William Glen Golden.
© 2020 John Wiley & Sons, Inc. Published 2020 by John Wiley & Sons, Inc.
Companion website: www.wiley.com/go/driscoll/denture

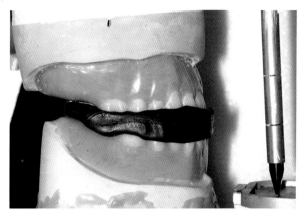

图17.1 用半刚性或刚性印模材料（如图中的复合咬合记录材料）进行正中关系咬合记录。

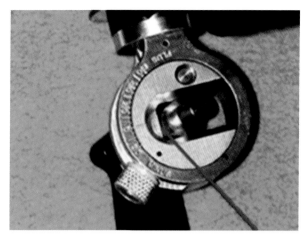

图17.4 关闭正中关系锁。

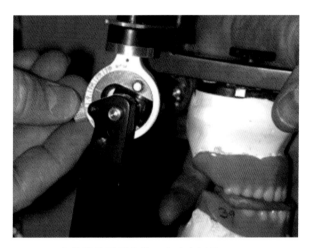

图17.2 在前伸位置下在做一个咬合记录。

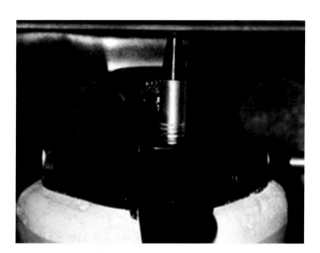

图17.5 切导针降低2mm。

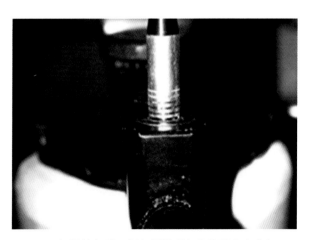

图17.3 切导针归零，把上颌模型和义齿再次上𬌗架。

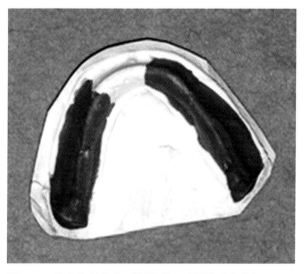

图17.6 将义齿复位在下颌模型，下颌模型上𬌗架。

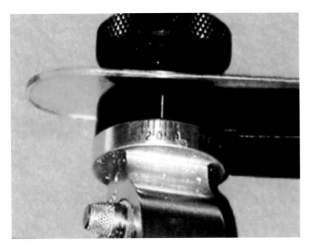

图17.7　设置侧方髁导斜度。

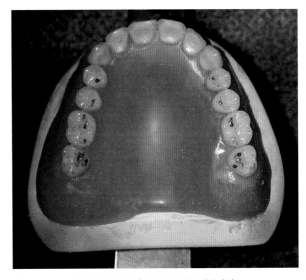

图17.10　下颌后牙的咬合印迹对应上颌舌尖。

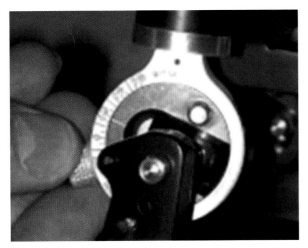

图17.8　设置水平髁导斜度。

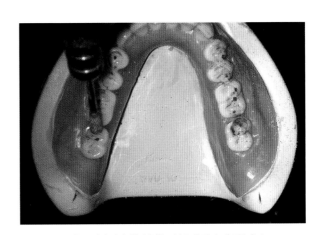

图17.11　与上颌舌尖接触的下颌后牙上会形成白。

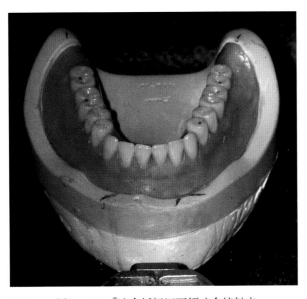

图17.9　用AccuFilm®咬合纸标记下颌咬合接触点。

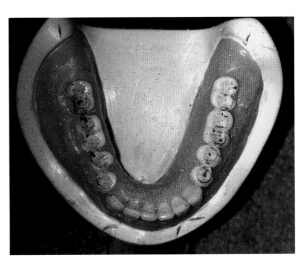

图17.12　加深下颌接触点，形成浅窝。

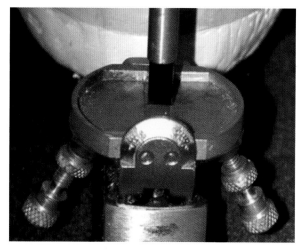

图17.13 调磨加深浅窝，直至在正中关系下切导针和切导盘接触。

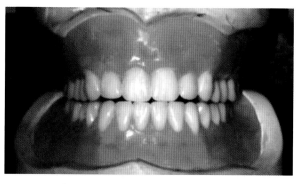

图17.16 检查前伸运动时，前牙和后牙是否同时接触。侧方运动时，前牙不接触。

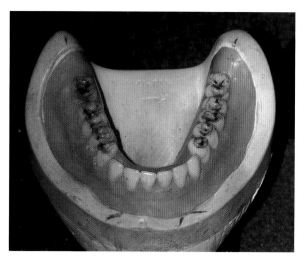

图17.14 用黑色咬合纸标记正中接触点。

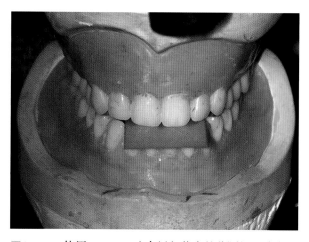

图17.17 使用AccuFilm咬合纸包装中的分隔纸，确定是否有咬合接触。

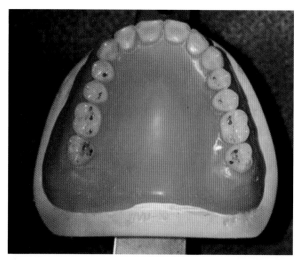

图17.15 用红色咬合纸标记前伸咬合点，降低牙尖斜度来加宽咬臼。

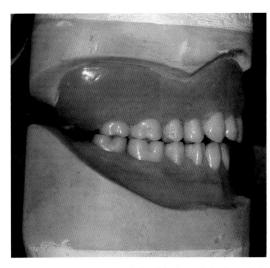
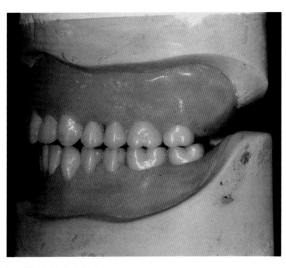

图17.18和图17.19 扩宽颊舌侧窝，在侧方运动全程建立持续的咬合接触。

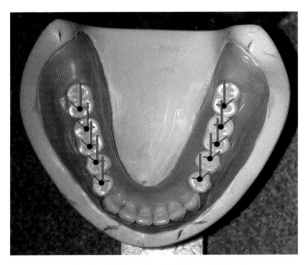

图17.20 红线表示前伸运动和侧方运动的轨迹。

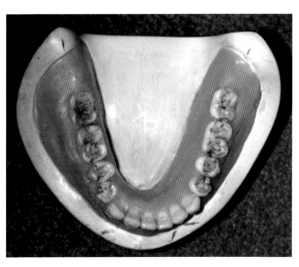

图17.21 运动时，咬合纸印迹会印到牙齿上。正中接触用黑点表示。

18

试戴前牙美学蜡型
The Anterior Esthetic Wax Try-In

18.1　蜡型的制作方法要点

（1）在蜡𬌗堤上标记中线、唇高线和尖牙位置，为人工牙排列和蜡型制作提供帮助。

（2）调整上颌蜡𬌗堤，使其平行于瞳孔连线和鼻翼耳屏线。

（3）上颌蜡𬌗堤高度为22mm，下颌蜡𬌗堤高度为18mm。大多数患者都可以参考这组数据。

（4）下颌蜡𬌗堤与磨牙后垫的2/3同高。大多数患者的咬合平面符合这一特征。

（5）调整蜡𬌗堤轮廓，与口唇位置相协调。把人工牙排在合适的位置，为口唇提供支持。人工牙如果太唇倾，嘴唇过突；如果过于舌倾，嘴唇则会内瘪。

虽然骨性关系只有通过手术才能矫正。但是我们通过人工牙的排列和蜡型的调整可一定程度上改善Ⅱ类或Ⅲ类咬合关系患者的面型。设计合适的义齿可以改善患者的外貌，为口唇提供支持，一定程度上恢复缺牙前的外观。但是，如果为了追求义齿的美观而将下颌人工牙排到下颌前庭沟底的唇侧，会导致下颌义齿不稳定，进而造成牙槽嵴吸收（如凯利综合征），下颌前牙的排列位置对下颌义齿的稳定性尤为重要，以牙槽嵴顶线为准，排牙的位置越偏唇侧，杠杆力越大，义齿就越容易脱位。随着下颌前牙与牙槽嵴顶间距离的增加，脱位力的影响也随之增加。

前牙区前庭沟底与义齿基托边缘接触，形成一个支点，这样义齿前牙受力时就形成一个杠杆。施加在前庭沟底前方的力量，会造成下颌义齿不稳定，如同一个人坐在跷跷板上。当前牙施加咬合力时，义齿会脱位，前牙区牙槽嵴会承受过载压力。患者可能坚持要增加前牙覆𬌗，追求更好的美学效果，他们甚至会带来一张年轻时天然牙齿的照片（图18.1）。你必须告诉患者这种认识是错误的。排列不合理的人工牙，会造成下颌义齿不稳定，出现压痛点，引起牙龈增生并加速牙槽嵴的吸收。为了使前牙获得一定的覆𬌗，同时保证后牙能获得平衡𬌗，需要减数一颗上颌后牙，并在下颌最末端的后牙形成斜坡。也就是说，为了达到双侧平衡𬌗，前牙垂直向和水平向的覆盖量需要与后牙的引导角度相匹配。

- 使用曲面板（20°，30°）或平面板来指导排牙
  a. 上颌（唇面观）：切端向远中倾斜。
    - 中切牙：切端稍向远中倾斜。
    - 侧切牙：倾斜角度更大。
    - 尖牙：切端稍向远中倾斜，倾斜角度小于中切牙。
  b. 上颌（侧面观）。
    - 中切牙：切端向唇侧倾斜。
    - 侧切牙：切端唇倾角度大于中切牙。
    - 尖牙：长轴保持直立。
  c. 下颌（唇面观）

Treating the Complete Denture Patient, First Edition. Edited by Carl F. Driscoll and William Glen Golden.
© 2020 John Wiley & Sons, Inc. Published 2020 by John Wiley & Sons, Inc.
Companion website: www.wiley.com/go/driscoll/denture

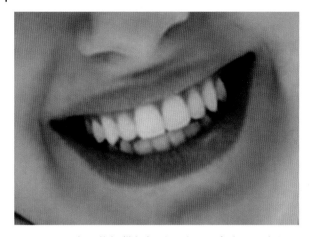

图18.1 患者可能提供年轻时照片，要求全口义齿的垂直向覆𬌗与天然牙一样，的以追求更好的美观效果。

- 中切牙：长轴保持直立。
- 侧切牙：切端微向远中倾斜。
- 尖牙：切端向远中倾斜且倾斜角度大于侧切牙。

d. 下颌（侧面观）。
  - 中切牙：切端稍向唇侧倾斜。
  - 侧切牙：唇舌向近于直立。
  - 尖牙：切端向舌侧倾斜。

- 后牙的理想排牙位置是下颌牙的颊尖位于下颌牙槽嵴顶。上颌人工牙排列为反𬌗关系还是正常关系，取决于上颌牙槽嵴与下颌牙齿的相对关系
- 将下颌后牙偏舌侧排列，虽然有助于下颌义齿稳定，但是会限制舌体的运动范围。如果将下颌后牙排在偏颊侧，下颌义齿会不稳定，但舌头有更大的运动空间。如果有可能，需要避免这些情况的发生。医生可以告诉患者，随着戴用义齿时间的延长，舌头会适应现有的空间
- 如果下颌后牙必须排列在偏颊侧的位置，应采用0°无尖牙，可以减小侧向力。当然，这种情况很少见，还是尽可能避免
- 当牙槽嵴的相对关系呈反𬌗并排列有尖牙时，可以将下颌后牙的颊尖排列正对下颌牙槽嵴顶。上

颌牙的颊尖与下颌牙的中央窝相接触。为了达到最好的效果，通常将上颌磨牙和下颌磨牙互换，如将上颌右侧后牙排列到下颌左下后牙位置，左侧下颌后牙排列到右上后牙位置

- 正中关系时，从近中观察后牙颊舌尖的位置，从第一磨牙远颊尖开始，牙尖逐渐上升，可以观察到横𬌗曲线和纵𬌗曲线。第一磨牙的远颊尖高出𬌗平面0.5mm，第二磨牙的近颊尖高出𬌗平面1mm、远颊尖高出𬌗平面1.5mm
- 双侧平衡𬌗是保证全口义齿稳定的必要条件。工作侧后牙接触，平衡侧后牙也有接触，就可实现双侧平衡𬌗
- 上颌后牙的颊面呈两个平面。第一平面包括尖牙的唇面轴嵴、前磨牙的颊面和第一磨牙的近颊面。第一磨牙的远颊面要转向腭侧，所以其颊尖颊面所成平面与上述的平面成20°夹角。第二磨牙的颊尖与第一磨牙的远颊尖颊面处于同一平面（第二个平面）上
- 义齿磨光面中颊舌侧的凹形翼缘有助于义齿固位。这些翼缘确定了中性区的边界，中性区颊侧嘴唇和脸颊的力量与舌头的力量相同。当患者绷紧嘴唇，同时舌头顶住义齿时，下颌义齿将稳定在牙槽嵴上
- 雕蜡型时，蜡刀与人工牙的长轴成45°角，才能正确塑造牙龈外形。基托蜡型的龈缘与人工牙的釉牙骨质界协调
- 从人工牙的颊侧中间部分向近远中修整基托蜡型龈缘，以形成外形协调的龈乳头形态。龈乳头的形态往往是凸起的，不会出现平坦或凹状，也不会延伸到邻接区
- 根形蜡型也要雕刻出自然解剖形态。唇颊侧根形蜡型的雕刻是最重要的。上前牙区位于美学区，很容易被注意到，这部分蜡型的雕刻更是重中之重
- 在义齿基托蜡型上塑造点彩，尤其是唇颊侧的点彩对于塑造逼真的牙龈尤为重要。上颌前牙区对

美观影响最大，因此应注意这一区域点彩的刻画

- 点彩的刻画可以分散唇颊蜡型表面光滑纹理的反光，形成更自然的橘皮样表面。这种表面可以以更自然的方式反射光线，与天然组织更接近
- 尖牙根形隆起代表尖牙牙根在骨下的形态，其表面覆盖的组织会更紧绷，因此不会出现橘皮样的点彩。上下颌尖牙的根形隆起一直延伸到前庭沟，而上颌侧切牙的根形最短、最浅。每颗人工牙的龈缘都有"龈沟"形态，但是人工尖牙的"游离龈"最薄
- 义齿的基托边缘呈圆形，尤其在系带切迹处
- 在𬌗架上，以正中咬合关系排牙。调侧方平衡𬌗时，锁住工作侧的髁球，松开平衡侧髁球的固定螺丝。工作侧的上下颌颊尖顶应该位于一条直线上，并且与对颌牙齿的外展隙相对应
- 侧方运动时，当工作侧所有后牙的颊尖与对颌牙有接触，平衡侧至少有一对后牙接触。包括尖牙在内的所有前牙均不应该有接触，除非前牙和双侧后牙同时接触

- 最后调整前伸平衡𬌗。侧方咬合调整合适后，前伸𬌗调整就非常简单，只需要抬高或者降低下颌前牙即可。上颌中切牙的切缘应与所有下颌切牙接触，两侧至少有一对后牙接触
- 试戴时，义齿蜡型应完成，所有区域应光滑圆钝
- 试戴蜡型时，按照以下顺序检查义齿：
  - 咬合平面平行于鼻翼耳屏线和瞳孔连线。
  - 垂直距离合适。
  - 舌有充足的活动空间，唇部获得足够的支持等。下颌前牙应与下唇接触。所有下颌牙齿的颊舌侧的肌肉力量应平衡。唇部支持应该由前牙唇面提供，尤其是唇红部位。
  - 口内正中咬合关系与𬌗架上的一致。
  - 前牙长轴的倾斜关系正确。
- 天然牙是不对称的，但一般是协调的。大多数人的脸不是双侧对称的。鼻子可能偏一侧，双侧耳朵的形状大小和位置可能不对称。眼睛颜色可能不同。中线也可能偏了。我们的工作是尽可能让义齿与患者的面部特征相协调

19

全口义齿蜡型
The Complete Denture Wax–Up

19.1 目标

牙龈部分蜡型的修饰以模拟天然牙的牙龈形态。

19.2 材料和设备

（1）全口义齿蜡型。

（2）#7蜡刀。

（3）低速手机。

（4）树脂磨头和金刚砂磨头。

（5）代型锯。

（6）Bunsen灯。

（7）Hanau喷灯。

（8）粉红色基托蜡。

（9）水浴箱。

（10）罗奇（Roach）雕刻刀（或其他能够在牙间乳头雕刻蜡的工具）。

19.3 特殊注意事项

（1）上颌义齿的腭部应厚度均匀，为舌体提供空间，并且不可以干扰发音。腭部应该是完全光滑的，或者在前部制作腭皱襞（如果患者的旧义齿没有，那么新义齿也不要制作腭皱襞）。

（2）义齿必须容易自洁。凹陷或粗糙的地方容易滞留食物。龈乳头间必须光滑平坦或略凸。

（3）下颌义齿的舌侧翼缘应略凹，但不要形成过深的凹形，以免舌头推挤义齿造成脱位。

（4）义齿外观自然。

（5）周围光线应被义齿散射，义齿蜡型上应有点彩。

（6）义齿基托应能恢复骨缺损；因此尖牙突（口角处）和牙龈隆起（颊侧表面）是非常重要的。

（7）义齿基托的外部厚度应一致。基托的隆起会造成患者不适并容易滞留食物残渣。

（8）终义齿应该准确复制义齿蜡型。需要关注义齿蜡型的制作，蜡型的外形都会表现在终义齿上。

（9）上颌后缘封闭区对义齿的固位非常重要，要求在义齿封蜡型和充胶前，在模型对应位置进行雕刻。

19.4 开始前准备

一定要将义齿人工牙牙冠上所有的蜡清理干净，否则将被粉红色树脂替换，还会造成人工牙脱落。其余部分的蜡型应该进行平滑和精修处理。

Treating the Complete Denture Patient, First Edition. Edited by Carl F. Driscoll and William Glen Golden.
© 2020 John Wiley & Sons, Inc. Published 2020 by John Wiley & Sons, Inc.
Companion website: www.wiley.com/go/driscoll/denture

19.5 步骤

19.5.1 上颌

理想情况下，应磨除恒基板的腭部，更换为两层基托蜡，形成厚度一致的腭部基托。在我们的义齿加工中，一般不会去除原腭部，但是我们会在Traid光敏树脂表面铺一层基托蜡。这样做的原因是，我们发现当学生们按压基托蜡时，容易用力过大，导致腭部蜡型过薄。

（1）**去除腭侧蜡型**。将蜡义齿从上颌模型上取下，用锋利的工具在牙齿腭侧大约8mm处标记一条线。去除标记线腭侧的蜡，露出基托，同时使人工牙到标记线处的蜡型成一个斜面。

（2）**将蜡放在上腭**。将一张基托蜡切成两半，在热水浴中加热，或者小心地用酒精灯加热，直到它均匀柔软。将基托蜡压入上腭（图19.1）并用拇指在后牙的舌𬌗线角和前牙的舌切线角处将多余的蜡去除（图19.2）。尽可能保证铺蜡厚度一致。用蜡刀和/或喷枪对蜡型进行封闭使其光滑。将基托蜡延伸超过后腭封闭区的后缘。用Hanau喷

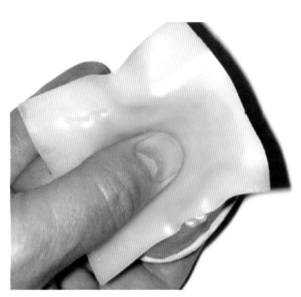

图19.1 将一片基托蜡压入腭部。

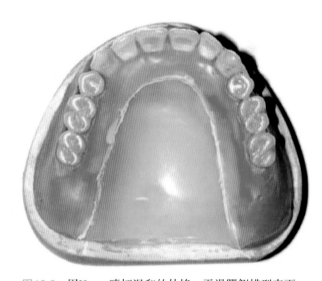

图19.3 用Hanau喷灯温和的外焰，平滑腭侧蜡型表面。

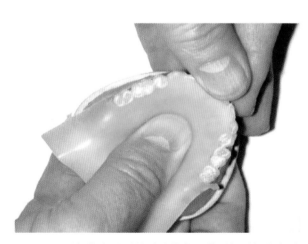

图19.2 用拇指在后牙的舌𬌗线角和前牙的舌切线角处将多余的蜡去除。

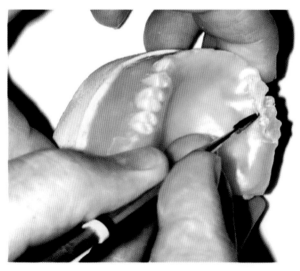

图19.4 使用Roach刻刀的尖端，与腭侧水平面成20°雕刻后牙腭侧牙龈缘。

灯温和的外焰，平滑腭侧蜡型表面（图19.3）。

（3）**雕刻腭侧表面**。使用罗奇（Roach）雕刻刻刀的尖端，与腭侧水平面成20°雕刻后牙腭侧牙龈缘（图19.4）。前牙的角度会大一些。将前牙舌侧颈缘完成线以上所有的蜡去除干净（图19.5）。用Hanau喷灯处理蜡型表面，使其光滑。使用锋利的工具去除每颗牙龈缘周围的残留蜡（图19.6）。

（4）**雕刻唇颊侧抛光面**。使用Hanau喷枪，轻微软化和熔化表面一薄层蜡，并使其流到基托和牙颈部周围（图19.7）。在基托唇颊表面铺一层软化的蜡，直到边缘。使用锋利的工具使新加的基托蜡与人工牙龈缘紧密衔接（图19.8），并切去多余的蜡（图19.9）。在前牙根方形成饱满或者凸起的外形轮廓以模拟附着龈，形成尖牙牙根隆起，一直延伸至近基托边缘处（图19.10）。

在上颌中切牙根方形成牙根隆起（牙根凸度小于尖牙）（图19.11）。在上颌侧切牙根方形成轻微凹陷，这样将会突出尖牙的根形形态。在第一

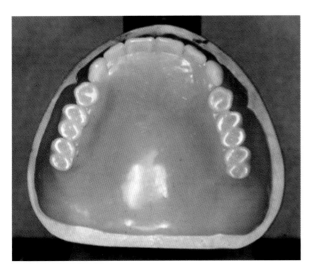

图19.5　将前牙舌侧颈缘完成线以上所有的蜡去除干净。

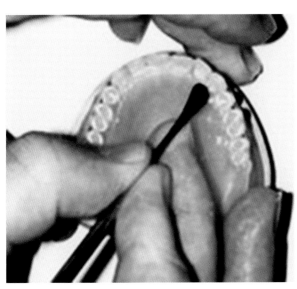

图19.6　使用锋利的工具去除每颗牙龈缘周围的残留蜡。

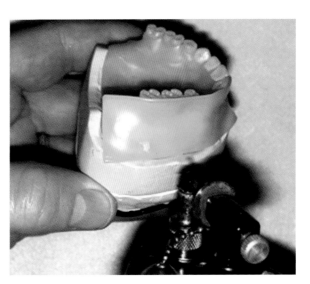

图19.7　使用Hanau喷灯，轻微软化和熔化表面一薄层蜡，并使其流到基托和牙颈部周围。

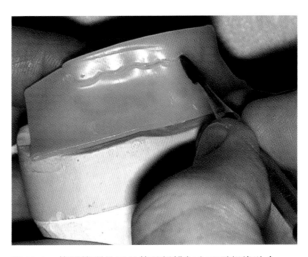

图19.8　使用锋利的工具使基托蜡与人工牙龈缘贴合。

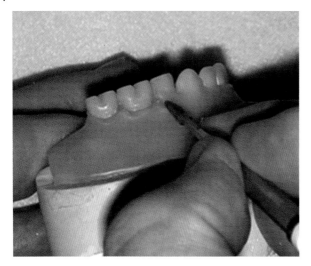

图19.9 使用锋利的工具修剪掉多余的蜡。

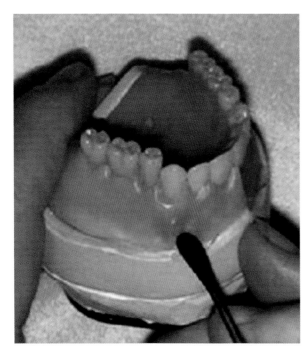

图19.10 雕刻前牙唇侧蜡型，在前牙根方形成饱满或者凸起的蜡型轮廓，模拟附着龈，并形成尖牙牙根隆起。

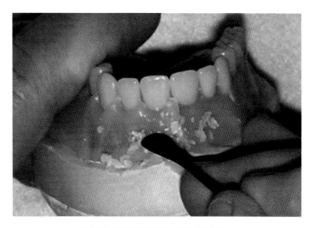

图19.11 在上颌中切牙根方形成牙根隆起。

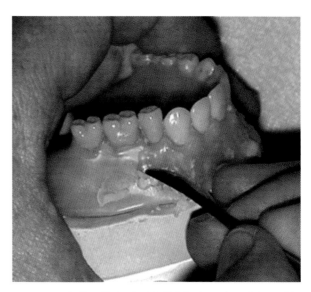

图19.12 在第一前磨牙区域形成轻度凹陷，形成"牙龈隆起"。

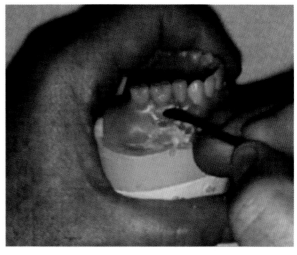

图19.13 如果排列了第二前磨牙，把牙龈隆起延伸到第二前磨牙远中，并增加宽度。

前磨牙区域制作轻度凹陷，形成"牙龈隆起"（图19.12）。从第二前磨牙开始到第二磨牙远中，"牙龈隆起"的宽度逐渐变大（图19.13）。这里形成的尖牙窝非常重要，与面部表情直接相关。在牙龈隆起和基托边缘之间的颊侧基托上形成轻微的凹形。

（5）**雕刻唇颊侧牙龈外形**。用热蜡刀将牙齿颈部的蜡烫牢，避免雕刻时蜡分离、剥落或碎裂。

用Roach刀沿着牙颈部修整蜡型，清除所有黏附在牙齿上的残留蜡。雕刻龈乳头，形成凸起形态。使用Hanau喷灯，用轻柔的外焰处理牙龈边缘，使其光滑（图19.14）。最后用一个小而锋利的工具清除每颗人工牙牙龈缘周围的蜡。

19.5.2　下颌

（1）**舌侧**。在下颌舌侧暂基托表面添加一层软化的基托蜡，后牙以小于20°和前牙以45°的角度雕刻舌侧龈缘。从人工牙到舌侧基托边缘，雕刻舌侧翼缘，形成向舌侧倾斜并凹陷的斜面。应略微凹陷，不能过于凹陷，避免舌体运动引起义齿脱位（图19.15和图19.16）。同时形成远中舌侧翼缘区域，向下颌舌骨后间隙弯曲。基托边缘应该是圆形的，完全填满模型的舌侧黏膜反折。用喷灯光滑蜡型。

（2）**唇颊侧蜡型**。在下颌切牙的龈缘下方形成少量的牙龈隆起（就像上颌骨上的牙龈凸起）（图19.17）。雕刻第一前磨牙根方形成轻度的凹陷，这样就可以成形下颌尖牙的牙龈隆起，但其隆起程度较上颌尖牙小（图19.18）。在后牙颊侧修

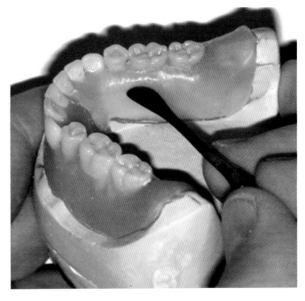

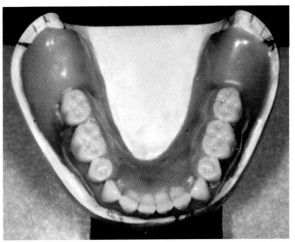

图19.15和图19.16　从人工牙到舌侧基托边缘，雕刻舌侧翼缘，形成轻度凹陷的形态，不能过于凹陷，避免舌体运动引起义齿脱位。

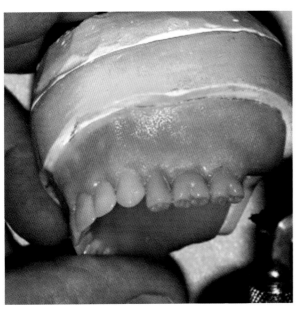

图19.14　雕刻龈乳头，形成凸起形态，使用Hanau喷灯，用轻柔的火焰处理牙龈边缘，使其光滑。

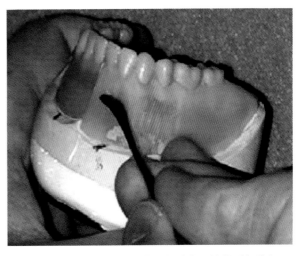

图19.17　在下颌切牙的龈缘下方形成少量的牙龈隆起。

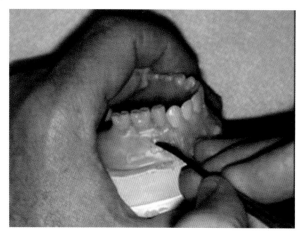

图19.18　雕刻第一前磨牙根方蜡型，形成轻度凹陷，使尖牙牙龈隆起更加明显。

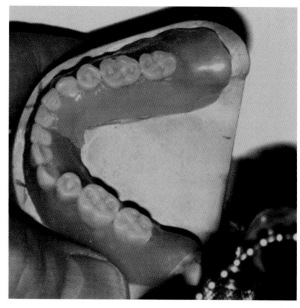

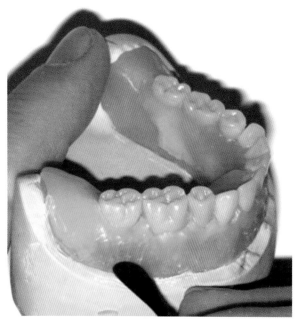

图19.19　在牙龈隆起和基托边缘之间形成凹形。

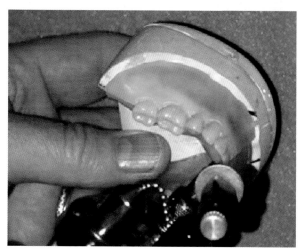

图19.20和图19.21　雕刻龈乳头的轮廓，并用喷灯处理使其光滑。

出牙龈凸起，但没有明显的根形。在牙龈隆起和基托边缘之间形成凹形（图19.19）。这个凹形可使脸颊对下颌义齿产生夹持作用，辅助义齿稳定。雕刻龈缘形态，清除牙齿上多余的蜡。雕刻牙龈乳头的轮廓，并用喷灯处理使其光滑（图19.20和图19.21）。使用锋利的工具去除每颗牙齿牙龈缘周围的蜡。

20

全口义齿蜡型的基托边缘封闭
Sealing Complete Dentures to the Cast

使用软化的基托蜡蜡条，在整个基托边缘添加一条非常薄的蜡。将蜡刀加热，抹平封闭蜡。确保把新加的蜡与原有蜡型部分融合到一起，注意避免引起已完成的蜡型产生变形或损伤。

- 将模型和义齿蜡型复位到𬌗架上
- 检查咬合和人工牙排列情况
- 如有必要，调整咬合并修整基托蜡型（图20.1 ~ 图20.3）

20.1　上颌基托蜡型轮廓

（1）前牙区。

中切牙：轻微的牙根隆起，牙龈隆起，隆起根方呈凹形。

侧切牙：轻微的牙龈隆起，隆起根方轻微凹陷。

尖牙：牙根隆起延伸至基托边缘。

（2）后牙区。

第一前磨牙：轻微的牙龈隆起，尖牙牙根隆起过渡到第一前磨牙区域，形成尖牙窝。

第二前磨牙：后牙牙龈隆起的起点。

第一磨牙：形成牙龈隆起，其根方形成凹形。

第二磨牙：形成5 ~ 6mm宽的牙龈隆起，逐渐移行至人工牙远中。

20.2　下颌基托蜡型轮廓

（1）前牙区。

中切牙：轻微的牙龈隆起。

侧切牙：轻微的牙龈隆起。

尖牙：尖牙根形延伸至基托边缘，没有上颌尖牙根形那么明显。

（2）后牙区。

第一前磨牙：轻微的牙龈隆起。

第二前磨牙：轻微的牙龈隆起。

第一磨牙：牙龈隆起，其根方形成凹形，直到基托边缘。

第二磨牙：牙龈隆起，向远中移行。

（3）舌侧。

前牙区：平滑并向基托边缘倾斜。

后牙区：平滑并向基托边缘倾斜，在磨牙区域形成轻微凹陷，远中舌侧基托边缘进入下颌舌骨后窝。

Treating the Complete Denture Patient, First Edition. Edited by Carl F. Driscoll and William Glen Golden.
© 2020 John Wiley & Sons, Inc. Published 2020 by John Wiley & Sons, Inc.
Companion website: www.wiley.com/go/driscoll/denture

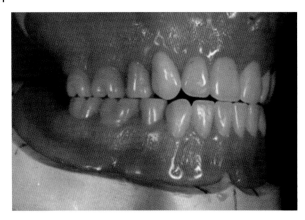

图20.1 评估全口义齿的右颊侧外形。

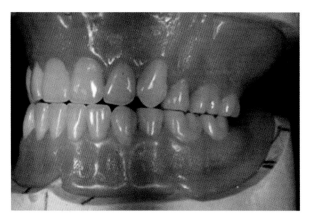

图20.3 评估全口义齿的左颊侧外形。

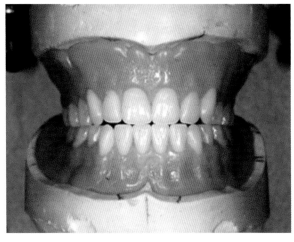

图20.2 评估全口义齿的唇侧外形，并将其封闭到模型上。

21

试戴蜡型
The Wax Try-in of Teeth

义齿试戴复诊目的：评估并最终确认全口义齿的前牙美学效果，验证垂直距离是否正确，根据基本原则评估确认咬合情况。在复诊前，应该已经完成了排牙和蜡型制作。复诊时对排牙进行评价，必要时进行修改，让患者观察前牙排列的美观能否接受。当然，医生应具有充足的专业知识，并且在这个过程中让患者感觉舒适。

技师应该事先准备好所有必要的工具和材料，以便在蜡义齿试戴时对人工牙进行微调。对任何可能发生的情况，做应好充分准备，避免延误治疗。

蜡义齿试戴的基本材料和工具如下：

（1）模型/蜡义齿。

（2）牙线。

（3）粭平面板。

（4）义齿粘固剂。

（5）镜子。

（6）一杯水。

（7）牙型图。

（8）人工牙比色板。

（9）基托比色板。

（10）压舌板。

（11）基托蜡。

（12）软尺。

（13）蜡型工具。

（14）喷灯。

（15）酒精灯。

（16）不可擦除的咬合纸。

（17）树脂修整钻。

（18）绿色刀柄。

需要注意，在患者试戴前，医生应该确认所有人工牙排牙和基托蜡型制作均已完成，因为人工牙和义齿基托的形态均对美观有很大的影响。试戴后，患者需要在病历中签字，表示他们认可前牙外形。医生还必须会评估义齿蜡型的咬合垂直距离（VDO）、发音、咬合平面与相关解剖标志的平行度以及是否存在咬合早接触点。如果在复诊时没有完成这些内容，应该约患者再次复诊，对这些内容进行评估。

当使用零度牙和平面咬合时，确认上颌和下颌义齿必须具有完全平坦的咬合平面。如果下颌前磨牙的颊侧面没有对齐上颌尖牙的唇轴嵴和上颌第一磨牙的近中颊侧位置，义齿看上去将具有典型的"虚假笑容"的样子，或者露齿笑。患者可能会抱怨，他们的亲友认为义齿不好看，希望重新制作，即使他们最初已经签字表示喜欢义齿的外观。从尖牙的唇轴嵴到第一磨牙近中颊面（图21.1），以及从第一磨牙近中颊面到第二磨牙远中颊面，分别形成两个平面，二者之间大约成20°的夹角（图21.2），该规则同时适用于解剖型人工牙和无尖人工牙。下颌后牙必须排列在牙槽嵴顶上，其中无尖人工牙的中央窝对齐牙槽嵴顶，解剖型人工牙的颊尖对齐牙槽嵴顶。对于严重吸收的牙槽嵴，由于很

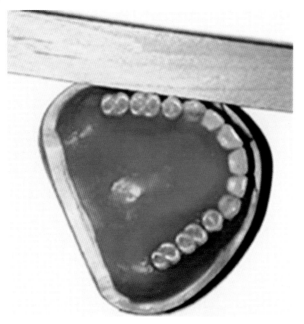

图21.1 形成从尖牙唇轴嵴到第一磨牙近颊侧面的平面。

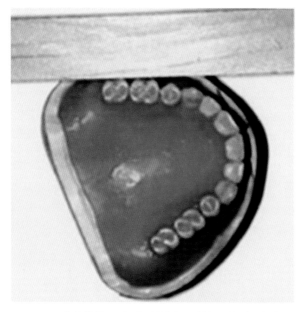

图21.2 形成从第一磨牙近颊侧面到第二磨牙远颊侧面的平面,该平面与图21.1中的平面大约成20°夹角。

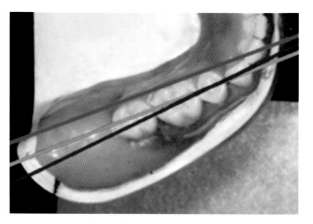

图21.3 对于严重吸收的牙槽嵴,分别画线连接尖牙和磨牙后垫的颊舌侧,后牙人工牙应该排列在这两条线之间。

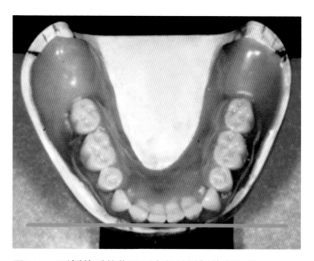

图21.4 下颌前牙的位置不应超过唇侧前庭沟底。

难确定牙槽嵴顶的位置,并且牙槽嵴的底部较宽,因此在排后牙人工牙时有更大的灵活性。对于严重吸收的牙槽嵴,可以分别画出尖牙到磨牙后垫颊侧和舌侧的连线,后牙人工牙应该排在这两条线之间(图21.3)。

然而,这并不适用于丰满的牙槽嵴情况。下颌前牙的位置不应超过唇侧前庭沟底(图21.4),否则会导致下颌义齿的不稳定。上颌后牙的颊侧面不得超过颊侧前庭沟底。如果下颌后牙位于理想位置时,上颌后牙颊侧面会位于前庭沟底的颊侧,此时需考虑将上颌后牙排成反𬌗。

由于有尖牙的排牙要使得上颌后牙的舌尖与下颌牙的颊尖均与对颌牙有接触,所以当需要以反𬌗方式排牙时,无法使用解剖式人工牙。人工牙不应该排在上颌结节或磨牙后垫上方,因为口腔后部的力量很强,会将义齿压向斜面并向前移动,造成义齿脱位。

虽然没有人双侧完全对称，但人们普遍认为，越接近双侧对称，看上去就越美观。

透明塑料尺是一种很有帮助的工具，它能辅助技师设计出接近双侧对称的义齿。除了美观，对称还具有更多的意义。相对于双侧不对称义齿，双侧人工牙排列对称的全口义齿更容易建立双侧平衡𬌗。然而，在许多患者中不可能建立这种协调的关系，这时利用无尖人工牙排成平面𬌗就非常有用。

下颌义齿最常见的问题之一就是唇侧边缘过度延伸。检查时，从口中取出义齿，向上向外牵拉下唇，露出肌肉附着的区域。

使用牙周探针测量前庭沟底到牙槽嵴顶的高度，然后再与义齿上对应位置基托的长度进行比较。然后调短基托边缘后将义齿戴入口内，向上向外牵拉口唇，观察义齿是否发生移位。另一个经常发生基托伸展过度的区域是舌系带区域。建议患者抬起舌头，舔至后腭顶部。同样，用牙周探针测量高度，并与义齿相应区域基托的长度进行比较。调磨义齿基托舌系带区域后再戴入口内，观察舌头抬起时义齿是否移位。由于上颌后堤区的形态完全由医生决定，所以通常在试戴时需要进行一些调整，可以打磨磨光面使其向远中逐渐移行变薄，这样舌头就不容易在此区域产生被阻挡的不适感。

义齿试戴时需要检查的方面包括：

（1）咬合垂直距离（VDO）和息止颌位垂直距离（VDR）。

（2）正中关系。

（3）前伸咬合。

（4）美观和发音。

（5）后堤区封闭情况。

（6）息止颌位。

（7）发音和美观。

（8）吞咽能力。

（9）与旧义齿比较。

当医生用旧义齿指导新义齿的制作时，需要考虑到旧义齿的垂直距离可能并不合适，或者旧义齿佩戴过程中垂直距离发生了降低。因此，在重新进行全口义齿修复时，需要重新记录咬合垂直距离（VDO）和息止颌位垂直距离（VDR）（图21.5）。

因为患者已经适应了旧义齿，新义齿增加垂直距离后患者往往需要重新适应。必须让患者意识到这一点，并愿意付出时间和努力来适应新义齿。

其他试戴时需要检查的内容包括：

前牙位置

（1）嘴唇的支撑。

（2）前牙的长度。

（3）前牙与上唇的关系。

（4）前牙切端连线与瞳孔连线的关系。

（5）中线。

（6）发音情况："f"音（指导检查前牙的长度是否合适）。为了发出清晰的"f"音，上颌切牙切缘需要与下唇干湿线轻轻接触。此外，如果上

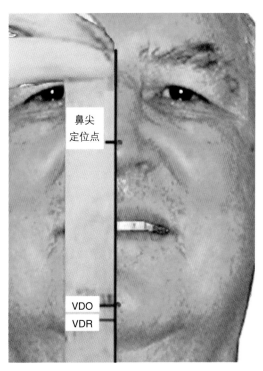

图21.5 在确定咬合垂直距离（VDO）和息止颌位垂直距离（VDR）时，使用压舌板记录鼻尖和颏部的两个标志点之间的距离。

颌切牙向腭侧倾斜，将无法对上唇提供适当的支撑。这种情况有时会出现在技师试图在骨性Ⅱ类病例中减小前牙覆盖时。如发生这种情况，临床上患者可能会抱怨上颌义齿的唇侧边缘太长或太厚。

蜡型

（1）嘴唇支撑。

（2）外形。

垂直距离

如果义齿垂直距离恢复过高，患者会表现出吞咽困难，且患者说话时，后牙也可能出现撞击。如果垂直距离恢复不足，患者可能出现口角下垂，并且发"s"和"x"音时可能听起来像"th"音。

（1）发音练习："s"音。

（2）腭侧轮廓。

（3）吞咽。

美观

（1）栅栏或小栅栏样牙齿排列的外形。

（2）人工牙暴露量（垂直向和近远中向）。

（3）人工牙颜色（比色）。

（4）人工牙尺寸（牙型、长度和宽度）。

（5）义齿基托的暴露量。

必须尽一切努力为患者制作一副外观自然的义齿，医生可以参考拔牙前的模型和照片进行排牙。询问患者是否希望排牙时体现一些个性化特征，如牙齿的拥挤和间隙等。在不影响双侧平衡𬌗实现的前提下，可以进行个性化排牙。在对义齿进行充胶之前，必须得到患者对人工牙的大小、形状和颜色的肯定，并且必须在记录中签字表明认可。

后牙排列

在非正中运动中，后牙必须有正确的咬合：

（1）咬合平面与鼻翼耳屏线是否平行。

（2）患者在前伸咬合时，咬合平面的设定是否允许上下颌后牙保持接触。

（3）在咬合时，后牙是否有良好的覆盖关系。

（4）是否存在咬合早接触。

咬合平面与鼻翼耳屏线的平行度是次要的。当咬合平面平分颌间距离时，更容易实现后牙的正确排牙。在正常的运动范围内，患者在侧向和前伸运动中，必须可以无干扰运动。这就要求咬合平面与磨牙后垫的2/3等高。咬合平面设定过低时，将限制患者的下颌正常运动范围，因为上颌牙齿的最远端会与下颌义齿的基托最远端发生碰撞。此外，当人工牙排列为对刃关系时，往往会导致患者咬颊或者咬唇，因为后牙覆盖不足，上颌后牙无法推开嘴唇和/或脸颊。

要与患者说明的情况

（1）完成的全口义齿的适合性会比试戴时的蜡型更佳，因为制作暂基托时对模型进行了填倒凹。

（2）医生会根据患者牙龈的自然颜色选择与之匹配的义齿基托颜色。

（3）人工牙颜色的选择范围比较小。

在对无牙颌患者进行全口义齿修复时，医生需要认识到患者很可能对全口义齿了解不多，对义齿的局限性有误解，或者有一些不切实际的期望。无论是从未戴过全口义齿的患者还是已经戴用全口义齿多年的患者，都需要向他们提供口头和书面的义齿使用注意事项。如果患者不接受医生的指导，或者声称比医生更了解全口义齿，医生则需要考虑治疗的风险，必要时放弃对这类患者进行治疗。

之前我们已经讨论过人工牙的排列如何影响义齿的美观效果。黄金分割理论认为，从正面观察时，如果中切牙、侧切牙和尖牙的宽度比例符合1.618∶1∶0.618，美观效果较好。此外，人工牙的形状应与患者的脸型协调匹配。

蜡型试戴时最重要的两个美观检查标准是：义齿的中线是否与患者面中线一致，且前牙咬合平面是否与瞳孔连线平行（图21.6）。这两个标准中咬合平面与瞳孔连线的平行关系更为关键，在适合的垂直距离下，保证美观和发音（通常在安静时唇下1～2mm）。通常人们一般只能观察到咬合平面的

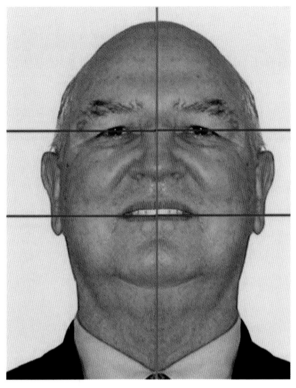

图21.6　确保义齿的中线与患者面部中线一致，并且前牙咬合平面与瞳孔连线平行。

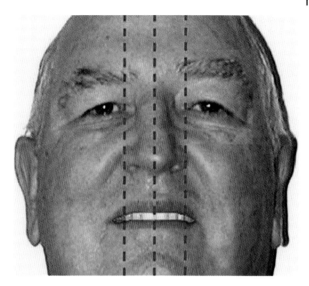

图21.7　鼻子可以作为人工牙位置和大小的参考。

前牙部分，很少注意到后牙区的咬合平面。患者照镜子时，会注意到中线和平行这两个问题，患者与他们的朋友也会注意到这两个问题，这两点直接关系到他们的笑容。

　　为了获得最佳的笑容，上颌前牙的切缘曲线应与下唇的弧度相匹配，同时不应有义齿基托暴露。患者在微笑时，不要露出太多的牙龈。为了避免这种情况的发生，排牙前应在蜡𬸂堤上标记出唇高线，并据此选择合适的牙型。这是试戴义齿蜡型时需要仔细检查的内容之一。

　　发音评估可以通过测试最小发音间隙（closest speaking space，CSS），验证垂直距离是否正确。患者说话时和微笑时牙齿的垂直向暴露量是不同的。让患者尝试发带有"s"音的单词，或者从"60"（sixty）数到"70"（seventy）是最小发音间隙测试的常用方法。

　　通常情况下眼睛的内眦和鼻翼应该与尖牙牙尖在一条线上（图21.7）。但是，特殊情况下，如患者做过隆鼻手术，也可能有例外。牙弓的形状可以帮助指导人工牙的排列。但是，当天然牙有重叠或者间隙时，就会影响对人工牙宽度的推断，就不能完全通过牙弓的形状判断牙齿的大小或形状。出于这个原因，我一般是在患者不在场的情况下选择人工牙的大小和形状，只在复诊试戴义齿蜡型时，让患者评估对前牙排列是否满意。

　　下颌义齿的唇侧边缘过度伸展是下半口义齿修复中经常出现的问题。下颌义齿唇侧基托伸展过度时，导致上颌前牙的切缘无法与下唇接触（图21.8），这可能是全口义齿试戴早期最容易忽视的问题。如果在临床再次上𬸂架前没有处理该问题，就会导致再次上𬸂架不准确，后续的咬合调整也会出问题。如果边缘过度伸展并不十分严重，戴牙后即刻患者通常没有明显不适，但在24小时后复诊时，该区域通常会有可见的溃疡，同时患者会抱怨基托太长，这是因为当患者正常行使功能时，义齿上下移动会损伤周围组织。

　　当进行"f"和"v"发音时上颌切牙需要与下唇接触。评估的方法是，让患者从"50"（fifty）数到"60"（sixty），并仔细辨别患者说"55"（fifty-five）时的发音情况。如果"v"发音不清晰（通常听起来像"b"音），提示上前牙切端与下唇接触不良，在试戴义齿蜡型时，必须进行调整。如果上颌前牙的切端位置太低（图21.9），在发"f、v"等摩擦音时上颌前牙切端会过度压迫嘴唇。当患者说"55"（fifty-five）时，会发出"f"音，而不是"v"音，听起来像"fifty-fife"，并且"f"音也会听起来不自然，因为气流不能自然地通过牙齿与嘴唇之间的间隙。

如果垂直距离过高，会发生人工牙早接触，并出现撞击声。指导患者从"60"（sixty）数到"70"（seventy），以验证垂直距离是否合适，尤其关注"66"（sixty-six）的发音。如果垂直距离恢复过高，可能会出现撞击声；如果垂直距离过低，舌头会放在牙齿之间以填补空隙，可能会发出

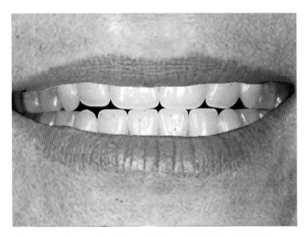

图21.8 除非义齿脱位，下颌义齿唇侧边缘过度伸展会造成下唇接触不到上颌前牙的切缘。

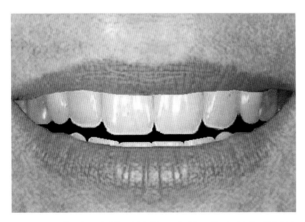

图21.9 如果上颌前牙的位置太低，将会侵占嘴唇的空间。

"th"（sikthy-sikth）声。

第二磨牙区的最小发音间隙应为1.5~3mm。患者在说话时需将下颌向前移动2~3mm。有时，为了适应患者的解剖结构或保证患者非正中运动的范围，必须少排一颗牙齿。这可能是缘于下颌升支坡度大或严重的Ⅱ类骨骼关系。为了保证义齿的稳定，不能把后牙排列在下颌升支斜坡上，上颌磨牙也不应接触下义齿基托。此外，必须有足够的空间排列所有下颌前牙，避免下颌前牙减数。可能会对磨牙（图21.10）或前磨牙（图21.11）进行减数，这取决于为了获得足够功能运动所需的空间，或者保证下颌前牙的排列空间。

人工后牙的排列需与前牙的覆𬌗相协调。通过把平面板放在上颌义齿的咬合面上进行评估（图21.12）。只有在前伸运动时，前牙切缘发生接触，在其他的非正中运动时，前牙不应该接触。后牙不能位于上颌（图21.13）或下颌（图21.14）牙槽嵴

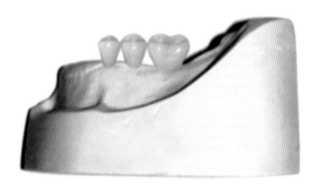

图21.10 如果下颌剩余牙槽嵴的近远中距离过短，不足以容纳4颗牙齿，可以考虑减去1颗磨牙。

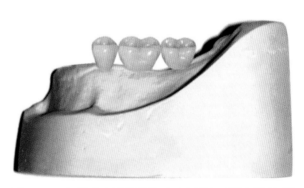

图21.11 如果剩余牙槽嵴的近远中距离不足以排列4颗牙齿，也可以考虑减去1颗前磨牙。

的颊侧，否则会导致义齿不稳定。必须告知患者，如果因后牙排牙不当引起义齿戴不住，则只能重新制作义齿才能解决问题。重衬处理并不能纠正人工牙与牙槽嵴位置关系不良引起的问题，义齿不稳定和牙槽骨吸收会导致失败。

在试戴义齿蜡型的阶段，很难准确评估咬合情况。请注意，全口义齿制作每个阶段的调整都是提前进行的。暂基托不如义齿终基托精确，蜡义齿上的牙齿在试戴时会发生移位。由于暂基托会发生移位，进而造成人工牙看上去有理想接触的假象（图21.15）。注意在正中关系时，后牙没有咬合接触，图21.15中显示患者的正中关系不正确。

在临床再次上𬌗架时，这样小的误差必须解决。验证正中关系时，戴入义齿蜡型后，可以用食指压住下颌义齿使其稳定，然后引导患者下颌后退，同时闭口回到正中关系位。观察上颌义齿是否发生移位，同时观察双侧后牙是否有均匀接触。

需要注意，当义齿前牙早接触，而后牙接触不足，就会导致下颌义齿前倾脱位，直至后牙接触。这会导致结合综合征或凯利综合征。这种失衡的关系会对上颌前牙区牙槽嵴产生过度的压力，并加快骨吸收。这种情况常见于Ⅱ类关系的患者，另外在前后牙磨损速度不一致时也容易发生，因为在咀嚼过程中后牙的接触更频繁，导致后牙磨耗速度较前牙快，随着时间的进展可能发生前牙早接触。这也是为何不将全瓷人工前牙与塑料人工后牙配合使用的主要原因。重衬处理并不能解决这种情况引起的前牙区牙槽骨过度吸收和义齿不稳定，因为问题的根本原因是前伸运动时后牙的咬合脱离。所以首先要解决咬合问题。如果不解决这个问题，义齿会不断地冲击前牙牙槽嵴，造成义齿不稳定，大大加速牙槽骨的吸收率。因此需要与患者沟通，解释前牙

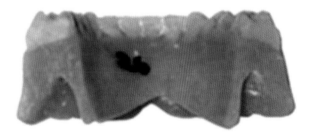

图21.14　不要把下颌后牙排列在牙槽嵴的颊侧。

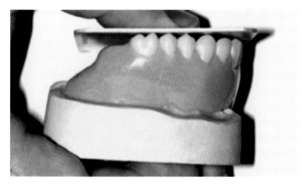

图21.12　通过倾斜后牙来补偿上颌前牙的覆𬌗，可以把平面板放在上颌义齿的咬合面上进行评估。

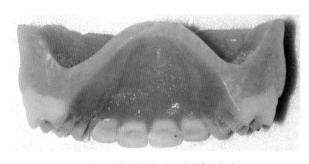

图21.13　不要把上颌后牙排列上颌嵴的颊侧。

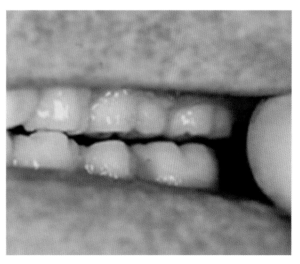

图21.15　由于恒基板不是很密合，可能在口内发生移位，造成人工牙看上去有理想接触的假象。

之间空出间隙的原因，并征得同意。

显然，暂基托不会像成型后义齿基托一样精确，通常蜡义齿的咬合与最终义齿之间在口内会有明显的差异。

这里介绍一个重新确定正中关系的简单方法。将绿色边缘整塑蜡或聚乙烯硅氧烷咬合记录材料放在上下颌牙列之间。然后，轻轻诱导患者下颌回到正中关系位并维持，待记录材料结固后从口腔中取出并将义齿重新上𬌗架、在𬌗架上完成咬合的调整。注意，制作咬合记录时，必须确保患者的下颌确实回到了正中关系。

Ⅱ类咬合关系的患者倾向于将下颌前伸，因此往往较难获得准确的咬合记录。要获得真实的正中咬合关系，需要保证石膏模型准确地安装在𬌗架上。尽管患者的习惯性咬合接触位与正中关系位不一致，但患者进行侧方运动时髁突必须回到正中关系位。必须向患者解释进行咬合记录的整个过程，并试着练习几次，以获得良好的咬合记录。完成后，可以将模型和下颌义齿重新安装在𬌗架上，并按照新的位置调整牙齿。当患者在牙椅上时，可以将牙椅放倒一些，这样有助于下颌后退。然后用食指稳住下颌基托，拇指放在下颌下方（双手操作技术），引导患者练习闭口。让患者轻轻地闭口至上下颌人工牙即将接触但仍未接触，维持这一姿势，直至咬合记录材料结固（图21.16）。从口内取出咬合记录材料并进行修整，只留下与牙尖相对应的凹痕。将咬合记录复位到模型上。确保𬌗架中央锁紧。把𬌗架慢慢合上，如果上颌牙齿与咬合凹痕吻合，说明𬌗架上的咬合关系与患者口内的咬合关系是一致的。

人工牙只有在与咬合记录紧密接触时才能保证咬合记录的准确性。为了清楚观察咬合记录与人工牙是否紧密接触，需要去除多余的咬合记录材料，只保留与牙尖对应的凹痕。这样才能清楚看到人工牙是否与咬合记录紧密接触。制作咬合记录时，如果将双侧后牙区和前牙区的咬合记录连成一个整体，则更容易在义齿人工牙上获得准确的复位。义齿重新上𬌗架、人工牙排列进行调整后，可约患者再次复诊试戴蜡进行验证，然后要求患者签字，表明他们接受前牙的位置和外观，然后到收费处，在义齿进行充胶前支付至少一半的费用。如果上颌义齿无法与咬合记录获得紧密接触，提示之前正中关系记录可能存在错误，需要利用试戴时制取的咬合记录进行重新上𬌗架。

打开正中锁𬌗，调整上颌模型位置使人工牙与咬合记录紧密接触。松开切导针，使其接触到切导盘，随后拧紧固定螺钉。移除下颌模型后在正中位置锁紧正中锁。利用新的咬合记录将下颌模型重新上𬌗架。升起切导针，使上下颌人工牙接触。最后，在这个位置拧紧固定螺钉。给患者一面镜子，让他们自己评估垂直距离、舌体运动空间、嘴唇支撑等（图21.17）。他们会边说话边照镜子，这是显示医生重视他们意见的好方法。然后医生可以回答任何可能出现的问题。评估患者的垂直距离、舌体运动空间、嘴唇支撑等。

试戴义齿蜡型时，为保证蜡型在口内的固位和稳定，通常需要使用义齿粘接剂（图21.18）。粉状粘接剂更容易清理，比糊剂型更好用。使用粉状粘接剂时，先将暂基托的组织面湿润，然后撒上粘接剂粉末，用湿手指轻拍粉末，将其变成糊状。随后

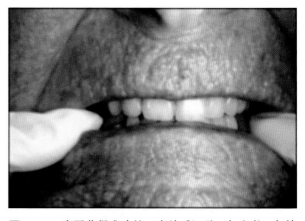

图21.16　为了获得准确的正中关系记录，与患者一起练习闭口动作，引导患者下颌回到正中关系位，在人工牙即将发生接触而仍没有发生接触时保持下颌不动。

将义齿蜡型放入口内并保持几秒钟。如果使用糊状粘接剂，则需先干燥蜡型组织面，因为糊状粘接剂无法与潮湿的表面获得良好的黏合效果。使用少量义齿黏附剂有助于患者在试戴时树立信心。

口内正中咬合状态应该与𬌗架上的咬合状态一致。如果二者之间有差异，提示之前的上𬌗架过程可能有问题，需要重新制作正中关系咬合记录并重新上𬌗架。还要观察牙尖交错位时牙齿之间的关系，评估下颌牙齿与下唇的关系。义齿与下唇协调是非常重要的。如果牙齿排列不当或唇侧边缘过长，吃饭说话时下唇会抬起义齿。这就是为什么不建议将下颌人工牙向唇侧排列来改善安氏Ⅱ类患者前牙咬合的主要原因。

如同牙齿，义齿基托对唇部有重要支撑作用。初戴全口义齿的患者往往不习惯义齿基托的存在，而且义齿基托有一定的厚度会增加患者口唇部的凸度，改变患者的面型。因此，有的患者可能会要求去除唇侧基托或者将其磨得非常薄（图21.19）。在开始全口义齿修复之前，必须向患者解释戴用义齿后面型会发生改变，并在试戴义齿蜡和戴牙阶段再次对患者进行强调解释。不能为了减小面部凸度将人工前牙排在牙槽嵴腭侧，这样会导致义齿基托变得更加突兀（图21.20）。这一问题在上颌牙槽嵴前突超过前庭沟底，或Ⅱ类关系的患者中可能尤其突出。

虽然义齿的唇侧基托会让患者不适且增加口唇区域的凸度，但对于存在骨缺损、面部丰满度不佳的患者，义齿基托的存在可以帮助正常面部轮廓的恢复，还可以减少口周皱纹，使患者看起来更年轻。为了让下颌义齿获得良好的稳定，需要将下颌人工牙排在"中性区"，这时来自嘴唇和脸颊的肌

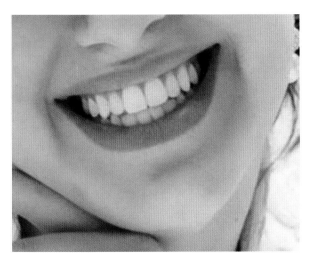

图21.17　给患者一面镜子，让他们自己评估垂直距离、舌体运动空间、嘴唇支撑等。

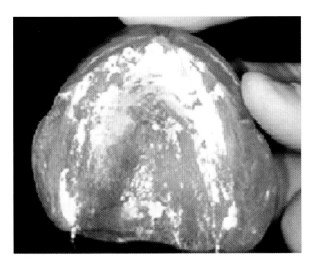

图21.18　在复诊试戴义齿蜡型时，通常需要使用义齿粘接剂增强蜡型在口内的固位。

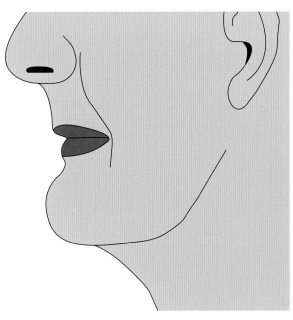

图21.19　不要完全听从患者的要求，将基托去除或磨薄至强度极限。

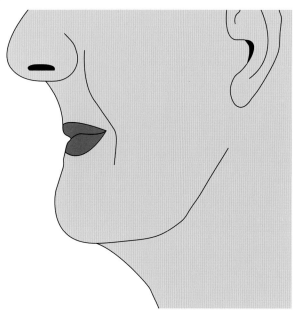

图21.20 不可以把牙齿排列到牙槽嵴腭侧，否则义齿基托会变得更加突兀。

肉力量与舌头的肌力相平衡。如果下颌后牙缺失时间较长，舌体会增大。同时患者还会形成用舌头和上腭挤压将食物压碎的习惯，导致舌肌变得更强壮。一方面，人工牙需要排在牙槽嵴顶上才有利于义齿稳定，而另一方面舌肌的变大和肌力增强导致中性区向颊侧偏移。这种情况下，患者戴入全口义齿后会感觉到舌体运动空间不够，很难适应。医生需要向患者解释：一般情况下，虽然刚开始戴用义齿时可能会有不适，甚至一段时间内会有咬舌的发生，但是随着义齿戴用时间的延长，舌体会慢慢变小。对于这样的患者，需要鼓励其多加练习，加快对义齿的适应和义齿使用技巧的学习。

自然界中的事物很少是严格双侧对称的，但是一般情况下越对称越美观。此外，自然界中还存在黄金分割的规律。通常认为，当正面观时上颌中切牙、侧切牙、尖牙的宽度以1.618∶1的比例逐渐减小（图21.21），可以使用游标卡尺来观察测量这些牙齿的尺寸。测量还发现，以龈乳头顶为界，其冠方和根方的牙冠高度之间的比例如果符合黄金分割，也会更美观。因此，为了获得更生动、更自然

的外观，需要选择合适的人工牙并在必要时进行选择性调磨或个性化排牙。图21.22中的前牙是没有进行调磨的，而图21.23中侧切牙则进行了少量调磨，可以观察到两张照片的美学效果有所差异。注意，在进行前牙个性化调磨之前，一定要得到患者的允许。

有的患者原来天然牙之间存在间隙，因此希望全口义齿的人工牙之间也留有间隙。必须向患者解释清楚，如果在人工牙间形成间隙，则食物残渣容易残留在这些间隙中，进食后必须用牙线将食物残渣清除。

有时在个性化排牙中会将下前牙排列成轻度拥挤状态，这样会给牙齿的清洁带来困难，因为牙结石会容易附着在牙列拥挤的区域。另外，下前牙拥挤也更难获得双侧平衡𬌗。因此，只有向患者解释说明后患者还要求将下前牙排成拥挤状态且在病历上签字后才考虑这种下前牙排牙方式。

在义齿基托唇侧刻画出点彩可以让义齿看起来更自然、美观（图21.24）。点彩的刻画可以在蜡型制作阶段进行，也可以待义齿出盒抛光后进行。临床工作中，技师更愿意在义齿抛光后进行点彩刻画，因为如果在义齿蜡型上刻画点彩，在包埋时这些点彩的凹坑里会嵌入石膏碎片，而且点彩的特征也可能在最终的抛光步骤中被抛平。

试戴蜡义齿时应已完成所有人工牙的排牙。如果只排了前牙就进行试戴，则无法评估发音和咬合

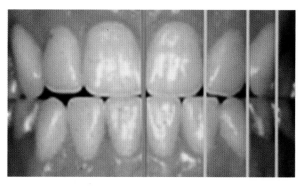

图21.21 上颌前牙在美学上是通过1.618∶1黄金分割比来相互关联的，所以从正面观察时前牙到后牙逐渐变小，宽度比为1.618∶1∶0.618。

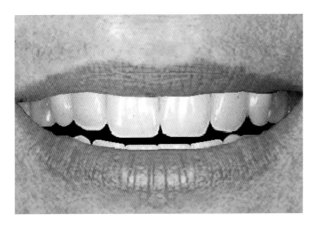

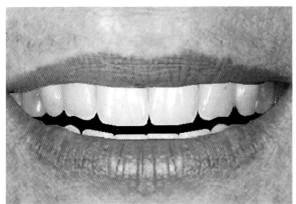

图21.22和图21.23　上图中人工侧切牙未经调磨，而下图中的侧切牙则经过了调磨，可见二者在美学效果上的差异。临床工作中，有时需要对人工牙进行调磨以获得良好的覆𬌗关系或咬合接触。

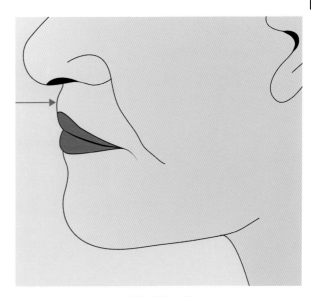

图21.25　通过基托为唇部提供支撑。

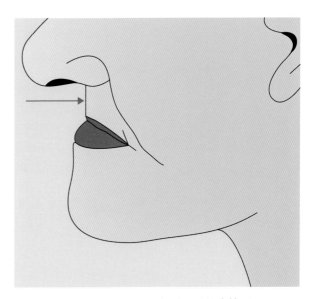

图21.26　注意这张图片中基托对上唇的支持不足。

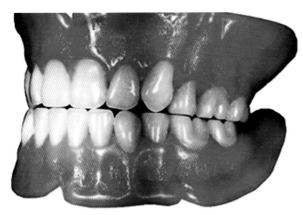

图21.24　在义齿基托抛光面形成点彩。

成后进行。图21.26显示基托对口唇支撑不足，上唇凹陷；图21.25显示基托对口唇提供了良好的支持，上唇丰满度恢复良好。

功能，患者不得不再次复诊以评估这些方面。基托为面部提供支撑，因此试戴也应在基托蜡型制作完

在对患者进行前牙美观评估时，应该制作一份检查清单。清单内应包含但不限于垂直距离、正中关系、前伸咬合，美观和发音，后堤区封闭等内容。

22

技工室制作上颌腭部边缘封闭区
Making an Arbitrary Posterior Palatal Seal in the Lab

当患者不在场时，可以按照如下的方法制作义齿的后堤封闭区。首先，标记腭小凹和翼上颌切迹（图22.1）。用实线连接这些点，形成第一条线。以第一条线为起点，在腺体区向前5～8mm处进行标记，在腭中缝向前约2mm处进行标点（图22.2）。连接这些点，在第一条线前方形成第二条线，呈蝴蝶状或波浪状。用圆形/盘状雕刻刀（图22.3），比如7号蜡刀，或者是绿柄刀的刀背部刮除蝴蝶状线后侧的石膏（图22.4）。在腭中部刮除的深度为0.5mm，在翼上颌切迹区深度为1mm，翼上颌切迹和后腭中部之间的腺体区深度为1.5mm（图22.5）。该区域呈向前逐步移行变浅的斜面，直到与硬腭移行。不应该将其延伸到上颌结节或者局部的隆突上。

Treating the Complete Denture Patient, First Edition. Edited by Carl F. Driscoll and William Glen Golden.
© 2020 John Wiley & Sons, Inc. Published 2020 by John Wiley & Sons, Inc.
Companion website: www.wiley.com/go/driscoll/denture

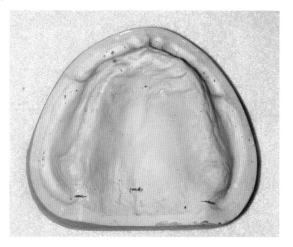

图22.1 在腭小凹和翼上颌切迹分别标记点，并用线连接起来。

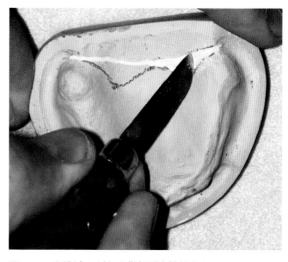

图22.4 用绿柄刀的刀背部雕刻封闭区。

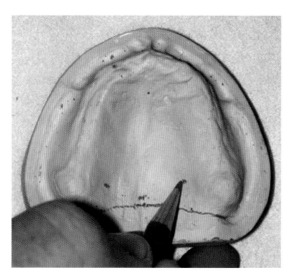

图22.2 以第一条线为起点，在腺体区向前5~8mm处进行标记，在腭中缝向前约2mm处进行标记。

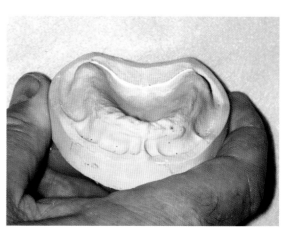

图22.5 雕刻后腭封闭区，后腭中部深度为0.5mm，翼上颌切迹区深度为1mm，翼上颌切迹和后腭中部之间的腺体区深度为1.5mm。

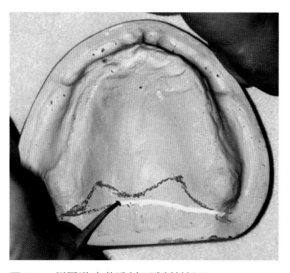

图22.3 用圆形/盘状雕刻刀雕刻封闭区。

23
医技沟通
Interacting with Dental Labs

当与技工室合作制作全口义齿时，与技工室的配合，是最重要且最容易出现问题的环节。当牙医第一次与牙科技工室合作，牙医会评估技工室，同时技工室也在评估牙医。这是一种非常专业的评估。如果任何一方处理得不当，将会影响双方的心情。

牙科技工室通常会雇佣多位技师。有些技师经验丰富，能力强于他人。同时也有一些刚从牙科技工学校毕业，正在接受培训的技师。这些年轻的技师需要接受大量的工作历练。技工室的主管会给他们分配一些相对简单的订单。有的医生对修复体质量要求不高，无论义齿做成什么样都能让患者戴走。我们不应该成为这种对义齿要求不高的医生。合格的医生应该在义齿加工单上对义齿制作列出详细的设计和要求，并对义齿的质量严格把关。如果义齿不合适，要返回技工室。很快就会有优秀的技师帮你制作义齿，这样你就不会因为义齿的质量而妥协。

在加工单上，技工室会把重要的内容以勾选框的形式列出。这样的加工单会很容易填写，但要注意的是，这些勾选框内容并不能完全包括你需要提供的信息。请始终将加工单视为一份加工建议书。虽然技工室的负责人可能会说医生并不需要提供详细的义齿加工设计单，但还是建议设计单应尽量详细。因为加工单是一份法律文件，如果填写完整且

正确，可以作为法院出庭的证据。如果加工单填写不完整，技工只能按照自己的习惯或者猜测来制作义齿。这样制作出的义齿可能无法获得医生和患者的认可。医生和患者可能需要花费更多的时间和金钱来重新加工义齿。

全口义齿加工单上应注明以下重要内容：

（1）办公地址。

（2）办公电话。

（3）患者姓名。

（4）患者年龄。

（5）牙医姓名（打印或签章）。

（6）牙科执照号码。

（7）签字日期。

（8）发送日期。

（9）截止日期。

（10）人工牙的形态和比色。

（11）人工牙类型（烤瓷、树脂，0°、10°、20°、30°或33°人工牙等）。

（12）咬合类型（舌侧集中殆、平面殆、双侧平衡殆、反殆、对刃殆、殆平面倾斜角度等）。

（13）如果医生没有在模型上制作后堤封闭区，应至少对这一区域进行设计和定位。

（14）义齿基托树脂的类型。

（15）说明。

Treating the Complete Denture Patient, First Edition. Edited by Carl F. Driscoll and William Glen Golden.
© 2020 John Wiley & Sons, Inc. Published 2020 by John Wiley & Sons, Inc.
Companion website: www.wiley.com/go/driscoll/denture

	试戴时间	戴牙时间

处方^{特殊说明}

请使用LRP特有的Lucitone树脂对上颌和下颌全口义齿
进行装盒、包埋和聚合。
请将患者姓名写在义齿内侧。
返回模型，以便进行二次上𬌗架。

感谢。

准备模型和蜡义齿

（1）小心地将完成后堤区封闭的模型从石膏底座上分离，不要损坏模型或者上𬌗架底座。

（2）将上𬌗架底座放在安全的地方，以免丢失或损坏。

24

全口义齿的包埋、充胶和聚合
Flasking, Packing, and Processing Complete Dentures

医生应该了解全口义齿的制作过程，以便能够有效地向技师表达他们的设计和需求，并且对蜡型进行修改，这将减少全口义齿返工的次数。

为了理解制作全口义齿的过程，牙医或技师必须首先了解所涉及的材料、器械和聚合过程。接下来简单介绍全口义齿包埋、充胶和聚合所涉及的材料、器械和过程。

大多数型盒包含一个型盒盖板（图24.1）、一个上型盒（图24.2）和一个下型盒（图24.3）（用于制作上颌和下颌义齿的型盒外形有所不同）以及一个敲除底盘（图24.4）。盖板和两个主要部分有同一个编号。务必按照各部分的编号，将上下型盒组装在一起，并确保组件之间匹配良好（图 24.5）（这样才能保证上下型盒间没有间隙，避免石膏漏出）。

将模型放入各自的型盒中（图24.6）（上颌模型底座与型盒边缘平行，下颌模型底座与型盒边缘形成前高后低斜面）。义齿蜡型的人工牙与型盒上缘距离不应小于1/8英寸（约3mm）（图24.7）。最好可以留出1/2英寸（12.7mm）的间隙。

如果型盒顶部和人工牙之间的距离过近，可能会导致包埋过程中牙齿移位。如果模型底座太厚，必须进行修磨。这样会破坏模型上𬌗架记录，没有办法进行二次上𬌗架，因此无法纠正聚合过程中产生的误差。用凡士林涂抹在石膏模型的表面。用一片锡纸贴在底座上，以便在开盒时更容易分离

模型（图24.8）。在型盒的内表面涂抹凡士林（图24.9），这样方便开盒操作。

首先把义齿放在下型盒进行包埋。将石膏混合后放入型盒。将模型放置在下型盒的石膏中（图24.10），按压模型，挤压其周围石膏向上溢出（图24.11）。去除多余的石膏，使其与模型边台齐平，型盒边缘上不能有残余石膏（图24.12）。模型放入石膏的深度由牙齿相对于型盒顶部的高度决定。建议将上型盒（不放盖子）放到下型盒上，进行测量。如果按照本书前面章节中介绍的工作模型灌注和修整流程进行操作，通常模型的厚度就是正常的，在包埋步骤中就不会遇到困难。

如果使用双层包埋法，当模型底座过薄时，可能在聚合过程出现模型断裂，影响效果。可以将模型进一步压入石膏中，直到达到正确的高度。这必须在石膏还很软的时候完成，并且应该在每次操作后清除多余的石膏。至少等待20分钟使石膏凝固。修整并磨平包埋石膏表面。去掉型盒边缘残余的石膏，这样上下型盒就可以准确对位，不会留有间隙。

在暴露的包埋石膏和模型表面涂抹分离剂（图24.13）。可以使用凡士林或锡箔替代品。刷上类似锡箔的替代品，直到表面有光泽，然后晾干。如使用凡士林，则用手指或刷子涂抹。之后就可以立即进行第二次包埋。用手指在人工牙上涂抹少量的超硬石膏，以防止在第二次包埋过程中产生气泡（图

Treating the Complete Denture Patient, First Edition. Edited by Carl F. Driscoll and William Glen Golden.
© 2020 John Wiley & Sons, Inc. Published 2020 by John Wiley & Sons, Inc.
Companion website: www.wiley.com/go/driscoll/denture

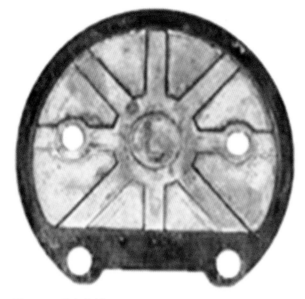

图24.1　型盒盖板。

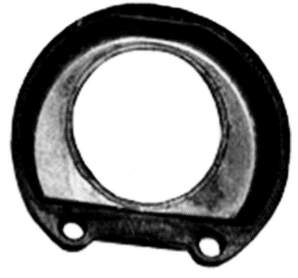

图24.3　下型盒。

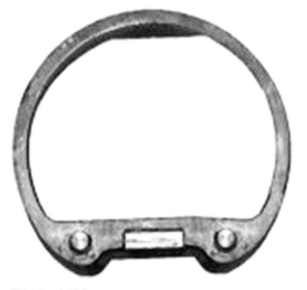

图24.2　上型盒。

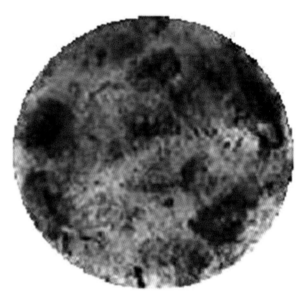

图24.4　敲除底盘。

24.14）。把上型盒合拢到下型盒上。混合石膏（或50/50的超硬石膏/普通石膏混合物），振荡倒入型盒，直到石膏没过人工牙𬌗面（图24.15）。包埋石膏的用量取决于义齿的大小。

　　用湿手指抹平人工牙切端和牙尖上的石膏（图24.16）。等待石膏凝固变硬，然后涂上分离剂。如果使用锡纸替代品，需要待其干燥后再进行下一步骤。清理型盒边缘上残余的包埋石膏。取包埋单个模型的足量超硬石膏进行混合，仔细地涂抹在牙

齿面上。继续向型盒内振荡注入普通包埋石膏，稍微过量一些（图24.17）。盖上型盒盖板，并按压使其完全复位，多余石膏会从盖板开孔中溢出（图24.18）。去除流出的多余石膏，对型盒进行轻度加压。之所以用超硬石膏覆盖人工牙，是因其强度比普通石膏更高，可以更好地承受包埋过程中的压力。等待45分钟使超硬石膏凝固。

　　超硬石膏完全凝固后，将型盒浸入沸水中5分钟，软化型盒内的蜡（图24.19）。把型盒从水中

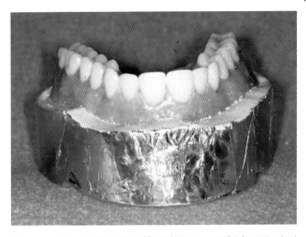

图24.8 用一片锡纸贴在模型底座上，以便在开盒时更容易分离模型。

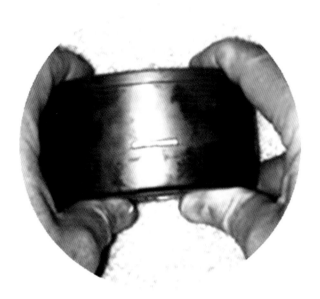

图24.5 确保上下型盒可以对位关闭。

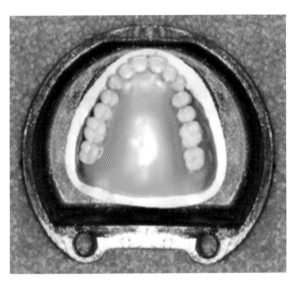

图24.6 把模型放入型盒。

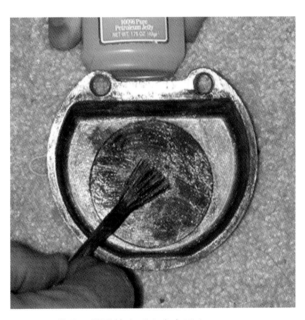

图24.9 将凡士林涂抹在型盒内表面上。

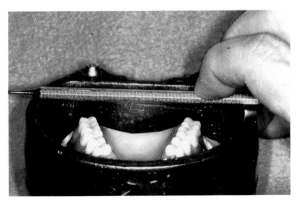

图24.7 义齿蜡型的人工牙与型盒上缘距离不应小于1/8英寸（约3mm）。

取出，小心地分离上下型盒。去除蜡基托和残余蜡（图24.20）。请注意，如果使用的是Triad光敏树脂制作的恒基板，其在受热时不会软化，需要小心地从模型上取下，避免损伤模型表面。用热水冲洗上下型盒（图24.21）。过程中型腔发生的任何变化都会影响义齿最终的适合性，导致局部压痛。即使非常小心，也经常发生型腔表面的划伤，只能通过打磨抛光终义齿去除。

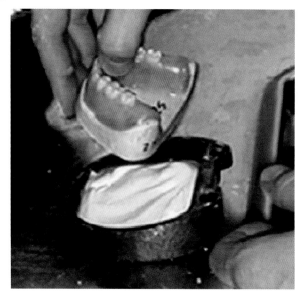

图24.10 将模型放置在下型盒的石膏中。

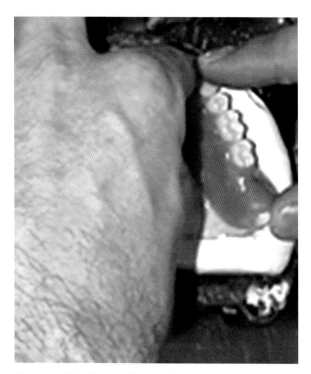

图24.11 按压模型，挤压其周围石膏向上溢出。

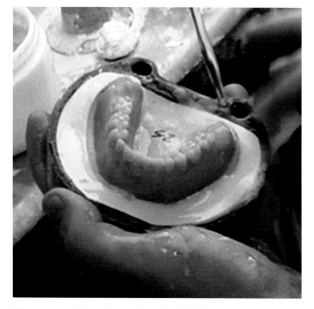

图24.12 去除多余的石膏，使其与模型边台齐平，型盒边缘上不能有残余石膏。

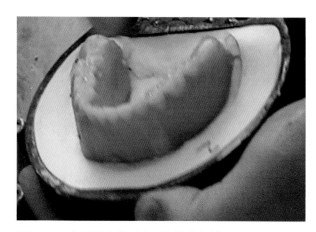

图24.13 在石膏和模型表面涂抹分离剂。

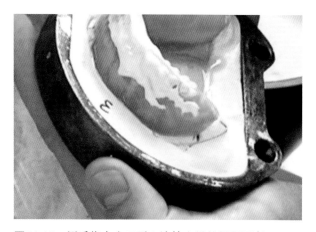

图24.14 用手指在人工牙上涂抹少量的超硬石膏。

　　通常将人工牙保留在上型盒。分离上下型盒，置于沸腾箱中的多孔板上。可以使用表面活性剂来清洁型腔表面的残余蜡（图24.22），但是在涂分离剂之前，必须将表面活性剂冲洗干净。把型盒边缘上多余的包埋材料清理干净。用干净的沸水反复冲洗，清除所有残留在包埋材料、模型表面和人工牙

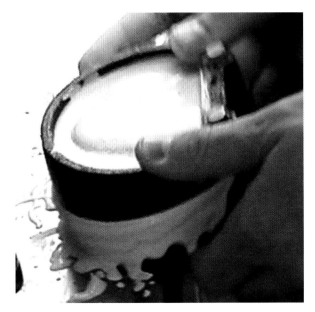

图24.15 振荡倒入等比例超硬石膏/普通石膏混合物，直到没过人工牙殆面。

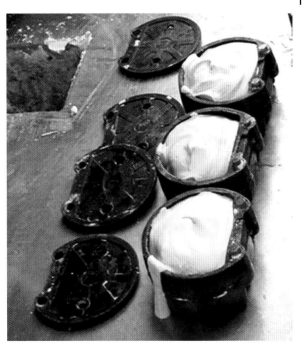

图24.17 继续振荡注入普通包埋石膏，使其稍微溢出。

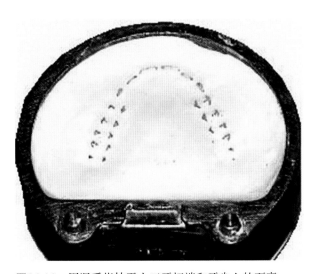

图24.16 用湿手指抹平人工牙切端和牙尖上的石膏。

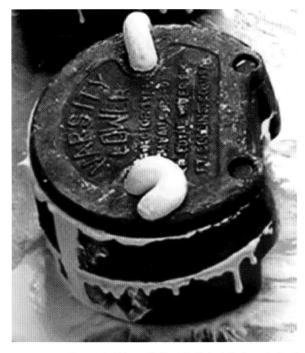

图24.18 盖上型盒盖板，并按压使其完全复位，多余石膏会从盖板开孔中溢出。

上的蜡和表面活性剂（图24.23）。等待型盒自然冷却至室温，在人工牙盖嵴部以外的型腔表面涂布分离剂，直到出现光泽感（图24.24）。在充胶之前，需要等待分离剂完全干燥（图24.25）。注意分离剂不能涂抹到人工牙盖嵴部，因为其会影响人工牙和丙烯酸基托间的化学结合。

当丙烯酸树脂压入型腔时，注意不要造成人工牙的脱位和移动。应使用适当的压力并逐渐施加，

使多余的树脂溢出。在加压过程中，如果压力过大可能会引起人工牙移位或将其压入包埋材料中。因此，在充胶之前，清除人工牙表面的蜡残留至关重要。

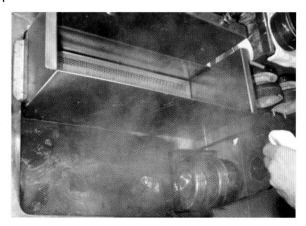

图24.19 超硬石膏完全凝固后，将型盒浸入沸水中5分钟，软化型盒内的蜡。

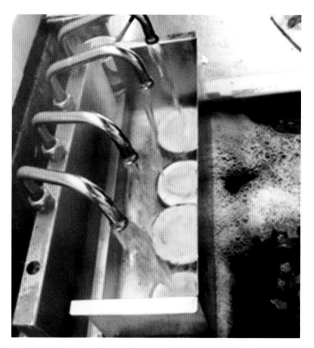

图24.21 用热水冲洗上下型盒。

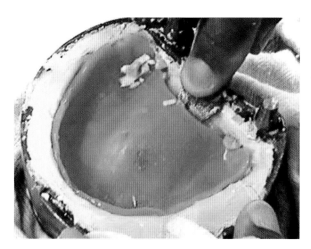

图24.20 去除基托和未融化的蜡。

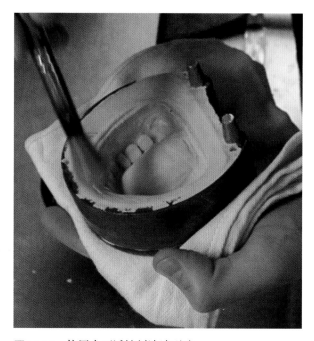

图24.22 使用表面活性剂清洁型腔。

准备足量的丙烯酸树脂混合物（对于常规病例，一副义齿需要30g聚合物对应10mL单体）。一定要按照制造商的说明，以确保材料混合均匀。将树脂混合后置于带盖广口瓶中，直至面团期，再进行充胶（图24.26）。将略过量的丙烯酸树脂分别放入上下型盒型腔中，并在上下型盒之间铺两层塑料薄膜后，关闭型盒（图24.27和图24.28）。如果模型上有少量倒凹，可以使用单次充胶法；但是如果存在深倒凹，分离型盒时会把树脂从倒凹中拉出，此时就必须使用双次充胶法。

为了尽量提高丙烯酸树脂的密度，在加压机下对型盒缓慢加压，让过量的丙烯酸树脂从上下型盒间隙中挤出（图24.29）。图片中使用的是气动加压机，但也可以使用液压和手动加压机。小心分离型盒，防止包埋石膏碎片或其他碎片进入丙烯酸树脂。当挤出的丙烯酸树脂完全覆盖了型腔和包埋材料的表面，表明已经充胶到位（图24.30）。充胶

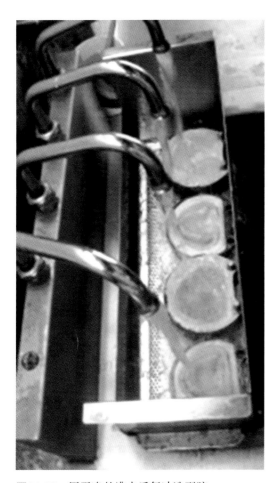

图24.23 用干净的沸水反复冲洗型腔。

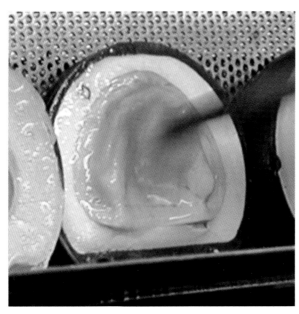

图24.24 除了人工牙表面，在型腔其他部分涂抹分离剂，直到表面有光泽感。

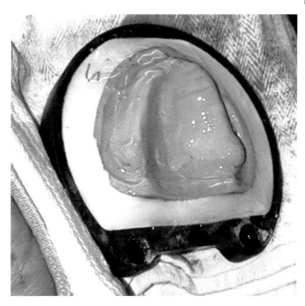

图24.25 待分离剂完全干燥后再开始丙烯酸树脂充填。

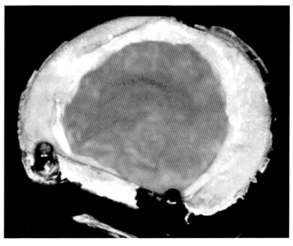

图24.26 将丙烯酸树脂混合后放入一个带盖广口瓶中，待树脂达到面团期时将其填压入型腔。

不足的表现是，在未固化丙烯酸树脂中发现微小的气泡，型盒的边缘周围没有树脂飞边。如果型腔内丙烯酸树脂填充不足，可以再次添加更多的丙烯酸树脂，再次进行加压处理，直到型盒边缘出现飞边（图24.31），这表示树脂充填充分。

　　小心去除甲基丙烯酸树脂飞边（图24.32和图24.33），再次关闭型盒、加压，打开型盒，检查并再次去除飞边，重复该过程至少两次以上（图24.34），直到看不到飞边。

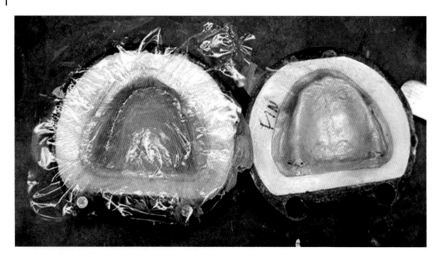

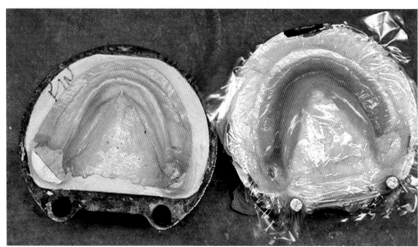

图24.27和图24.28　在试压时，将略过量的丙烯酸树脂充填到包埋有人工牙的型腔内，并且在上下型盒之间铺两层塑料薄膜。

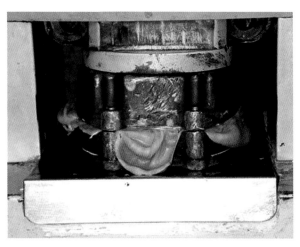

图24.29　在加压机下对型盒缓慢加压，让过量的丙烯酸树脂从上下型盒间隙中挤出。

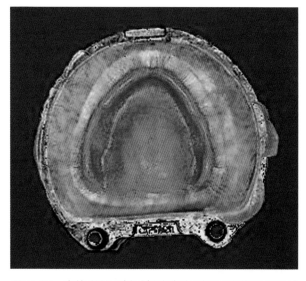

图24.30　当挤出的丙烯酸树脂完全覆盖了型腔和包埋材料的表面，表明已经充胶到位。

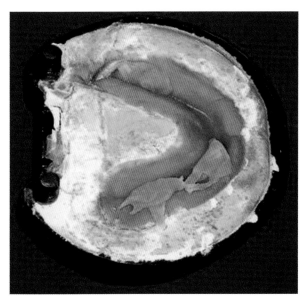

图24.31 如果型腔内丙烯酸树脂充填不足，可以再次添加丙烯酸树脂，直到在型盒的所有边缘都出现飞边。

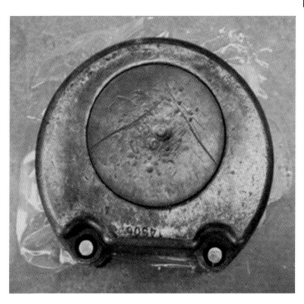

图24.34 重复该过程至少两次以上，直到看不到飞边。

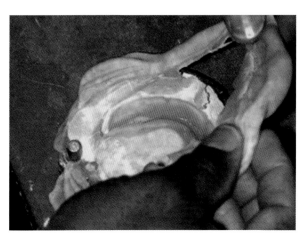

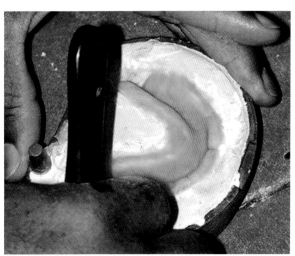

图24.32和图24.33 小心地去除所有飞边。

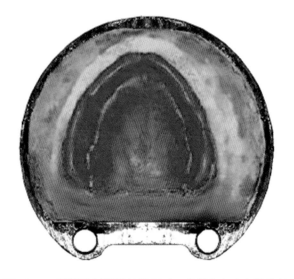

图24.35 丙烯酸树脂足够致密时，其摸上去应有橡胶的手感，再次去除飞边。

当丙烯酸树脂足够致密时摸起来会有橡胶的手感，这时再次去除飞边（图24.35），在型盒内侧再次涂分离剂，关闭型盒（图24.36）。

在最终关闭型盒前还有一个工作，就是将患者的名字放在义齿的组织面上。一个简单的方法是将一片塑料薄膜翻转覆盖到复写纸上，用打字机打出患者姓名。这样就完成了患者名字的镜像制作。用单体润湿义齿的组织面，将姓名塑料薄膜压入到位，使复写面朝向义齿，关闭上下型盒。最终关闭

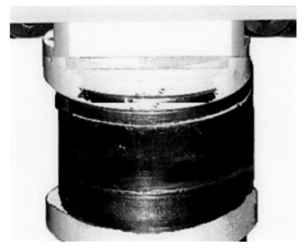

图24.36 在型盒内侧再次涂分离剂，关闭型盒。

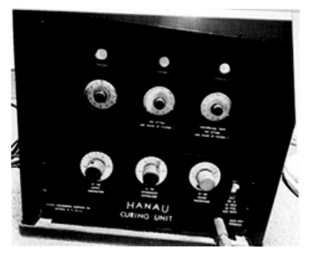

图24.38 将型盒置于160°F（70℃）水浴中，保持1小时。

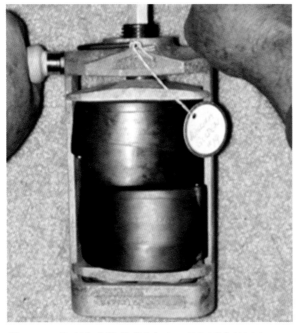

图24.37 把型盒安装到型盒架上，施加适中的压力。

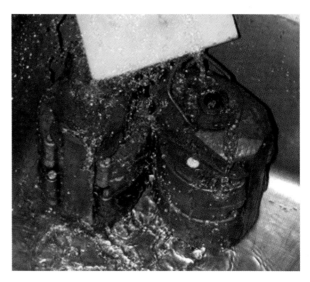

图24.39 将冷水均匀冷却型盒。

型盒前，去除分离用塑料薄膜，只留下这一小片打有姓名的塑料薄膜。把型盒安装到型盒架上，旋紧螺丝至型盒处于适中压力下（图24.37），或者可以使用"C"形夹。保持压力至少15分钟，再放入固化炉中。这一步可以保证丙烯酸树脂在固化前具有均衡一致的流动性。固化时应按照制造商的说明进行。大多数丙烯酸树脂需要在160°F（70℃）水浴中（图24.38）保持1小时，然后在沸水下固化1小时。另一种方法是在160°F（70℃）水浴中固化10

小时。

固化程序结束后，用冷水冷却型盒，应避免直接冲洗，要让冷水全面冲洗到型盒的整个表面，使型盒能均匀冷却（图24.39）。取出型盒，置于操作台上自然冷却（图24.40）。如果不进行自然冷却而直接在高温下开盒，容易导致义齿断裂和/或变形。此外，冷却过快会导致义齿基托内产生应力，导致自发断裂。

当型盒充分冷却至可触摸的温度，用合适

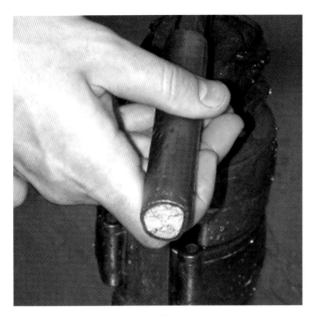

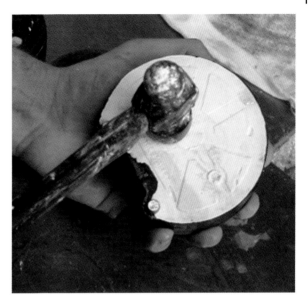

图24.40 取出型盒，置于操作台上自然冷却。

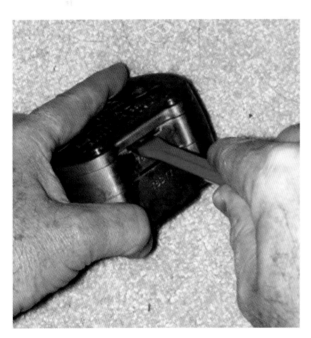

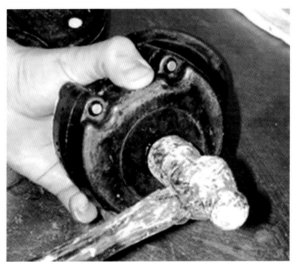

图24.41 将工具（如水牛刀或凿子）揳入槽口，取下型盒盖板。

的工具（如水牛刀或凿子）揳入型盒的凹口（图24.41），取下型盒盖板。把凿子插入凹口中上下撬动，就可以很快打开型盒盖板。用木槌敲击型盒的底盘，直到包埋块从型盒中脱出。有经验的技师可以使用金属锤（图24.42～图24.44），但是要小心操作，避免损伤型盒。用木槌的宽平面敲击型盒底盘，取出被包埋的义齿。如果在包埋前分离剂涂

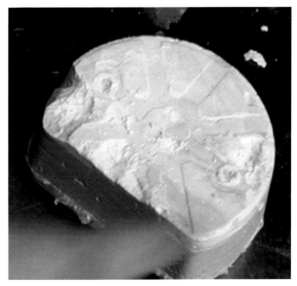

图24.42～图24.44 使用木槌或金属锤子轻敲型盒底盘，直到包埋块整体脱出。

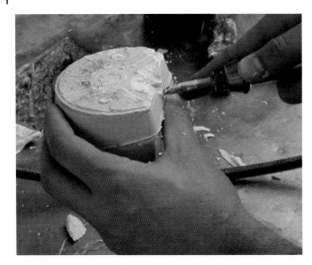

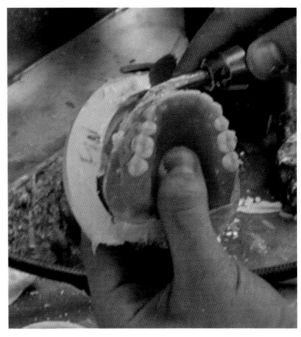

图24.47　如果义齿从模型上脱位，仔细清洁模型，重新复位义齿，等待干燥。

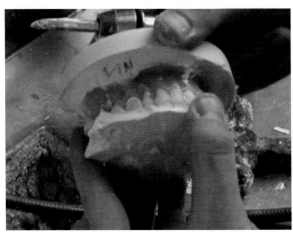

图24.45和图24.46　使用石膏锯或凿子去除所有包埋石膏，直到露出义齿。

抹到位，义齿的脱位应该不成问题，并且义齿的表面应该是干净的（图24.44）。可以使用气动凿子、塑料剪刀和/或石膏钳剪掉模型周围的包埋石膏，直到露出义齿基托。然而，使用这些工具时必须小心，避免损伤义齿。使用石膏锯或凿子（图24.45）去除所有石膏，直到露出义齿（图24.46）。石膏应该一点一点小心去除，避免义齿基托、人工牙或模型发生折裂。聚合完成的义齿基托应该与模型结

合紧密。如果义齿从模型上脱位（图24.47），仔细清洁模型和上𬌗架底座，等待干燥。在等待模型和上𬌗架底座干燥时，把义齿放入水中。当模型和上𬌗架底座完全干燥后，从水中取出义齿，用毛巾擦干并复位到模型上。用粘蜡把义齿固定在模型上。

全口义齿的包埋、充胶和聚合过程中，都会产生一些形变。最常见的现象就是垂直距离的增加，表现为切导针抬高，与切导盘没有接触。这一现象被称为"聚合误差"，是应该被预期到并可控的。如果在关闭型盒时未完全去除树脂飞边，聚合误差就会较大。0.75mm以内的聚合误差是可以接受的，可以通过调𬌗来校正。

25

技工端重新上殆架
Completing a Laboratory Remount

在预约患者戴牙之前，需要在技工室利用原上殆架石膏底座，将工作模型二次上殆架。

25.1　需要完成的步骤

（1）上殆架应该在全口义齿基托聚合完成后进行。

（2）目的是将工作模型和全口义齿重新上在殆架上。

（3）不要使用强力胶。

（4）目的是修正聚合误差。

（5）需要制作上殆架记录（保存面弓记录）。

25.2　技工端重新上殆架的过程

（1）复位切导针，使其粗刻度线与殆架上部平齐（图25.1）。切导针与切导盘接触（图25.2），用髁球指旋螺钉将殆架上颌体锁定在最前位置（图25.3）。

（2）将侧方髁导斜度设置为15°（图25.4）。对于解剖式牙，将前伸髁导斜度设置为30°（图25.5）。

（3）利用原上殆架石膏底座将模型二次上殆架。在二次上殆架前，用软毛牙刷彻底清洁模型底座和上殆架石膏表面。颌位关系记录转移步骤中上

殆架前，在模型底座上切割复位槽，可以辅助模型和上殆架石膏间的准确对位。由于模型是潮湿的，粘蜡无法获得良好固位，所以需要在工作模型和上殆架底座的侧面制作固位槽（图25.6）。在上殆架石膏和模型边缘上涂抹粘蜡，将二者固定，将模型二次上殆架（图25.7）。

25.3　调整咬合

（1）检查切导针，查看垂直距离的抬高程度（图25.8）。调殆时不要降低牙尖高度，因为二次上殆架的目的只是消除充胶引起的"聚合误差"。因为无尖牙上没有牙尖，可以使用砂纸对上颌义齿的咬合面进行修整，形成平坦的表面。此过程中不能使用抛光磨头，因为它很软，不能在人工牙上殆面形成平坦的表面。

（2）使用厚度一致的双面咬合纸（AccuFilm）标记人工牙的殆面咬合印记（图25.9），确保较高的准确性。不要使用过厚的咬合纸，这样会在没有接触的区域形成印记，造成对需要保留的区域进行不必要的咬合调磨。

将髁球锁定在正中关系位置，用磨头加深人工牙殆面窝沟处的印记（图25.10和图25.11）。不要调磨牙尖！当切导针再次接触切导盘时提示调磨充分（图25.12）。本步骤中仅调磨义齿在正中关系位的咬合高点，目的是消除充胶过程引起的义齿咬合加高，不进行侧方及前伸运动的调殆！

Treating the Complete Denture Patient, First Edition. Edited by Carl F. Driscoll and William Glen Golden.
© 2020 John Wiley & Sons, Inc. Published 2020 by John Wiley & Sons, Inc.
Companion website: www.wiley.com/go/driscoll/denture

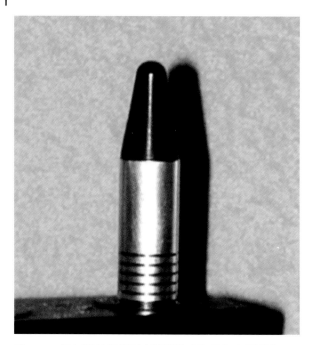

图25.1 将切导针的粗刻度线调整到与𬭁架上部平齐。

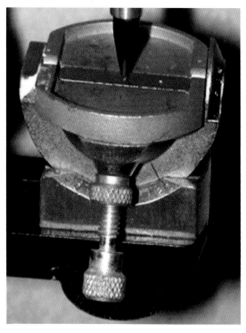

图25.2 当切导针复位时，切导针接触切导盘。

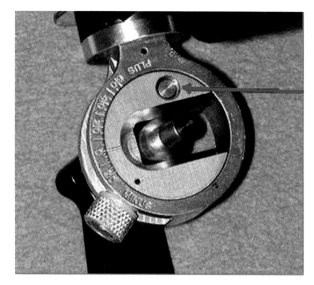

图25.3 髁球止旋螺钉将𬭁架上颌体锁定在其最前位置。

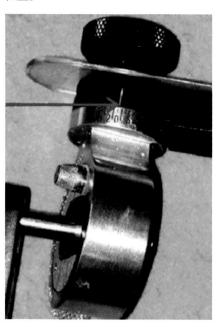

图25.4 将侧方髁导斜度设置为15°。

对于使用零度牙尖人工牙的义齿，通过将砂纸放在平的桌面上，将上颌义齿的咬合面在砂纸上摩擦（图25.13），不能用磨砂块进行打磨。随后再次制作上𬭁架复位记录，以保存转移记录，否则就要在戴牙阶段重新用面弓记录并转移上颌牙列与髁突的相对关系。然后将义齿返回技工室，从模型上取下义齿并完成最终的打磨抛光。

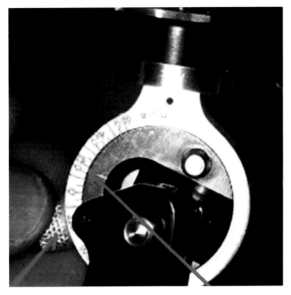

图25.5 对于解剖式牙，将殆架双侧前伸髁导斜度设置为30°。

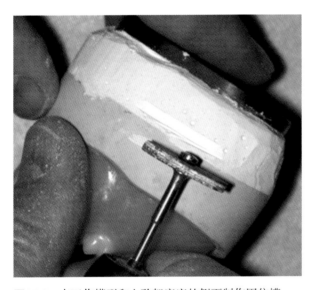

图25.6 在工作模型和上殆架底座的侧面制作固位槽。

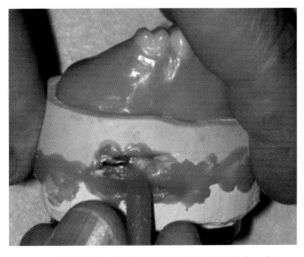

图25.7 用粘蜡把工作模型和上殆架底座固定在一起。

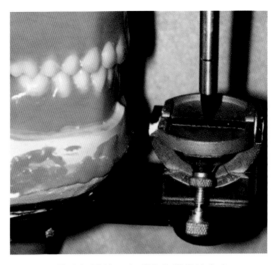

图25.8 检查切导针，查看聚合误差的大小。

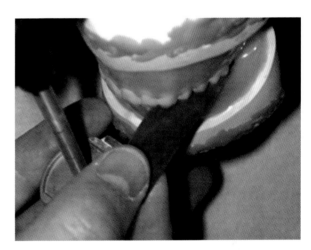

图25.9 使用同一厚度的双面咬合纸标记人工牙的殆面咬合印记。

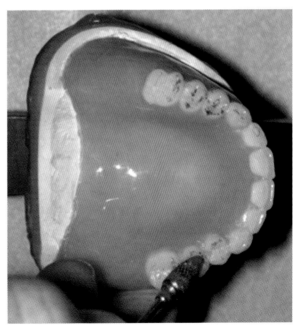

图25.10 使用丙烯酸磨头加深人工牙窝沟处的印记。

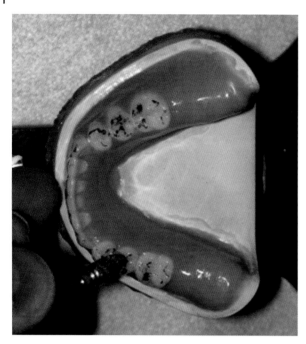

图25.11　避免对任何牙尖进行降低。

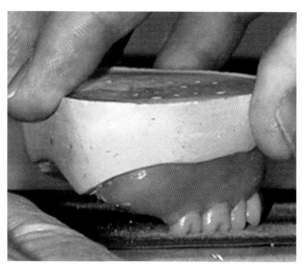

图25.13　在调整零度人工牙的咬合平面时，可以用砂纸对上颌义齿的咬合面进行均匀打磨。

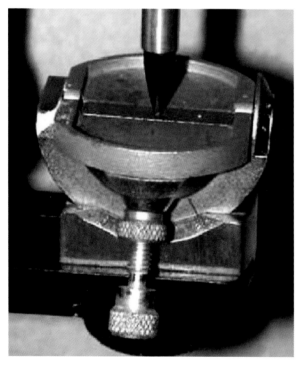

图25.12　切导针接触到切导盘就说明调整已经充分。

26
制作上𬌗架复位记录
Making a Remount Index

（1）将髁球锁定在正中关系，并将切导针归零，在𬌗架下颌体上安装二次上𬌗架转移台（图26.1）。在人工牙表面涂抹凡士林（图26.2）。将一条胶带缠绕在转移台周围（图26.3）。

（2）关闭𬌗架，使胶带高度超过人工牙约2mm（图26.4）。在转移台下面折叠胶带，形成良好的封闭。倒入上𬌗架石膏，并抹平表面。关闭𬌗架，轻轻敲击𬌗架上颌体，使切导针接触到切导盘，上颌人工牙会在上𬌗架石膏表面形成印记。可以用橡胶带或者在𬌗架上颌体上放置重物，保持切导针与切导盘紧密接触。待石膏凝固后取下石膏记录上的所有胶带（图26.5）。

（3）把复位记录从转移台上取下，并在模型修磨机上打磨，保留1mm深的咬合印记（图26.6）。转移台表面一般有2~3个明显的凹坑，其可以与复位记录底面相应的突起吻合，这样就可以很容易地将转移台和复位记录准确复位（图26.7）。在复位记录上，用记号笔标明患者姓名，并将其保存在安全的地方以备后期使用（图26.8）。

Treating the Complete Denture Patient, First Edition. Edited by Carl F. Driscoll and William Glen Golden.
© 2020 John Wiley & Sons, Inc. Published 2020 by John Wiley & Sons, Inc.
Companion website: www.wiley.com/go/driscoll/denture

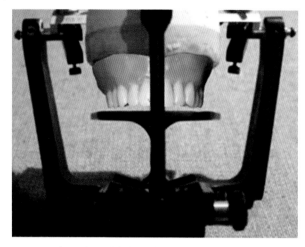

图26.1 把二次上𬌗架转移台安装到𬌗架的下颌体上。

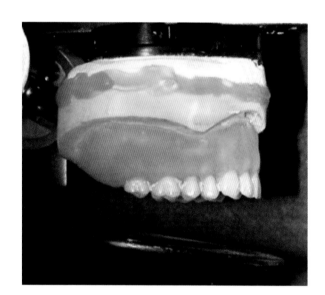

图26.2 在人工牙表面涂抹凡士林。

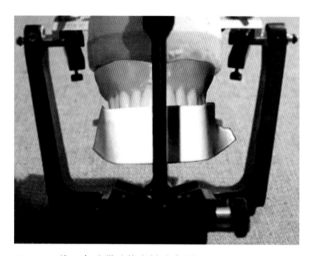

图26.3 将一条胶带缠绕在转移台周围，形成封闭屏障。

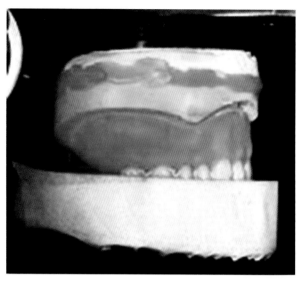

图26.4 关闭𬌗架，胶带的高度需要超过人工牙约2mm。

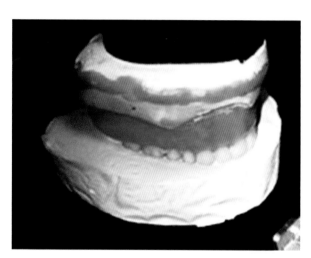

图26.5 移除石膏记录上的所有橡胶带和胶带。

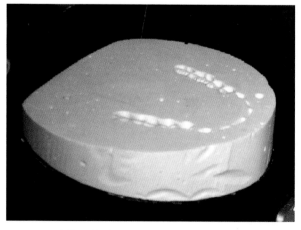

图26.6 在模型修磨机上打磨复位记录，保留1mm深的咬合印记。

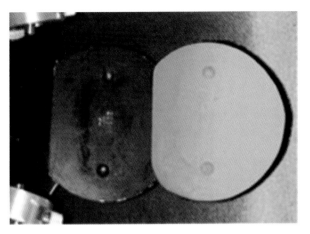

图26.7　二次上𬌗架转移台表面有2～3个明显的凹陷，能辅助转移台和石膏复位记录之间的准确复位。

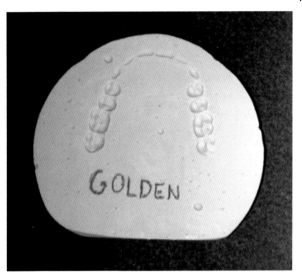

图26.8　在复位记录上，用记号笔标明患者姓名。

27

从模型上分离全口义齿和抛光
Remove Complete Denture from the Cast and Finish

小心地从石膏上分离义齿，避免义齿折断或损坏。可以在模型底座开槽，把模型小心地分为小块取出（图27.1）。使用丙烯酸树脂磨头（图27.2）或砂纸棒（图27.3）去除义齿边缘的飞边。

27.1 磨平和抛光义齿

所需仪器和用品如下：

- 石膏锯
- 水牛刀
- 丙烯酸树脂修整工具——磨头和磨石
- 抛光轮
- 毛毡轮
- 毛毡尖
- 浮石
- 高光泽抛光剂

必须注意不要对义齿的以下区域过度抛光：

- 颊侧、唇侧和舌侧黏膜反折位置（这些区域是通过边缘整塑和肌功能修整形成的）（图27.4）
- 后堤区
- 牙龈上的点彩（图27.5和图27.6）
- 表面轮廓和牙根隆起

可以用丙烯酸树脂磨头、小磨头和磨石（图27.7～图27.9）对这些区域进行少量调磨。用绿柄刀的刀尖可以很容易地去除人工牙之间的小气泡（图27.7）。

（1）检查义齿的组织面是否有模型气泡造成的小突起。

用磨头和/或义齿刮刀去除这些小突起（图27.8）。用一块方纱布轻轻擦过组织面，组织面的小突起会造成纱布拉丝（图27.9）。

（2）检查人工牙上的飞边。

用盘形刮刀或者类似小器械，也可以使用橡胶尖磨头，小心地将其去除（图27.10），但不要过度抛光人工牙。

（3）用橡胶尖磨头对基托外表面及边缘进行磨平，去除大的缺陷，形成最终轮廓。使用台式打磨机或手持打磨机时，对修复体施加的压力应该比较轻微。

（4）在台式打磨机上，使用湿布轮（图27.11）和湿毡尖（图27.12）抛光基托外表面与边缘。粗磨时使用粗研磨料和磨头，抛光时使用较细的研磨料。先用中等粒度的浮石，然后用细粒度浮石，直到所有划痕都被去除。为了更好地控制抛光量，建议用充足的浮石，在台式打磨机上进行低速打磨。转动义齿，对表面的凹陷和凹面进行抛光（图27.13和图27.14）。抛光过程中需注意保持表面轮廓形态。

（5）最后，用毛毡轮和高亮度抛光膏进行上光（图27.15）。注意，义齿的组织面不需进行修改和上光。在人工牙表面贴一层胶带，防止意外磨损人工牙表面（图27.16）。用高亮度抛光膏和软鬃毛刷轮对龈乳头和其他难以到达的区域进行抛光（图27.17和图27.18）。

Treating the Complete Denture Patient, First Edition. Edited by Carl F. Driscoll and William Glen Golden.
© 2020 John Wiley & Sons, Inc. Published 2020 by John Wiley & Sons, Inc.
Companion website: www.wiley.com/go/driscoll/denture

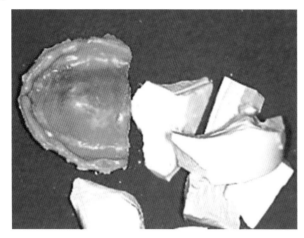

图27.1　将模型分割成小块从义齿上分块取出。

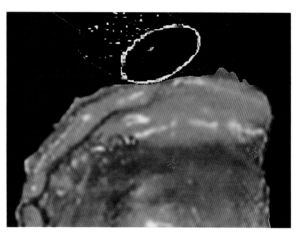

图27.3　使用砂纸棒快速去除大量树脂飞边。

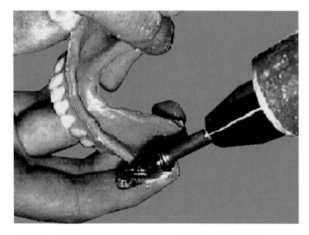

图27.2　使用丙烯酸树脂磨头去除义齿边缘的飞边。

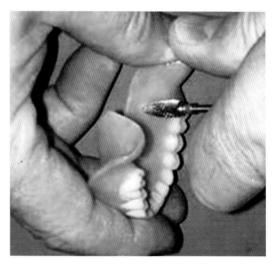

图27.4　注意不要过度磨除唇颊舌侧基托边缘。

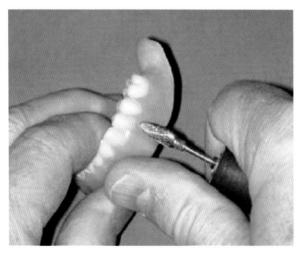

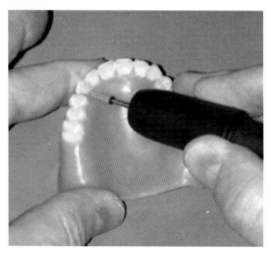

图27.5和图27.6　注意不要磨除或过度抛光人工牙周围的点彩。

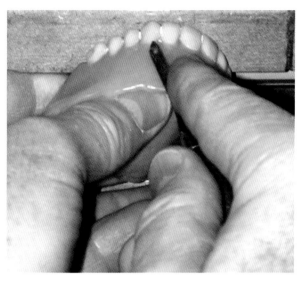

图27.7　用绿柄刀的刀尖可以轻松去除人工牙间的小气泡。

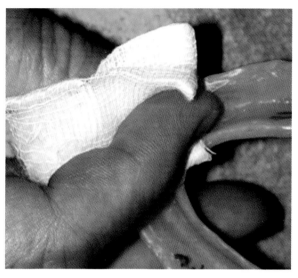

图27.9　用一块方纱布轻轻擦过组织面，如存在小突起就会造成纱布拉丝。

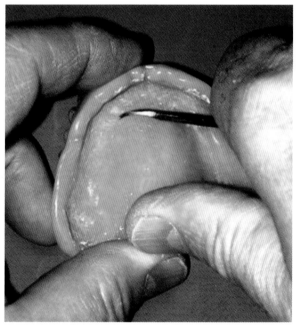

图27.8　用丙烯酸树脂磨头、橡胶尖和/或义齿刮刀去除义齿组织面上的小突起。

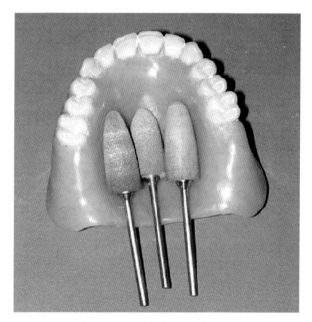

图27.10　用盘形刮刀或者类似小器械，也可以使用橡胶尖磨头，小心地去除小突起。

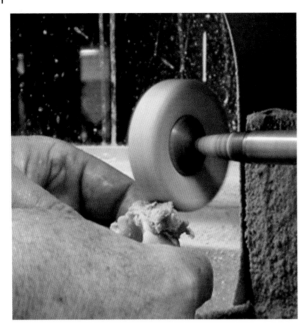

图27.11 在台式打磨机上，使用湿布轮打磨基托外表面和边缘。

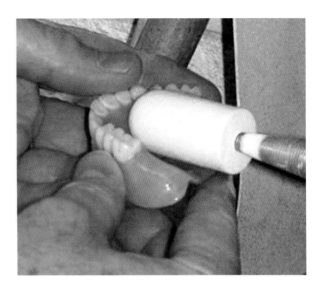

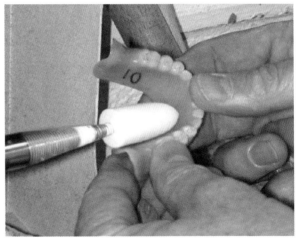

图27.13和图27.14 转动义齿，对表面的凹陷和凹面进行抛光。

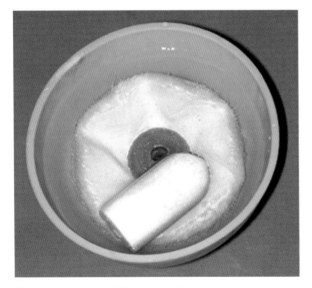

图27.12 在台式打磨机上，使用湿毡尖打磨基托外表面和边缘。

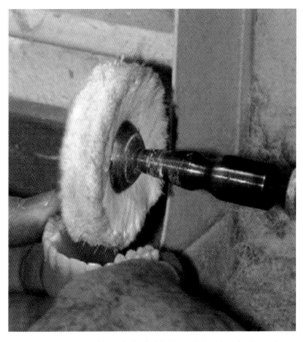

图27.15 用毛毡轮和高亮度抛光膏进行低速打磨上光。

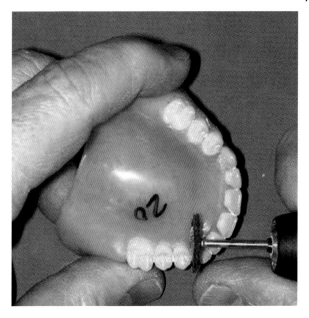

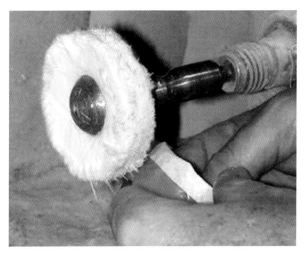

图27.16 在人工牙表面贴一层胶带，防止意外磨损人工牙表面。

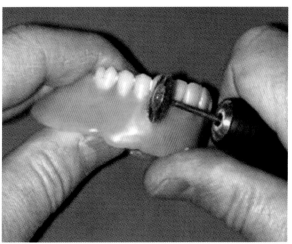

图27.17和图27.18 用高亮度抛光膏和软鬃毛刷轮对龈乳头和其他难以到达的区域进行低速抛光。

28

外观质量标准
Quality Standards in Appearance

28.1 丙烯酸树脂基托外观

（1）义齿基托清洁，表面无包埋料或抛光剂残留（图28.1）。

（2）舌侧形态（图28.2）和牙龈形态（图28.3）自然，符合修复牙医和患者的预期要求。

（3）所有的边缘圆润光滑，没有过度抛光。

（4）点彩形态细微，基托外形符合外观和轮廓美学标准。

（5）对于难以清洁的区域，可以使用义齿刷和肥皂在自来水下刷洗干净（图28.4）。

（6）义齿基托的组织面必须没有锐利的边缘、气泡和突起。

28.2 咬合质量标准

（1）义齿再次上𬌗架时，𬌗架切导针应该尽量无抬高。

（2）正中咬合时有均匀分布的咬合接触点。

（3）进行选择性调磨，小心地去除早接触点，注意保持人工牙的外形美观。

（4）人工牙的唇面、颊面、舌面不需要进行抛光。

28.3 质量问题

（1）去除包埋料时，义齿断裂。

（2）人工牙表面过度抛光，唇、颊和舌面的解剖形态丧失。

（3）义齿基托的组织面被不恰当地抛光，造成义齿不密合、固位不良。

（4）使用台式或者手持打磨机时，压力过大或者时间过长，造成义齿基托受热损伤或变色。

（5）抛光完成后，义齿边缘仍有锐边或组织面仍有突起缺陷。

（6）义齿与模型分离或抛光时，造成人工牙损坏。

（7）系带切迹过度避让。

（8）不正确地使用抛光尖（图28.5）或抛光轮（图28.6），或使用过粗的研磨剂和过大的抛光压力，造成人工牙表面磨损。

（9）仅使用橡胶尖打磨抛光，会造成义齿抛光不足（图28.7）。义齿表面必须高度抛光，否则牙菌斑会黏附在表面，形成牙结石。

（10）把义齿放入装有水的密封袋中，保持义齿湿润，防止义齿基托干燥后在口腔内再水合过程中造成义齿变形。因此，当患者摘下义齿时，应该将义齿放在水中保存。

Treating the Complete Denture Patient, First Edition. Edited by Carl F. Driscoll and William Glen Golden.
© 2020 John Wiley & Sons, Inc. Published 2020 by John Wiley & Sons, Inc.
Companion website: www.wiley.com/go/driscoll/denture

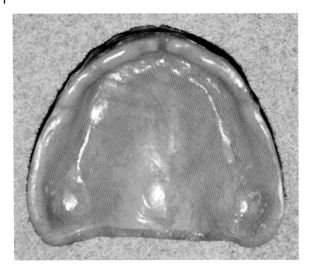

图28.1　检查义齿基托表面，确保表面清洁，无包埋料或抛光剂的残留。

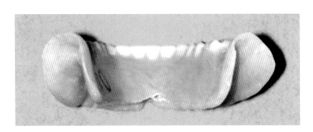

图28.2　舌侧形态自然，符合修复牙医和患者的预期要求。

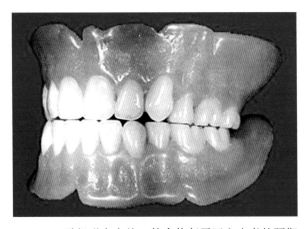

图28.3　牙龈形态自然，符合修复牙医和患者的预期要求。

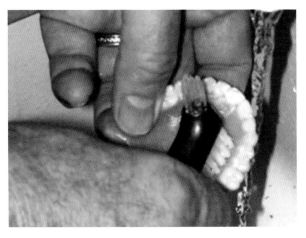

图28.4　对于难以清洁的区域，可以使用义齿刷和肥皂在自来水下刷洗干净。

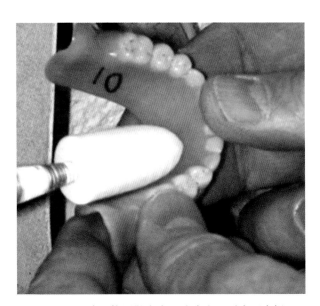

图28.5　不正确地使用抛光尖，造成人工牙表面磨损。

义齿戴入患者口腔之前，要仔细检查义齿组织面有无粗糙点，以免造成对应的软组织刺激。用一块方纱布轻轻擦过义齿组织面，可以很容易找到粗糙点。如果纱布发生拉丝，就说明这个位置表面粗糙，需要调磨。

去除义齿组织面的任何可能妨碍义齿就位或在就位过程中造成软组织损伤的倒凹。如果对应的区域是可移动软组织，则应进行高度抛光。由于上颌前牙区牙槽嵴向唇侧倾斜，上颌义齿就位可能存在困难，可以通过调磨组织面腭皱襞区，使其平滑，便于戴入。这样就可以避免对唇侧基托组织面进行过量调磨及其引起的固位力下降。

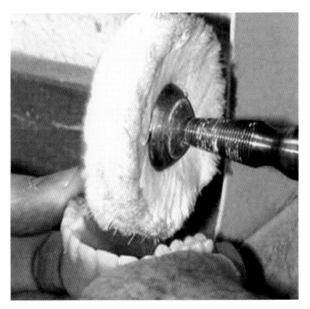

图28.6　使用过大的抛光轮，造成人工牙舌面磨损。

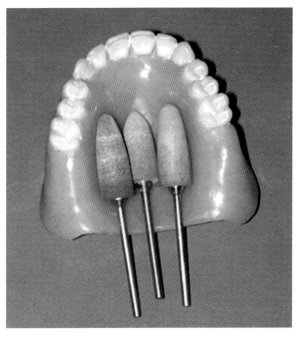

图28.7　仅使用橡胶尖打磨抛光，会造成义齿抛光不足。

29

戴牙
Inserting Complete Dentures in the Mouth

义齿初戴时所需的设备和材料如下：

- 𬌗架
- 再次上𬌗架记录
- 刀片或绿柄刀
- 丙烯酸树脂磨头
- 直机头
- 咬合纸
- 底板
- 压力指示剂（PIP）
- 用于涂抹PIP的硬毛刷
- 检查器械
- 2个压舌板
- 调拌碗和调刀
- 定位蜡

还必须准备好技工用物，包括上𬌗架石膏和室温水。

29.1　戴牙流程

（1）在组织面涂布一层压力指示剂，并将义齿戴入患者口内。

（2）对压力指示剂显示的基托组织面高点进行调磨缓冲。

（3）调磨明显过度伸展的义齿边缘。

（4）检查义齿的适合性和固位力。

（5）制取前伸咬合记录。

（6）在正中关系（CR）下制取咬合记录。

（7）以正中关系将义齿再次复位在𬌗架上。

（8）调整正中咬合接触，直到所有后牙同时接触。

（9）侧方平衡𬌗调𬌗，使下颌侧方运动时工作侧和非工作侧都有咬合接触，而前牙脱离接触。

（10）前伸平衡𬌗调𬌗，使下颌前伸时前牙和双侧后牙同时接触。

（11）抛光并戴入义齿。

（12）对患者进行健康教育，指导正确的义齿护理方法，并降低患者对义齿的期望值。

（13）戴牙1天随访，并根据需要进行调磨。

（14）戴牙3天随访，并根据需要进行调磨。

按上面的步骤进行初次戴牙。如为解剖式后牙的全口义齿，严格按照上述步骤。但对于使用了无尖人工后牙的义齿，省略第6步和第8步，第9步侧方髁导斜度设定应该与咬合平面角度一致，且在上颌义齿咬合面调成无尖形态后进行。应按照上述顺序对患者进行随访预约。

29.2　适合性与咬合关系

由于义齿制作过程中可能发生微小变形，同时口腔组织是动态变化的，所以无法在口外精确复制口内形态和咬合关系。𬌗架只能模拟下颌运动，而不能完全复制。将义齿润湿后戴入口内就位，让患

Treating the Complete Denture Patient, First Edition. Edited by Carl F. Driscoll and William Glen Golden.
© 2020 John Wiley & Sons, Inc. Published 2020 by John Wiley & Sons, Inc.
Companion website: www.wiley.com/go/driscoll/denture

者闭口咬合。

制作全口义齿的每个步骤都必须尽量准确。但是只有全口义齿制作完成后才能在患者口内获得最准确的咬合记录。因此，有必要在临床再次上𬌗架，并进行平衡𬌗调𬌗。

29.3 固位不良的常见原因

造成上颌全口义齿固位不良的最常见问题是原因是上颌义齿密合性不良。多种原因都可造成这种问题，其中最常见的是后堤区封闭不良。上颌义齿可能在上颌硬区形成支点，导致后堤区与软腭不贴合。可以用压力指示剂指示出影响修复体就位的组织面高点并进行调磨。即使是非常小的上颌隆突，也会影响上颌全口义齿的固位。对上颌隆突对应的义齿组织面进行调磨缓冲。

在评估固位效果后，指导患者取下义齿。然后指导患者将手指沿颊廊滑动，破坏空气封闭，就可以摘下义齿。

29.4 义齿不稳定的常见原因

造成下颌义齿不稳定的最常见原因是未将人工牙排列在牙槽嵴顶上，尤其是下前牙。下颌人工牙越偏唇颊侧，义齿越容易由于跷跷板效应而脱位。如果下颌义齿舌侧边缘可以进入下颌舌骨后窝的倒凹内，并且患者可以耐受，就可以在一定程度上对抗前牙咬合引起的脱位作用。下颌前牙排列越偏唇侧，下颌舌骨后窝区域承受的压力就越大，也就更容易超过患者的耐受。为了提高患者的舒适感，义齿组织面的下颌舌骨后窝区应该是唯一可以高度抛光的区域。通过轻轻向后推下颌前牙唇面，观察义齿是否脱位，评估下颌义齿的固位力。

29.5 压力指示剂

即使义齿固位可以接受，也需要使用压力定位糊（图29.1）检查义齿与承托组织的适合性。局部过大的压力会破坏咬合协调或造成黏膜溃疡，从而降低患者对义齿的认可度。

用刷子将压力指示剂涂布到义齿组织面。对口干症患者可以使用压力指示剂或先让患者用漱口水含漱，以防止其黏附在黏膜上。漱口水也可以用来清洗义齿组织面上的压力指示剂。不应用棉卷或棉签来涂刷压力指示剂，因为涂刷形成的刷痕对于判断压力过大区域有影响。

- 用硬毛刷在干燥的义齿表面涂刷一层薄而均匀的压力指示剂
- 清晰可见的刷痕表明该区域没有接触
- 压力指示剂仍在但看不到原刷痕形态，表明该区域接触距离不足刷毛直径1/2。没有必要以所有刷痕消失为目标，对义齿基托进行调磨
- 压力指示剂被推开的区域表明基托与对应组织有接触

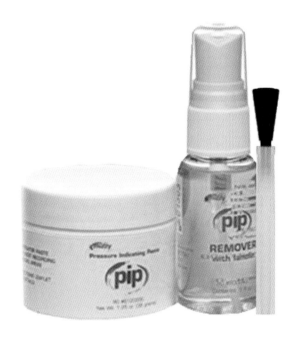

图29.1 使用压力指示剂再次检查义齿与承托组织的适合性。

- 位于可移动软组织的倒凹上方的压力指示剂被推开区域，不需要进行缓冲，因为很可能会破坏封闭
- 压力指示剂被推开且义齿基托暴露的区域表明基托与对应组织有过大压力，需要调磨

通过多次用压力指示剂检查并进行适当调磨，使义齿组织面压力均匀。由于印模已经非常准确，所以仅需要进行少量的调整（图29.2）。义齿在后堤区一定要与软组织紧密接触，只有在接触过重时，才需要进行调整。调整完成后，大多数的刷痕都会消失，也能观察到后堤区封闭。必须特别注意下颌义齿覆盖的下颌舌骨嵴和上颌义齿覆盖的上颌隆突（图29.3）区域，然后进行调磨缓冲（图29.4）。如果存在明显的上颌隆突，上颌义齿常常会在中线处发生折裂。

上颌全口义齿经常需要缓冲的区域有颧突、腭中缝、颊系带、切牙乳头和唇系带（图29.5）。当义齿对这些区域施加了过大的压力，软组织会推开压力指示剂，透出义齿基托组织面。因为上颌前牙区经常存在倒凹，所以这个区域的高压力点往往不需磨除。除非患者感到不舒服，否则该区域不需要进行缓冲。如果患者感到不适，只需要对义齿进行

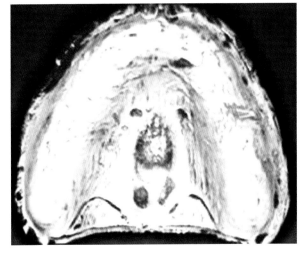

图29.3 需要特别关注上颌隆突区域。

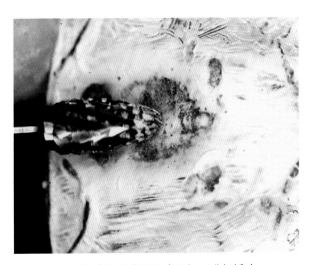

图29.4 对上颌隆突对应的义齿组织面进行缓冲。

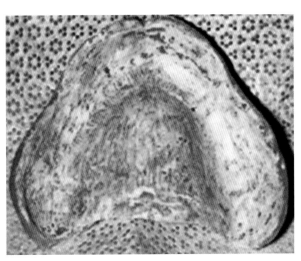

图29.2 通过多次的涂刷和擦去，对受压区域进行反复多次的少量调整。

少量缓冲，方便患者摘戴义齿。也可以对义齿的腭皱区域进行缓冲，允许在摘戴义齿过程中有一定的自由度。

下颌全口义齿经常需要缓冲的区域有远中舌侧翼缘、颊侧翼缘、舌系带、唇侧翼缘和唇系带（图29.6）。肌力放松时，印模材料就会在重力作用下，充满前庭沟。相对于上颌的基托边缘，下颌义齿更容易发生边缘过度伸展。可以在不影响义齿边缘封闭的前提下对义齿边缘进行适当调整。

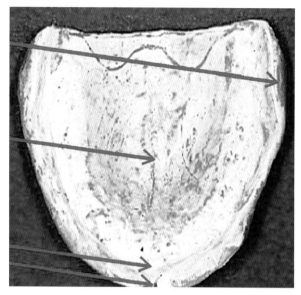

图29.5 上颌全口义齿经常需要缓冲的区域有颧突、腭中缝、颊系带、切牙乳头和唇系带。

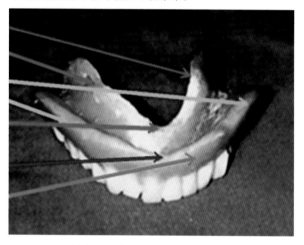

图29.6 下颌全口义齿经常需要缓冲的区域有远中舌侧翼缘、颊侧翼缘、舌系带、唇侧翼缘和唇系带。

浴中加热，增加指示蜡的流动性。把边缘指示蜡注射在吹干的义齿边缘上，戴入义齿，进行肌功能整塑。然后取出义齿，对材料被推开、基托暴露的区域进行调磨。注意不要调磨过度，会造成边缘封闭的破坏。分段进行检查和调磨，直到消除所有基托过度伸展区域。不能忘记义齿基托的颊侧表面，特别是当患者左右移动下颌时，喙突可能会与上颌远中颊侧基托发生接触（图29.8）。

接着对下颌义齿进行调整。特别需要检查舌系带区域（图29.9），这是下颌义齿最容易发生问题的区域。另外，下颌舌骨后缘区域（图29.10）和唇系带（图29.11）区域也经常需要调整。在放置基托边缘指示蜡前，向上向外牵拉嘴唇并观察牙槽嵴高度，用牙周探针测量高度，使用标记棒将前庭沟底的位置转移到义齿上，这样就可以在戴牙前对下颌基托唇侧边缘进行初步调整。使用基托边缘定位蜡可以对基托进行精细调整。对舌系带区域进行调整时，可以让患者把舌头顶到上腭，测量口底的高度，以同样的方式进行调整。

29.6 基托边缘指示蜡

在将义齿戴入口内后，使用基托边缘指示蜡（图29.7）显示过长的义齿边缘，进行调整。

将指示蜡装进一次性注射器中，方便将其添加到基托边缘。基托边缘指示蜡不同于压力定位糊，稠度更高。将装有基托边缘指示蜡的注射器在温水

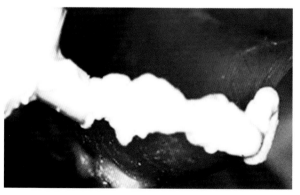

图29.7 在基托边缘指示蜡的帮助下调整过长的义齿边缘。

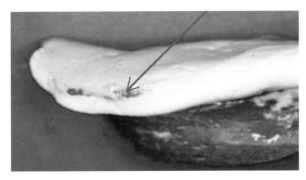

图29.8 还需要注意义齿基托的颊侧表面,特别是当患者左右移动下颌时,喙突可能会与上颌远中颊侧基托发生接触。

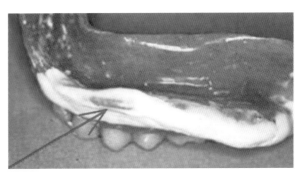

图29.10 下颌舌骨后缘区域经常需要调整。

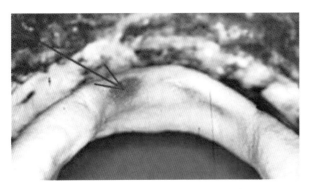

图29.9 特别需要检查下颌义齿的舌系带区域。

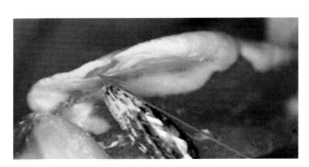

图29.11 唇系带区域经常需要调整。

30

临床端再次上𬌗架
Performing a Clinical Remount

30.1　3种不同咬合方案下全口义齿临床端再次上𬌗架

　　如无特殊要求，技工室通常仅把义齿交付到临床，而不会把模型也送回。在这种情况下，前期制作的上𬌗架复位记录无法使用，这时需要制作一个新的面弓记录。过程如下：

　　（1）重新制作面弓转移记录（图30.1）。

　　（2）义齿组织面调磨完毕后，制作前伸和正中咬合记录。咬合记录需要覆盖所有人工牙的切缘和咬合面，呈马蹄形的整体。

　　（3）先制作前伸咬合记录（图30.2），再制取正中咬合记录。前伸咬合记录用于设置𬌗架上的前伸髁道斜度，以匹配患者的髁导。记录前伸咬合关系时，上下前牙应该位于切对切的位置。这在一些严重的Ⅱ类患者中可能无法实现，也无法记录到𬌗架上。有可能的话，也可以使用具有延长髁道路径的特殊𬌗架，但这通常并不是必须的，因为患者进行咀嚼功能时所有正常的运动，其切缘也是不接触的。

　　（4）制作正中关系记录（图30.3）将下颌义齿和模型上𬌗架。

　　（5）模型上𬌗架必须准确并稳定。灌注再次上𬌗架用的模型时，石膏需要超过义齿边缘大约2mm，将义齿固定在正中关系位。在进行灌注模型之前，对义齿组织面的倒凹进行少量填充。填倒凹材料必须能够方便地从义齿上去除，不会有残留物。如果填倒凹材料干扰模型的取下和准确复位，则必须将其去除，建议用粘蜡或边缘整塑蜡在义齿边缘处将其与模型固定。模型必须保持干净，用牙刷清理任何堆积的碎屑。

　　（6）进行再次上𬌗架之前，确保模型表面没有碎屑，否则在随后的咬合平衡调磨过程造成不必要的义齿损伤。义齿必须准确牢固地复位于再次上𬌗架的模型上。为此，模型和义齿都必须保持清洁。使用牙刷彻底清除再次上𬌗架咬合记录的表面印记和模型组织面上的任何碎屑。

Treating the Complete Denture Patient, First Edition. Edited by Carl F. Driscoll and William Glen Golden.
© 2020 John Wiley & Sons, Inc. Published 2020 by John Wiley & Sons, Inc.
Companion website: www.wiley.com/go/driscoll/denture

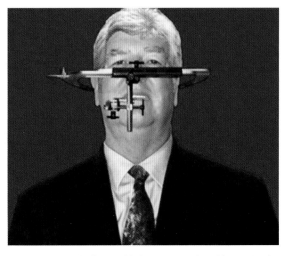

图30.1 重新制作面弓转移记录，因为原始记录的关系已经没有了。

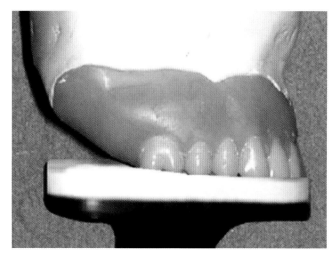

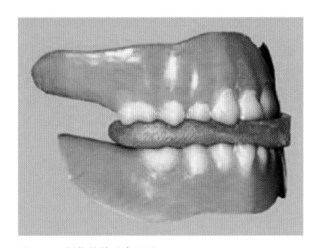

图30.2 制作前伸咬合记录。

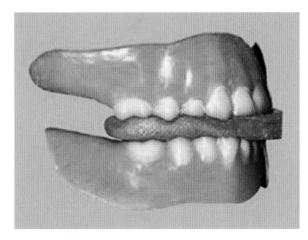

图30.3 制作正中咬合记录。

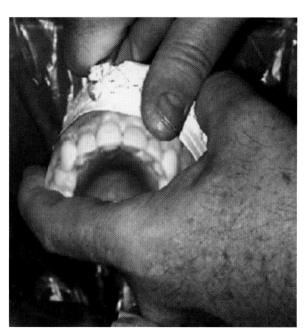

图30.4 将石膏修整到与义齿平齐。

30.2 制作上颌再次上𬌗架模型

再次上𬌗架模型不需要边台，因此上𬌗架后，可以用绿柄刀或水牛刀将石膏修整到与义齿边缘平齐（图30.4）。然后，可以用一张湿/干砂纸在流水下打磨底座石膏表面（图30.5）。下面介绍一种更好的制作上颌再次上𬌗架模型的方法。

（1）记录义齿边缘。将带状（多功能）蜡围在义齿边缘的外侧，并用粘蜡和加热工具进行封闭

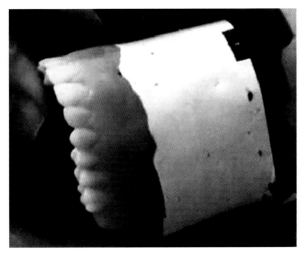

图30.5　在流水下，用一张湿/干砂纸打磨底座。

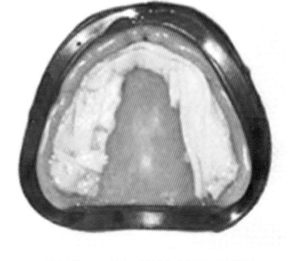

图30.7　使用黏土、油泥、湿纸巾或湿浮石填倒凹。

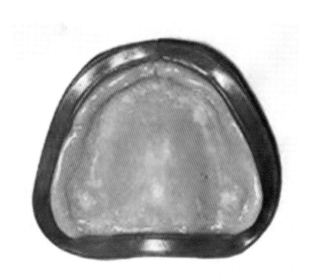

图30.6　将带状蜡围在义齿边缘的外侧，并用粘蜡和加热工具进行封闭。

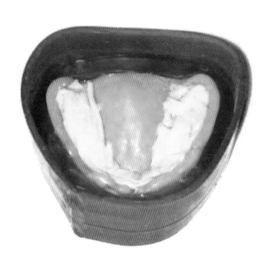

图30.8　围模法是制作再次上𬌗架模型的最佳方法。

（图30.6）。

（2）充填上颌义齿的倒凹。腭顶区域不需要进行覆盖。黏土、油泥或湿浮石都可以用来填倒凹（图30.7）。不用蜡来填倒凹，因为其很难从义齿的组织面清理干净（应该至少覆盖基托边缘2mm，并覆盖腭顶区域）。

（3）围模并灌注快凝石膏，围模法是制作再次上𬌗架模型的最好方法（图30.8），得到的模型非常准确。尽管这对于再次准确的二次模型上𬌗架来说并不完全必要，但对患者来说这样看上去会更

专业（图30.9）。

（4）石膏凝固后，去除围模蜡和封闭蜡（图30.10）。

（5）清除所有残留物（图30.11）。

（6）从再次上𬌗架模型中取下义齿（图30.12）。

（7）修整边台区域，打磨光滑，保留深度约1mm。

（8）把义齿复位回再次上𬌗架模型上，并确保其完全准确就位（图30.13）。

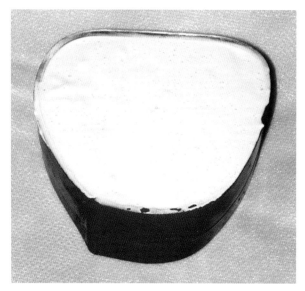

图30.9 通过围模灌注制作的模型更加致密，对患者来说看起来更专业。

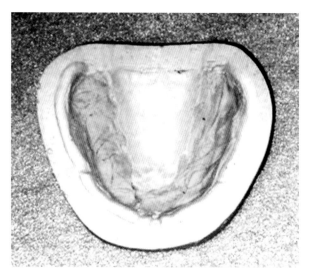

图30.11 清除模型上的所有残留物。

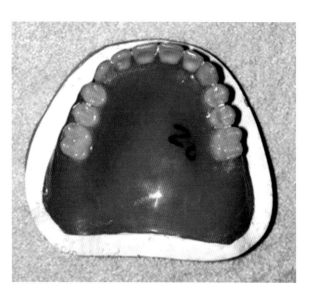

图30.10 石膏凝固后，去除围模蜡和封闭蜡。

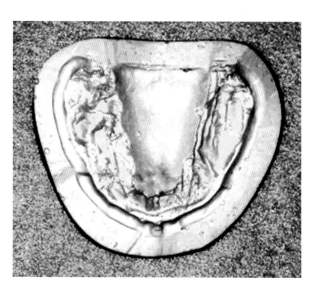

图30.12 从再次上𬌗架模型中取下义齿，然后取下湿纸巾。

30.3 上颌模型上𬌗架

- 将上颌模型和上颌义齿置于再次上𬌗架咬合记录上（图30.14）

  一定要将石膏模型底部刻固位沟，并提前润湿模型，使上𬌗架石膏和模型底座获得良好结合！将髁球锁定在正中关系位，将切导针归零，并与切导

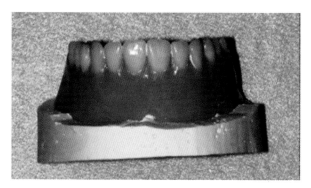

图30.13 把义齿复位回再次上𬌗架模型上，并确保完全准确就位。

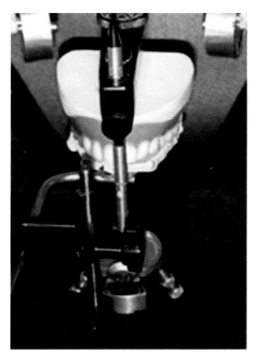

图30.14　将上颌模型和上颌义齿置于再次上殆架咬合记录上。

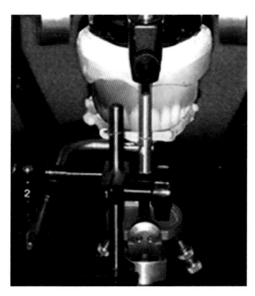

图30.15　将髁球锁定在正中关系位，将切导针归零，并与切导盘接触。

盘接触（图30.15）。把混合好的石膏放置在架环和石膏模型底座之间，关闭殆架上颌体。可以用橡皮筋捆住殆架的上颌体和下颌体，保持切导针和切导盘的接触关系。

30.4　制作下颌再次上殆架模型

如果时间有限，可以先在下颌义齿组织面的牙槽嵴顶处铺一层硅橡胶油泥并放置固位钉，再放入模型石膏，这样就不需要进行围模灌注了（图30.16）。调拌石膏后，在塑料板上堆成饼状，然后把下颌义齿压在上面（图30.17）。石膏凝固后，对模型进行修磨，使其外观干净整齐（图30.18）。下面介绍一种制作准确稳定的再次上殆架模型的方

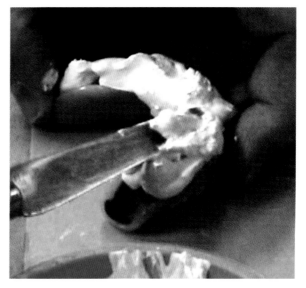

图30.16　通过在硅橡胶油泥和固位钉上放置灌注石膏，制作下颌模型，这样就可以避免进行围模灌注。

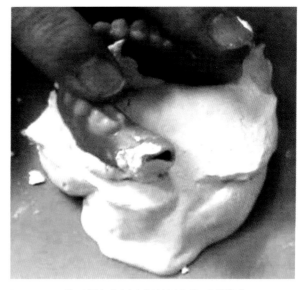

图30.17　将下颌义齿压入塑料板上的石膏饼中。

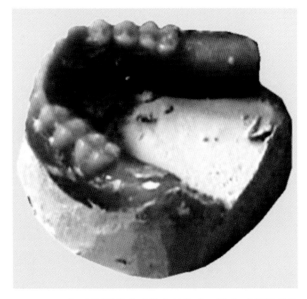

图30.18　在石膏凝固后对其进行修磨，提高石膏模型的美观度。

法，即便对于经验少的医生，也可以得到很好的效果。

（1）在义齿基托磨光面的整个边缘围绕一窄条的粘蜡带，位于边缘以下约2mm处（图30.19和图30.20）。粘蜡需要包绕下颌义齿的所有边缘，包括磨牙后垫和下颌舌骨后窝区域。

（2）在粘蜡的外侧再铺一层基托蜡。使用加热的工具，把基托蜡和粘蜡烫接在一起（图30.21和图30.22）。

（3）在下颌义齿的舌侧放置一小片三角形的围模蜡，与粘蜡烫接在一起。

（4）使用围模蜡围绕义齿，用加热蜡刀与粘蜡烫接在一起（图30.23和图30.24）。

（5）围模完成后，把这个整体放在一块硬塑

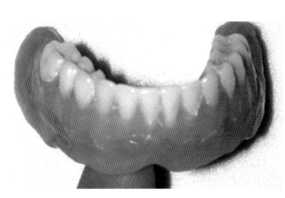
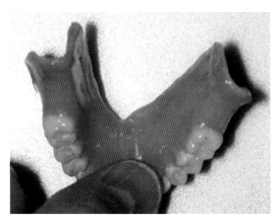

图30.19和图30.20　在义齿基托磨光面的整个边缘围绕一窄条的粘蜡带。

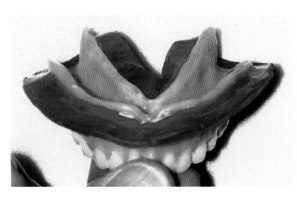
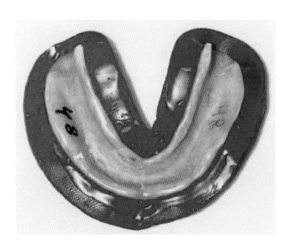

图30.21和图30.22　在粘蜡的外侧再铺一层基托蜡。

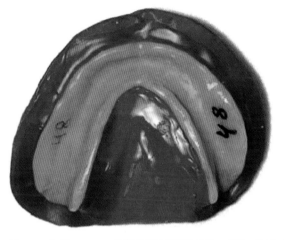
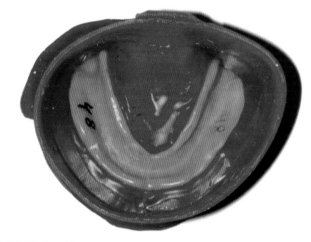

图30.23和图30.24　使用围模蜡围绕义齿，用加热蜡刀与粘蜡烫接在一起。

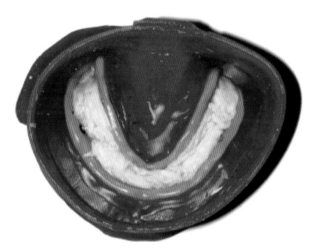

图30.25　用餐巾纸对义齿内侧的嵴窝区域充填倒凹。

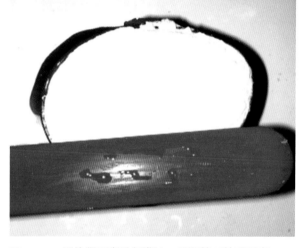

图30.26　用快凝石膏进行灌注，用调拌刀抹平石膏。

料板或瓷砖上，并用粘蜡固定。

　　（6）对下颌义齿内侧的嵴窝区域填倒凹。将餐巾纸或纸巾浸泡在水中，直到它开始分解，然后撕成片状，用7号蜡刀的宽工作端放在义齿内侧填充倒凹，注意湿纸片占据的空间应距义齿边缘至少2mm（图30.25）。

　　（7）用快凝石膏进行灌注，用调拌刀抹平石膏（图30.26）。如果义齿组织面没有明显的倒凹，可以不用填充倒凹，直接用石膏灌注义齿全部组织面。不要使用超硬石膏，因为可能导致义齿无法取出。

　　（8）待石膏完全凝固后，拆除围模蜡片（图30.27）。观察围模的底部，没有石膏漏出，表明围模严密（图30.28）。

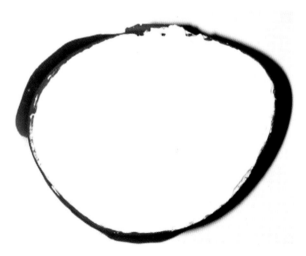

图30.27　待石膏完全凝固后，拆除围模蜡片。

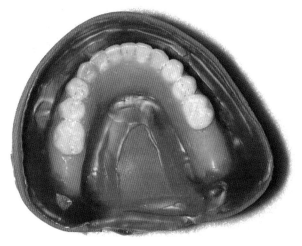

图30.28　检查围模严密不渗水。

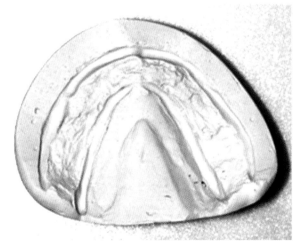

图30.30　从石膏模型上取出湿纸巾。

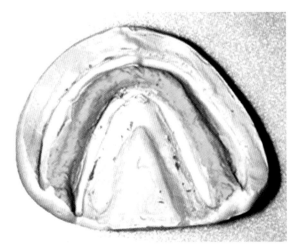

图30.29　从石膏模型上取下义齿。

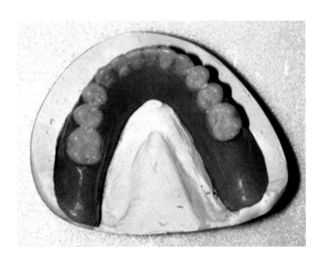

图30.31　修整平台区域，要求表面光滑，深度约1mm。

（9）从石膏模型上取下义齿（图30.29），保证其可以反复准确复位于模型上。

（10）从石膏模型上取出湿纸巾（图30.30）。

（11）修整平台区域，要求表面光滑，深度约1mm（图30.31）。

（12）根据正中关系和前伸关系的咬合记录设置𬌗架。

（13）对于舌向集中𬌗排牙的情况，需将切导针降低2mm，以补偿排牙时切导针的设置，以及加工误差导致的垂直距离增加（图30.32）。对于全解剖型和零度人工牙，把切导针设置为零。

（14）制作完成的下颌再次上𬌗架模型（图30.33）。

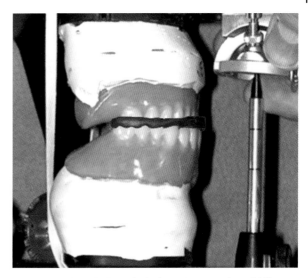

图30.34　获得新的正中咬合记录后，进行下颌模型上𬌗架。

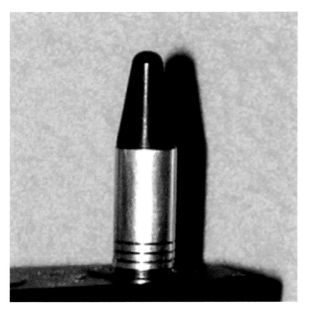

图30.32　对于舌向集中𬌗排牙的义齿，需将切导针降低2mm，以补偿排牙时切导针的设置和聚合过程中的操作误差。

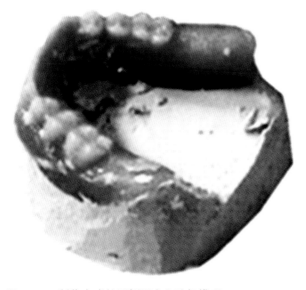

图30.33　制作完成的下颌再次上𬌗架模型。

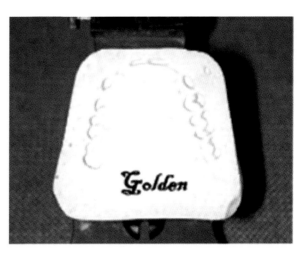

图30.35　理想情况下，技工室会提供之前制作的再次上𬌗架记录。

30.5　下颌模型上𬌗架

重新制作正中关系咬合记录后，就可以开始下颌模型再次上𬌗架（图30.34）。

理想情况下，技工室会提供再次上𬌗架记录（图30.35）。如果在上颌义齿从模型分离前制作了上𬌗架记录，那么在患者来就诊前，就可以完成上

颌再次上𬌗架（图30.36）。

（1）正中关系上𬌗架完成后，再根据患者口内的前伸咬合记录设定前伸髁导斜度。

（2）设置𬌗架前伸髁导斜度。升高切导针使其离开切导盘，移动𬌗架上颌体使人工牙准确地复位于前伸关系记录中。

（3）建立双侧平衡𬌗。正中关系和前伸关系设定了下颌运动边界，患者在咀嚼期间进行的所有非正中运动都可以在𬌗架上以足够的准确度进行模拟，获得临床可接受的双侧平衡𬌗。不要调磨牙尖

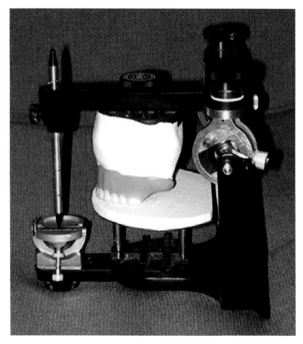

图30.36　如果在上颌义齿从模型分离前制作了再次上𬌗架记录，那么在患者来诊前，就可以完成上颌模型再次上𬌗架。

和对应中央窝在正中咬合时的接触点。

（4）将面弓记录置于转移台上。使用标有"H"标记Hanau平台，其与Denar Slidematic面弓相匹配，并且与Hanau Wide-Vue𬌗架相匹配。一定要使用相匹配的面弓和𬌗架。

（5）将该平台放置在𬌗架的下颌体上，拧紧下颌体安装螺钉，将其固定到位。

（6）下颌模型上𬌗架。翻转𬌗架，将正中咬合记录放在上颌牙齿上，再将下颌义齿复位到正中关系记录上。不要忘记在模型底部制作复位槽，以便如果模型（图30.37）从底座上脱落，可以很容易地复位。把下颌义齿复位到正中关系记录上，再把下颌模型复位到下颌义齿上（图30.38）。

（7）等待石膏完全凝固。

（8）切导针归零（图30.39）。

（9）设置侧方引导斜度。旋松𬌗架顶部的黑色大螺母。

（10）将侧方髁道斜度设置到15°，拧紧锁紧

螺母（图30.40）。

（11）设置前伸髁导斜度。松开髁球锁紧螺丝（图30.41），髁球可以自由移动。升高或降低上颌体，直到所有的人工牙与咬合记录紧密接触（图30.42）。

（12）旋转𬌗架顶部的大固定螺丝，将侧方髁导斜度设置为15°。前伸髁导斜度的设置按照先前

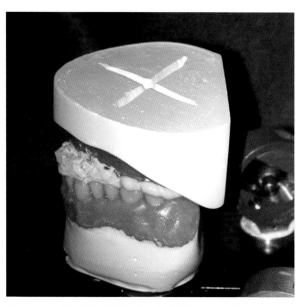

图30.37　将下颌石膏模型安装到𬌗架的下颌体上。

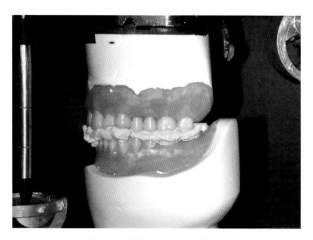

图30.38　把下颌义齿复位到正中关系记录上，再把下颌模型复位到下颌义齿上。

临床制取患者实际的前伸髁道记录。

（13）利用患者的前伸咬合记录设置前伸髁导斜度。松开拾架双侧的中央螺丝，使得上颌体能够前后自由移动。松开拾架双侧的髁球水平锁，调节髁球的前伸髁导斜度，利用患者的前伸咬合记录设置前伸髁导斜度。操作时，先取下切导针，松开髁球锁，上下移动髁球，使得上颌义齿能够与患者的前伸咬合记录紧密接触。

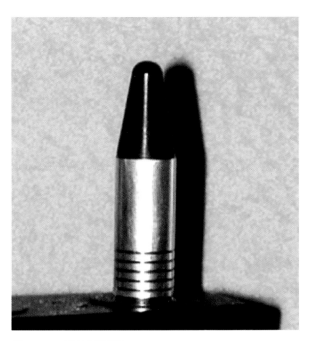

图30.39　切导针归零。

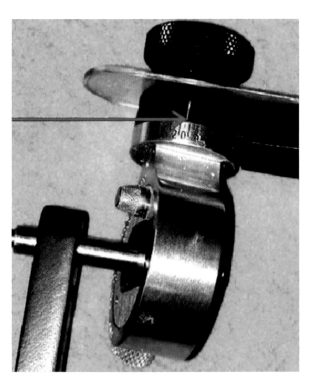

图30.40　将侧方髁导斜度设置到15°，并拧紧锁紧螺母。

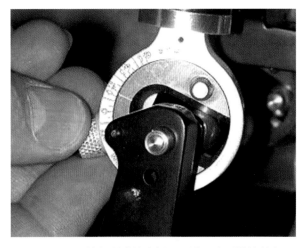

图30.41　通过旋松髁球锁定螺丝，设置水平髁导斜度。

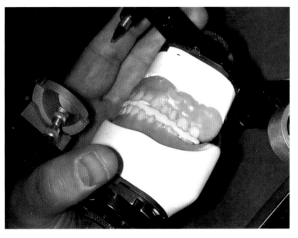

图30.42　移动上颌体位置，至所有的人工牙准确复位于咬合记录中。

（14）分别移动𬌗架两侧的髁球，使得上颌义齿与患者的前伸咬合记录紧密接触，随后锁紧髁球锁。这样就将完成了患者正中关系及前伸髁道斜度的转移。任何侧方运动的记录应该是准确的，因为髁突将在一侧旋转，而在另一侧滑动，反之亦然。更准确地说下颌的侧方运动是一种侧方前伸运动。

（15）按照前伸咬合记录设置水平髁导斜度后，就可以开始调𬌗，形成双侧平衡𬌗。用AccuFilm咬合纸标记接触点。

平衡𬌗的调磨流程取决于使用的人工牙类型和咬合类型。这些流程上的差异将在后续章节中详细讨论。

31

舌向集中殆的平衡殆调磨
Equilibrating Dentures Set in Lingualized Occlusion

舌向集中殆义齿平衡殆调磨的方法是在下颌后牙（图31.1）与上颌后牙舌尖（图31.2）接触的各个区域形成臼形（凹坑）。需要使用直手机和圆头的丙烯酸树脂磨头来完成（图31.3）。不要使用慢速弯手机或高速手机搭配球钻或者金刚砂车针，因为这两种情况较难准确控制车针，容易造成人工牙磨除过多，难以修复。

小心加深下颌人工牙殆面的凹坑，直到切导针与切导盘接触（图31.4）。检查下颌义齿基托磨牙后垫区是否与上颌义齿有接触（图31.5），如果有则必须先调磨去除。不要对牙尖进行任何调磨。

通过调磨下颌牙齿在前伸运动时的引导斜面，来加宽咬合接触凹坑（图31.6）。使用咬合纸的黑色面标记正中咬合接触点（图31.7），使用咬合纸的红色面标记前伸运动接触点。

检查前伸运动时前牙与后牙是否同时接触（图31.8）。侧方运动时，前牙不接触。使用咬合纸间的隔离纸，检查侧方运动时前牙是否存在接触（图31.9）。有可能需要将切导针抬高一点，以补偿在义齿加工过程中产生的误差。当前伸关系下前牙存在接触时，就可以将切导针重新归零。

调整侧方平衡殆时，先将一侧的髁球锁定在中心位置，本侧髁球进行纯旋转运动，然后打开对侧的固定螺钉，使本侧髁球可以滑动（图31.10）。前后移动下颌体，当一侧人工牙调磨完毕后，锁定本侧髁球并松开对侧的锁定螺钉（图31.11）。前后移动本侧殆架的下颌体。

接下来，颊舌向加宽下颌后牙中央窝，使其在整个侧方运动过程中建立连续接触。一侧调磨完成后锁定本侧锁定螺丝，松开另一侧的锁定螺丝，同样的方法进行另一侧的侧方平衡殆调磨。完成了侧方运动和前伸运动调磨后，每个牙尖应该在各自对应接触窝中形成一个反向的爪形印记。

在图31.12中，红色线条标记了人工牙在侧向和前伸运动时的轨迹。黑点表示正中接触。临床实际上的咬合接触类似于图31.13，因为咬合纸将随着运动变得模糊不清。重要的是，应该按照正确的顺序进行调磨。

首先，调磨正中咬合，加深下颌中央窝。然后，根据需要延长中央窝，以建立前伸平衡殆。接下来，侧方移动殆架下颌体，通过扩大咬合窝，获得侧方平衡殆。每完成一种咬合运动的调磨后，就要检查在其余运动时的接触，并进行必要的调磨，使得下颌运动平顺、不卡顿。

完成所有运动时下后牙中央窝的调磨后，松开殆架两侧的髁球锁，下颌体可以进行自由运动，进行平衡殆的精细调磨，对任何干扰的接触点进行细微调整。

图31.14和图31.15显示了调磨后的咬合接触，咬合纸印记可以反映出清晰的正中咬合和模糊不清的非正中咬合接触。下颌功能运动平顺、无卡顿。

Treating the Complete Denture Patient, First Edition. Edited by Carl F. Driscoll and William Glen Golden.
© 2020 John Wiley & Sons, Inc. Published 2020 by John Wiley & Sons, Inc.
Companion website: www.wiley.com/go/driscoll/denture

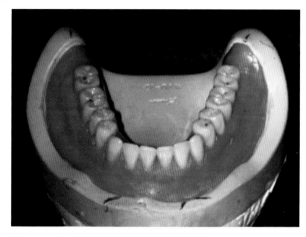

图31.1　在下颌后殆面形成臼形（凹坑）。

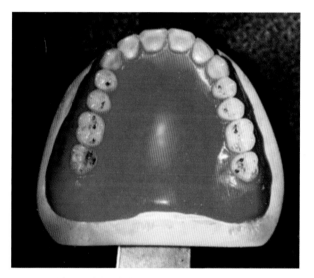

图31.2　检查上颌舌尖与下后牙接触的印记。

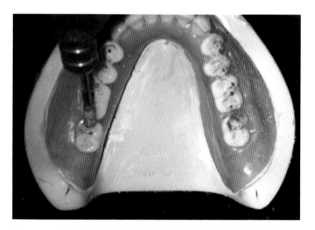

图31.3　使用直机和圆头的丙烯酸树脂磨头扩大凹坑。

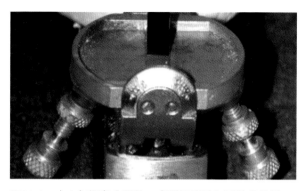

图31.4　小心加深各个凹坑，直到切导针与切导盘接触。

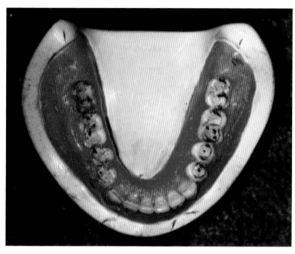

图31.5　检查下颌义齿基托磨牙后垫区是否与上颌义齿有接触。

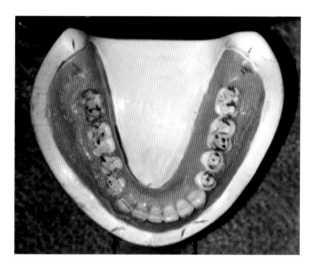

图31.6　通过调磨下颌牙齿在前伸运动时的引导斜面，来加宽咬合接触凹坑。

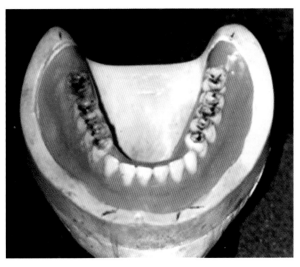

图31.7 使用咬合纸的黑色面标记正中咬合接触点。

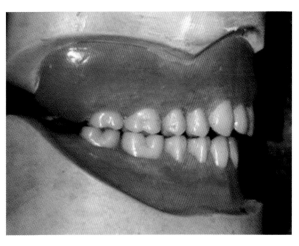

图31.10 调整侧方平衡殆时，先将一侧的髁球锁定在中心位置，本侧髁球进行纯旋转运动，然后打开对侧的固定螺钉，使本侧髁球可以滑动。

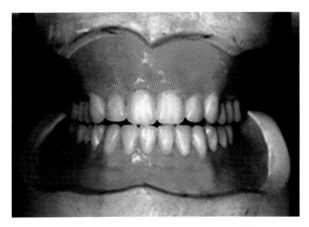

图31.8 检查前伸运动时前牙与后牙是否同时接触。

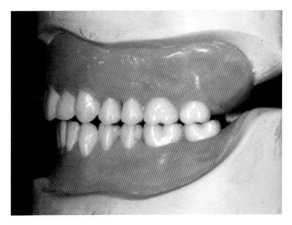

图31.11 前后移动殆架的滑动侧，进行调磨，然后在另一侧重复该过程。

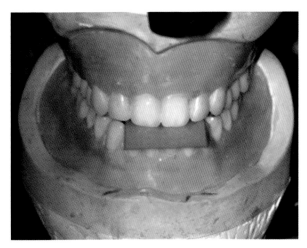

图31.9 使用咬合纸间的隔离纸，检查侧方运动时前牙是否存在接触。

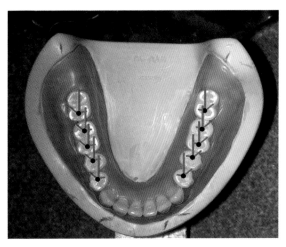

图31.12 红色线条标记了人工牙在侧方和前伸运动中的运动轨迹。

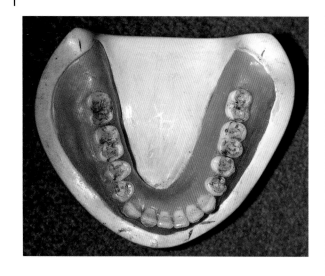
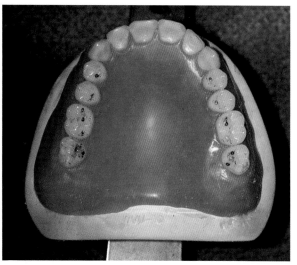

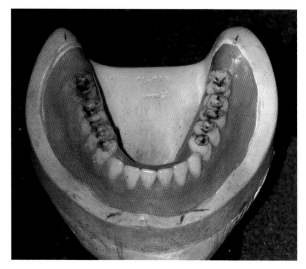

图31.13~图31.15　正中咬合的点状接触，非正中运动中产生的接触印记模糊不清。

32

解剖式人工牙的平衡殆调磨
Equilibrating Fully Anatomic (30°) Set-Ups

为了确保解剖式全口义齿的固位和稳定，必须在交付患者使用前调磨，使咬合协调。

32.1　工具和材料

（1）口镜。

（2）手机和合适的磨头。

（3）完成再次上殆架的上颌模型。

（4）完成再次上殆架的下颌模型。

（5）咬合纸。

（6）铝蜡。

（7）压力指示剂（PIP），毛刷。

（8）汤普森定位棒（一端有不可擦除的蓝色墨水印迹）。

32.2　流程

使用薄咬合纸记录咬合接触（图32.1），使用较大的钨钢磨头进行调磨（图32.2）。过小磨头会在殆面上形成凹坑。过厚的咬合纸会形成很多咬合印记，很难确定真正的咬合接触点。咬合纸包装中用来分隔的半透明纸，可以用来检查上下颌人工牙是否有咬合接触。

首先，在正中关系位完成义齿模型的再次上殆架。义齿送回到技工室时，检查切导针归零。由于"加工误差"，切导针会有一定程度的抬高。调磨人工牙的中央窝，直到切导针与切导盘接触（图32.3）。存在咬合接触的牙尖被称为"正中支持牙尖"（图32.4），无论是正中咬合还是前伸或者侧方咬合调磨时，都不可以调磨正中支持牙尖。

图32.5为完成正中咬合调磨的义齿。右侧咬合状态看上去更紧密一些，但是左侧咬合不紧密，下颌位置比原始记录偏向近中（图32.6）。正面观察可见，后牙有一定的水平覆盖（图32.7）。解剖式人工牙的水平覆盖较小。这是由于功能尖必须与对颌牙的中央窝和沟接触。

图32.8和图32.9为平衡殆调磨之前的义齿，图32.10和图32.11为调磨完成后的义齿。调磨前，只有少量的咬合接触点。调磨后，咬合接触点变多。

建立平衡殆时，尽管在平衡侧只有一个稳定的咬合接触，但是在工作侧应该有多个咬合接触。这种关系将形成非常稳定三脚架效应。如果工作侧只有一个接触点，将会形成一个非常不稳定的旋转轴。下图显示了左侧的工作侧咬合接触（图32.12）和右侧的前磨牙和磨牙的平衡侧接触（图32.13和图32.14），要求后牙在工作侧、平衡侧和前伸时同时接触。上下颌前牙只有在前伸时发生接触。用钨钢磨头调磨牙尖，形成平衡殆（图32.15）。

按照BULL原则进行侧方运动的调磨，即工作侧调磨上颌牙的颊尖和下颌牙的舌尖。平衡侧调殆时，调磨上颌牙的腭尖颊斜面和下颌牙的颊尖舌斜面。也就是说，平衡侧调磨时也符合BULL原则，

Treating the Complete Denture Patient, First Edition. Edited by Carl F. Driscoll and William Glen Golden.
© 2020 John Wiley & Sons, Inc. Published 2020 by John Wiley & Sons, Inc.
Companion website: www.wiley.com/go/driscoll/denture

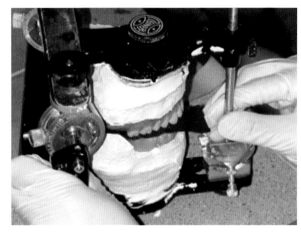

图32.1　用薄的咬合纸记录各种咬合关系下的牙齿接触。

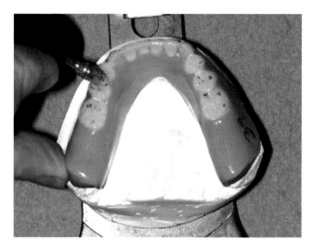

图32.4　存在咬合接触的牙尖被称为"正中支持牙尖"。

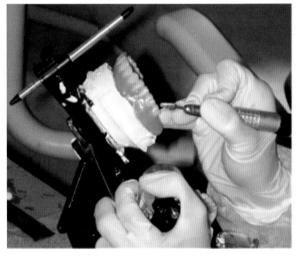

图32.2　使用较大的丙烯酸树脂磨头进行咬合接触调磨。

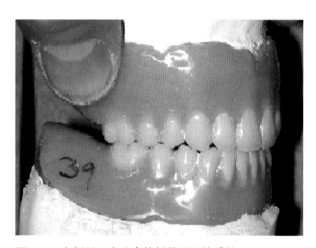

图32.5　右侧的正中咬合接触是可以接受的。

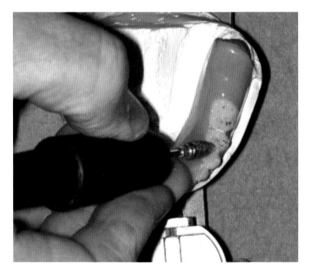

图32.3　调磨人工牙的中央窝，直到切导针与切导盘接触。

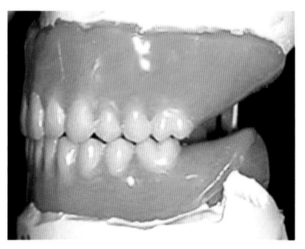

图32.6　左侧咬合关系不佳，下颌位置比原始记录偏向近中。

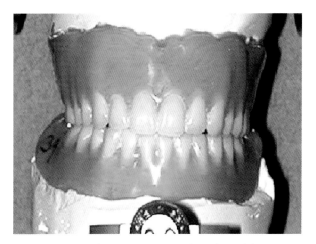

图32.7 正面观察可见，后牙有一定的水平覆盖。

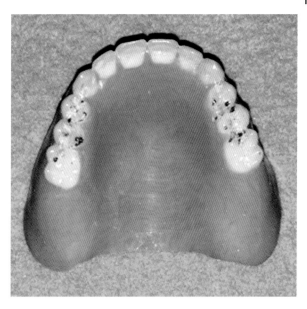

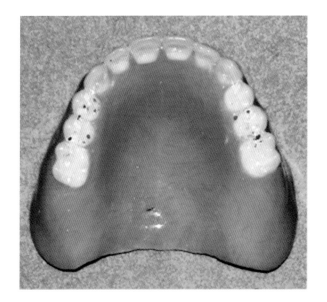

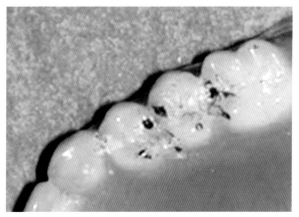

图32.10和图32.11 进行平衡𬌗调磨之后的义齿。

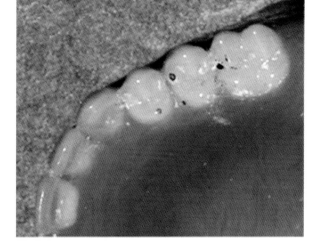

图32.8和图32.9 进行平衡𬌗调磨之前的义齿。

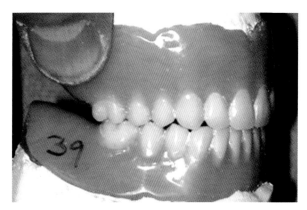

图32.12 左侧的工作侧咬合接触。

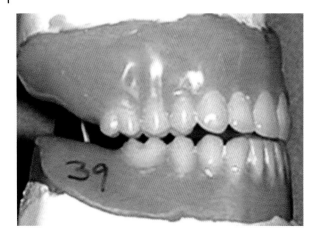

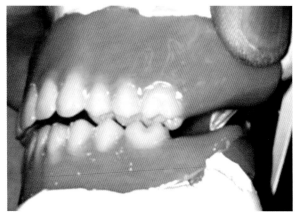

图32.13和图32.14　右侧前磨牙和磨牙的平衡侧接触。

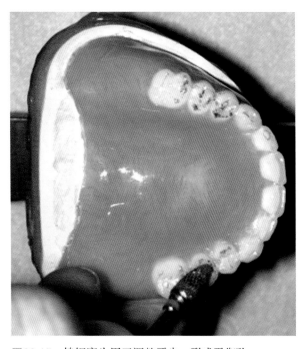

图32.15　钨钢磨头用于调整牙尖，形成平衡𬌗。

即调磨与正中支持尖上颌牙腭尖的颊斜面和下颌牙颊尖的舌斜面。不可以降低平衡侧的牙尖下颌向工作侧侧向移动时，平衡侧只需要有一个接触点（滑动接触）就可以实现侧方平衡𬌗。但是，平衡侧接触点更多则更好。

需要注意，侧方运动咬合调整时，工作侧的髁球是锁定在正中位置的，而平衡侧的髁球是锁定打开的，这足以允许上颌第一磨牙的颊尖与下颌第一磨牙的颊尖对齐。

在侧方运动的过程中，前牙不应该发生接触。图32.16和图32.17显示了完成调𬌗后义齿左侧方运动时工作侧和平衡侧的咬合接触情况。图32.18和图32.19则显示了右侧方运动时上下颌人工牙的咬合接触情况。

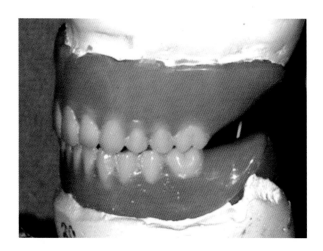

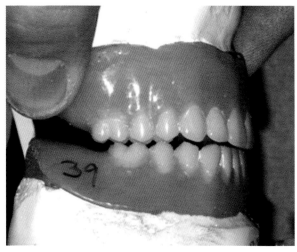

图32.16和图32.17　咬合调磨后，左侧方运动时上下颌牙齿的接触关系。

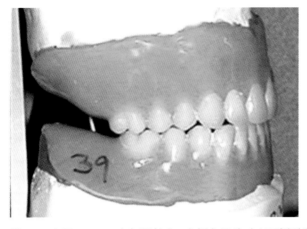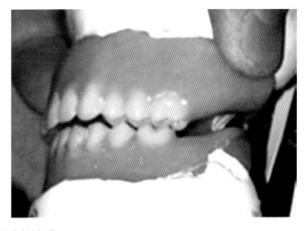

图32.18和图32.19 咬合调磨后，右侧方运动时上下颌牙齿的接触关系。

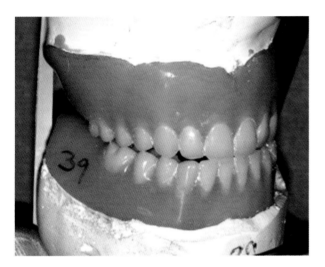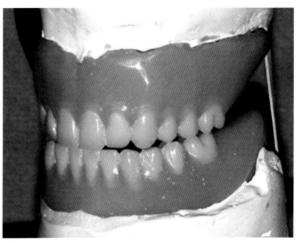

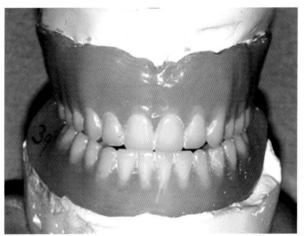

图32.20～图32.22 根据需要进行调磨，达到前伸殆平衡，注意避免调磨已经完成的正中咬合和侧方运动的接触区域。

根据需要进行前伸平衡殆调磨（图32.20～图32.22），注意避免调磨已经完成的正中咬合和侧方运动的接触区域。前伸平衡殆调磨完成后，再次对正中咬合和侧方平衡殆进行检查。

所有运动的平衡𬌗调整完成后，用半透明纸检查是否达到双侧咬合平衡接触。在前伸运动接触最终确定后，再次检查在正中和侧方运动中是否依然有咬合接触。

需要注意的是，进行前伸关系调磨时，打开髁球锁，下颌体前伸至上颌中切牙与下颌中切牙可切对切接触，同时上下颌中线对齐。前伸平衡𬌗要求切牙和后牙同时有咬合接触。

32.3 问题和错误

（1）在排牙阶段，未按照平衡𬌗排列人工牙。

（2）人工牙在包埋过程中明显移位（通常是由于包埋料硬度不足）。

（3）不恰当或过度地调磨破坏了咬合面的解剖形态，并对咬合平面、垂直距离、补偿曲线和咬合效率产生不利影响。

（4）正中关系调磨不足，切导针未接触到切导盘。

（5）在未完成正中咬合调磨前，就进行了侧方咬合调磨。

（6）对上颌人工牙的工作尖舌尖进行了调磨。

（7）对下颌人工牙的工作尖颊尖进行了调磨。

（8）对平衡侧上颌人工牙舌尖的舌斜面进行了调磨。

（9）对平衡侧下颌人工牙颊尖的颊斜面进行了调磨。

（10）工作侧人工牙接触时，平衡侧没有后牙持续接触。

（11）完成侧方运动调磨之前，就对前伸平衡𬌗进行调磨。

（12）前伸运动时，后牙接触，而前牙没有切对切接触。

（13）前伸和侧方运动时，前牙形成干扰。

33

无尖牙平面殆的平衡殆调磨
Equilibrating Complete Dentures Set in a Monoplane Occlusion

对无尖牙平面殆进行调磨时，使用湿/干砂纸对上颌义齿咬合面进行均匀磨低，砂纸应该放在稳定平整的桌面上（图33.1）。进一步的平衡殆调磨只局限于下颌义齿。需要注意的是，平面殆中下颌后牙区是没有向上曲线的。当调磨义齿人工牙以适应患者的髁导斜度时，就会产生问题。保证人工牙的咬合面与磨牙后垫的2/3处等高，可以最大限度地减少这个问题。

仔细观察会发现人工牙的咬合面是平的。可以将义齿放在平面上进行验证。平面殆的缺点是义齿看起来不太自然，如果前牙没有排列在平面上，会影响美观。

在无尖牙平面殆排列的下颌义齿调磨过程中，应该使用大的侧面平直的钨钢磨头。最好选择使用图33.2中的圆柱形车针。如果操作小心的话，也可以使用大钝头车针。

在下颌后牙殆面打磨平整，并在正中咬合时与上颌人工牙形成良好接触后，为了进一步改善咬合可以进行"砂纸精细打磨"。操作时，取下切导针，将湿/干砂纸放在上下颌义齿之间，有砂面朝向下颌牙齿（图33.3）。关闭殆架，用手掌根用力压住上颌体。将砂纸拉出一次或两次，实现对下颌义齿殆面的进一步精细调磨。注意避免过多磨除，这会影响义齿的美观和功能。

图33.3显示的是完成砂纸精细打磨步骤的义齿。图33.4和图33.5分别显示的是砂纸精细打磨前后的下颌义齿。可以看到，经过砂纸精细打磨后，义齿的咬合接触点分布更为均匀。

虽然平面殆排列的义齿并没有真正地达到"平衡"，但是平坦的表面形成协调接触，患者往往可以很好地使用义齿。尤其是对明显下颌后缩的Ⅱ类咬合关系患者。一般情况下，如果咬合平面不低于磨牙后垫2/3处，并且水平髁导设置与咬合平面倾斜角度一致时，都会取得很好的效果。

Treating the Complete Denture Patient, First Edition. Edited by Carl F. Driscoll and William Glen Golden.
© 2020 John Wiley & Sons, Inc. Published 2020 by John Wiley & Sons, Inc.
Companion website: www.wiley.com/go/driscoll/denture

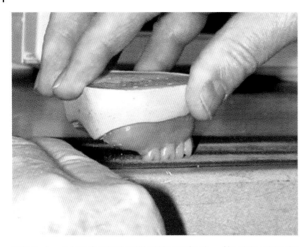

图33.1 对无尖牙平面𬌗进行调磨时，使用湿/干砂纸将上颌义齿打磨成平面，砂纸应该放在稳定平整的桌面上。

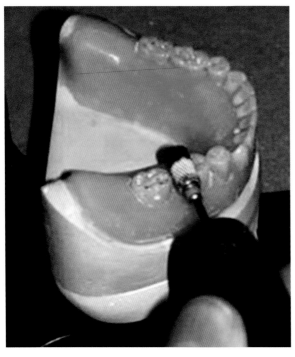

图33.2 使用大圆柱形钨钢车针的侧边，调磨无尖牙平面𬌗排列的下颌人工牙。

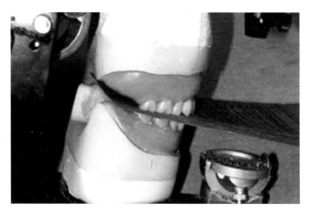

图33.3 将一张干燥的湿/干砂纸放在上下义齿之间，有砂面朝向下颌牙齿，锁紧髁球锁，关闭𬌗架，拉动砂纸摩擦调磨下颌人工𬌗面。

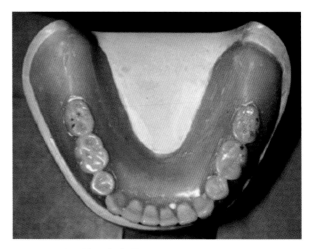

图33.4 砂纸精细打磨前的下颌义齿。

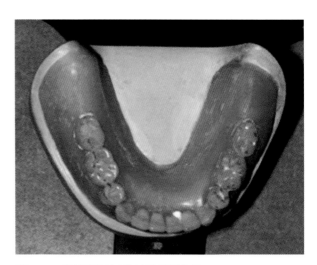

图33.5 砂纸精细打磨后的下颌义齿。

34

全口义齿常见问题的解决方法
Troubleshooting Complete Denture Problems

以下是引起全口义齿适合性差、功能差的常见原因：

（1）下颌义齿不稳定。

（2）上颌义齿不稳定。

（3）咬颊。

（4）正中折裂。

（5）人工牙和基托边缘折断。

（6）义齿不美观。

（7）牙龈瘤。

（8）乳头状增生。

（9）组合（凯利）综合征。

（10）咀嚼能力差。

（11）发音不清晰。

（12）恶心。

这些问题的主要原因如下：

（1）人工牙未排列在牙槽嵴顶。

（2）边缘过长。

（3）边缘过短。

（4）人工牙排列过于靠前。

（5）人工牙向后倾斜。

（6）人工牙向前倾斜。

（7）垂直距离不正确。

（8）人工牙未形成双侧平衡𬌗。

（9）模型未按照正中关系上𬌗架和排牙。

（10）前牙覆𬌗过深。

（11）未进行临床再次上𬌗架。

（12）人工牙平衡𬌗调磨不到位。

（13）对Ⅱ类关系患者排列解剖式人工牙。

（14）按照天然牙列位置排列人工牙。

（15）没有设置后腭封闭区或者封闭不良。

（16）未去除的隆起。

（17）患者需求。

（18）保险公司的要求。

患者相关的因素也会影响义齿的固位和稳定：中度至重度牙槽嵴吸收、不利的口底形态、舌后缩、唾液量减少和神经肌肉控制不良。这些患者相关的因素都是医生无法控制的。然而，我们必须处理这些问题。必须与患者进行充分沟通和健康教育，帮助他们对义齿的功能和美观恢复形成正常的期望值。

对于这些患者相关的问题，也可以通过一些可能的措施，提高全口义齿修复的成功率。这些措施包括使用骨结合种植体、义齿粘接剂、永久性硬衬或者软衬，或者修理、调整、重新制作义齿。

Treating the Complete Denture Patient, First Edition. Edited by Carl F. Driscoll and William Glen Golden.
© 2020 John Wiley & Sons, Inc. Published 2020 by John Wiley & Sons, Inc.
Companion website: www.wiley.com/go/driscoll/denture

适合性及功能不佳的全口义齿会进一步影响牙槽骨以及周围组织的结构稳定性，长期佩戴这样的义齿会引起牙槽骨的进一步吸收（图34.1）。而牙槽嵴的吸收又会造成义齿固位和稳定性的持续下降，这样的恶性循环会导致硬组织的持续破坏吸收。

下颌义齿的稳定是治疗难点。如果人工牙排列在牙槽嵴顶并且满足双侧平衡𬌗，可以改善义齿的稳定性。因此，排牙时应仔细，戴牙时可进行临床再次上𬌗架，以获得良好的平衡𬌗。当患者抱怨下颌义齿不稳定时，可能的原因包括边缘过长或过短或人工牙排列位置不良。人工牙排列不良可表现为：前牙覆𬌗过深、人工牙偏离牙槽嵴顶、咬合干扰、人工牙轴向过于外倾或者内倾。如果牙齿的排列位置正确，义齿不稳定的问题可以通过临床再次

上𬌗架和平衡调磨得以解决。

解剖式后牙形成的补偿曲线应与前牙的覆𬌗程度相协调（图34.2）。下颌前牙不可以排列在唇侧前庭沟底的外侧。下颌后牙应该排列在牙槽嵴顶上方。对于解剖式人工牙，其工作尖应该排列在下颌牙槽嵴顶的上方（图34.3）。对于无尖牙，下颌后牙的中央窝应排列在下颌牙槽嵴顶的上方。人工牙距离牙槽嵴顶越远，就越容易造成义齿倾斜和脱位（图34.4）。

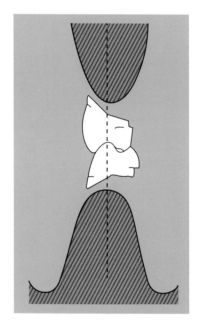

图34.3　解剖式下颌后牙的工作尖应该位于下颌牙嵴顶的上方。

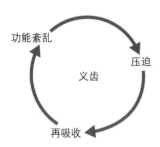

图34.1　佩戴义齿会对承托区组织造成持续的压迫，进而造成骨吸收。

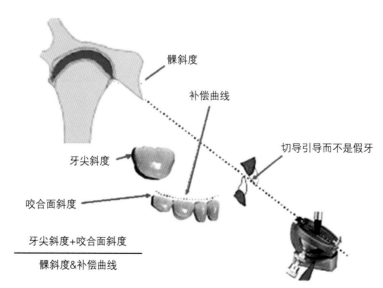

图34.2　解剖式后牙形成的补偿曲线应与前牙的覆𬌗程度相协调。

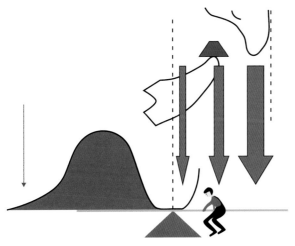

图34.4　人工牙偏离牙槽嵴顶越远，义齿的脱位力量越大。

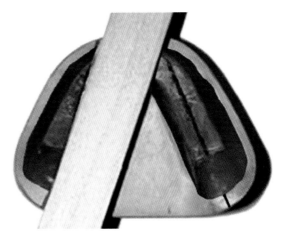

图34.6　使用圆珠笔将牙槽嵴中央位置标记到蜡𬌗堤上，指导上颌人工牙位置的调整。

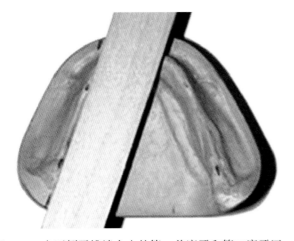

图34.5　在下颌牙槽嵴中央的第一前磨牙和第二磨牙区域进行标记，然后使用压舌片作为直尺将标记转移到石膏模型前部和后部的平台上。

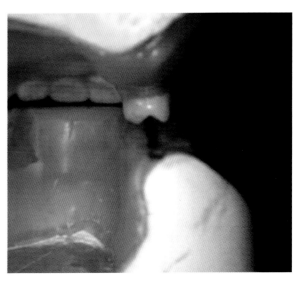

图34.7　解剖式下颌牙的颊尖应排在牙槽嵴顶上。

　　将上颌后牙排列在牙槽嵴上方的步骤如下：在第一前磨牙和第二磨牙区域标记出下颌牙槽嵴中央点，然后使用压舌片作为直尺将标记转移到石膏模型前部和后部的平台上（图34.5）。然后，可以使用圆珠笔将牙槽嵴顶线转移到蜡𬌗堤上，并相应地调整上颌人工牙（图34.6）。调整解剖式下颌人工牙位置，使其颊尖位于牙槽嵴顶上（图34.7）。

　　如果基托边缘过长，可使用边缘指示蜡指示出基托暴露的区域，进行调磨。如果边缘过短，可以将义齿进行重衬或者基托更换，或者重新制作全口义齿。如果人工前牙覆𬌗过深、偏离牙槽嵴、颌位关系不协调、过于唇倾或舌倾，则可能需要磨除原人工牙重新排牙甚至重新制作义齿。如果只是人工牙有轻微的早接触，仅需要临床再次上𬌗架并在𬌗架上精细咬合调整获得平衡𬌗。

　　种植体可以为全口义齿提供辅助固位，但是种植体辅助固位的覆盖义齿也应该符合平衡𬌗规则。种植体与义齿基托间需设置缓冲空间增强义齿的抗折裂能力（图34.8）。除了常规的骨结合种植体，微小种植体也可用于全口覆盖义齿，但是患者

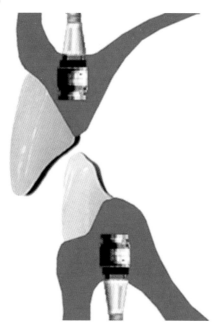

图34.8　义齿基托组织面与种植体相对应的区域需要进行缓冲，否则会降低义齿的抗折裂能力。

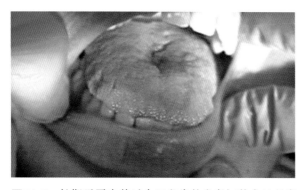

图34.9　长期无牙未戴过全口义齿的患者初戴全口义齿时，需要告之患者义齿基托会影响舌体的运动，但随着义齿戴用时间的延长，舌体会逐渐变小并适应义齿提供的空间。

咬合力量的增大会导致人工牙或义齿基托断裂的可能性。

无牙颌患者的舌头没有牙齿的限制，会逐渐增大，同时因咀嚼功能丧失，患者会养成用舌头将食物压在上腭以磨小食物的不良习惯，这样会导致巨舌症。戴用全口义齿后，舌头会逐渐适应义齿所提供的空间，但这需要几周的时间，因此需要患者的配合。戴牙时需充分告知患者这一情况（图34.9）。

检查义齿基托舌侧边缘伸展是否合适时，可嘱

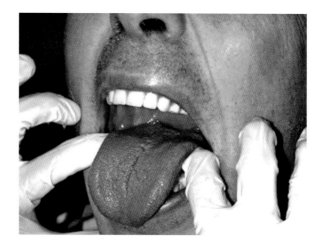

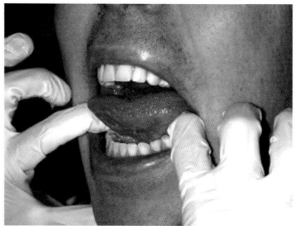

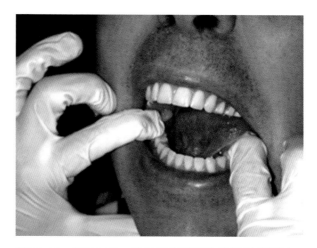

图34.10 ~ 图34.12　检查义齿舌侧边缘伸展情况时，让患者抬起舌头并用力前伸，观察下颌义齿是否发生移位。

患者抬起舌头并前伸，观察下颌义齿是否发生移位（图34.10 ~ 图34.12）。通常，舌系带区域需充分缓冲以减少义齿不稳定性。

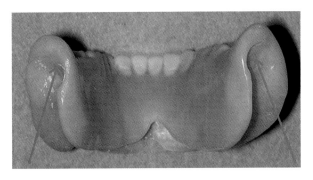

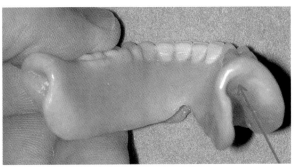

图34.13和图34.14 下颌舌骨后窝的倒凹区域对于下颌义齿的稳定非常有益。

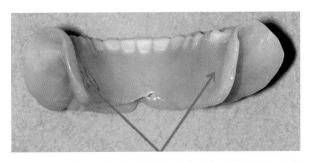

图34.15 下颌义齿舌侧翼缘在舌骨后窝区域的形态和伸展范围与义齿的固位相关。

如果患者能习惯，使义齿舌侧翼缘在下颌舌骨后窝的倒凹区域充分伸展（图34.13和图34.14）对下颌义齿的稳定非常有益。对于前牙区牙槽嵴严重吸收的病例，这一点更是非常重要。下颌义齿舌侧翼缘的形态也会影响义齿的固位（图34.15）。义齿戴入时，先将后部就位，再向前滑动使前部就位。这样可以充分利用下颌舌骨嵴下方的倒凹改善义齿的固位和稳定。

如果患者抱怨上颌义齿不稳定，这通常是由于牙槽嵴吸收（图34.16）、后堤区封闭不足、人工牙与牙槽嵴相对关系不良、边缘过长或过短、上颌隆

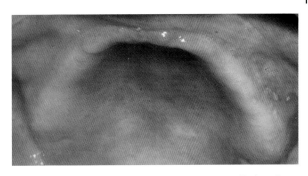

图34.16 上颌义齿不稳定最常见的原因是牙槽嵴吸收。

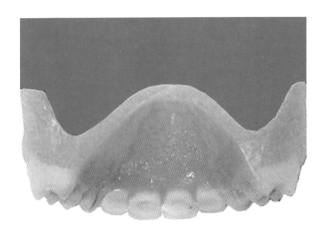

图34.17 义齿就位时，牙槽嵴应该与义齿组织面紧密贴合。

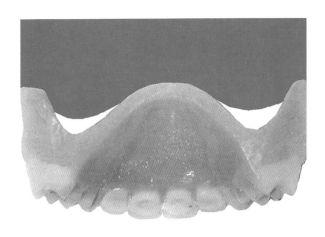

图34.18 长期佩戴全口义齿后，牙槽嵴出现吸收，但硬腭不发生吸收，义齿就会在硬腭区域形成支点。

突缓冲不足造成的。义齿就位时，应该与义齿组织面牙槽嵴紧密贴合（图34.17）。义齿戴用过程中，牙槽嵴出现吸收，而硬腭不发生吸收，这时义齿就会在硬腭区域形成支点（图34.18）。

如果是牙槽嵴吸收引起的问题，通常可通过重衬、更换义齿基托或者重新制作义齿来解决。如果是后堤区封闭不充分引起的问题，则可在后堤区添加丙烯酸树脂进行局部重衬解决问题。如果排牙位置不正确，那就需要磨除人工牙，重新排牙。

如果义齿边缘太长，需要在边缘指示蜡的指导下进行调磨（图34.19和图34.20）；如果前庭沟很浅或系带附丽过高（图34.21），义齿的翼缘形态应与之适应。如果个别托盘边缘过长或者边缘整塑不当，都可能造成义齿翼缘在这些区域的过度延伸。

对义齿边缘伸展范围进行仔细检查，避免过度伸展。检查下颌义齿舌侧基托伸展情况时，嘱患者向前伸出舌头（图34.22），观察义齿是否发生移动。接着，让患者将舌头向左移动（图34.23）和

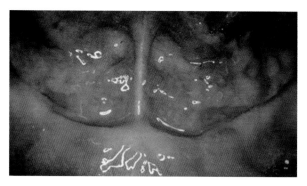

图34.21　如果前庭沟很浅或系带附丽过高，义齿的组织面也应有相应的形态调整。

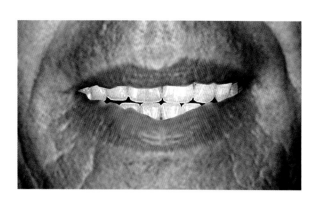

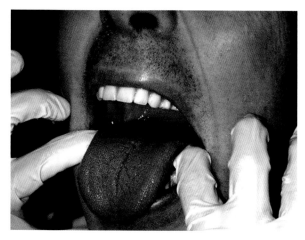

图34.22　让患者尽量向前伸出舌头。

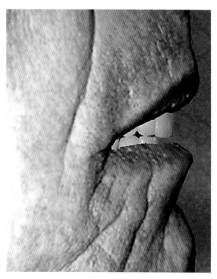

图34.19和图34.20　有经验的医生可以很容易分辨出过度伸展的基托边缘。

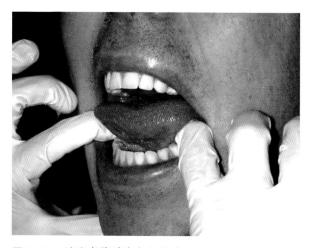

图34.23　让患者将舌头向左运动。

右侧运动（图34.24），观察义齿是否发生移位。如果义齿基托过度伸展，会在患者口内相应位置形成溃疡。

边缘指示蜡也可以用来检查义齿基托边缘的伸展情况（图34.25）。本病例展示的是将边缘指示蜡装入废弃的一次性注射器中，将指示蜡注射到义齿边缘。边缘指示蜡和压力指示剂（pressure indcator paste，PIP）有一定的差别，其中边缘指示蜡更稠一些。

延伸不足或者过度延伸的处理方法如下：

（1）如果边缘延伸不足，进行义齿更换组织面。

（2）如果义齿组织面上颌隆突存在高点，可以通过手术缩小或去除隆突，也可重衬或重新制作义齿。

（3）如果上颌义齿在第一次戴牙时就没有足够的吸附力，很可能是后堤区封闭不良引起的。可以对义齿进行重衬形成后堤封闭。

（4）如果后堤区封闭不良，也可以先磨除这部分基托，再将义齿戴入口内制取局部藻酸盐印模（图34.26）。使用Ⅱ型石膏进行灌模，在模型上修整出后堤区形态（图34.27）。另一种方法是在义齿的后腭区添加边缘整塑蜡，形成功能性边缘封闭

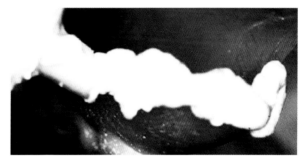
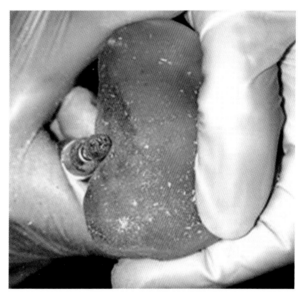

图34.25 使用边缘指示蜡检查义齿边缘的长度。

图34.26 如果后堤区封闭不良，可以先磨除这部分基托，再将义齿戴入口内制取藻酸盐印模。

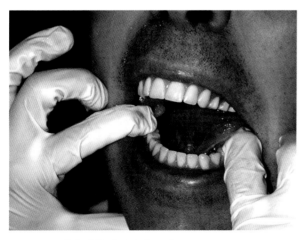

图34.24 让患者将舌头向右运动。

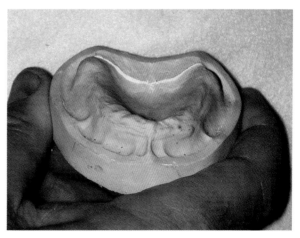

图34.27 使用Ⅱ型石膏进行灌模，对模型后腭封闭区进行主观刮出。

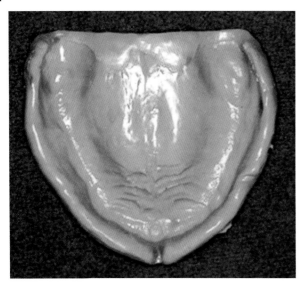

图34.28 在义齿的后腭区添加边缘整塑蜡，形成功能性边缘封闭。

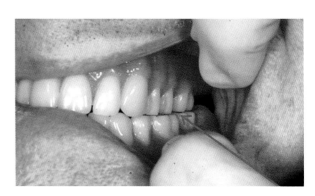

图34.30 咬舌或咬颊的问题往往是由于后牙覆盖不足造成的。

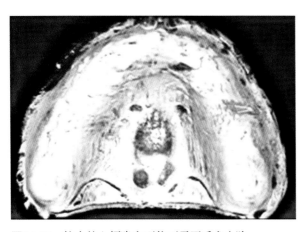

图34.29 较小的上颌隆突可能不需要手术去除。

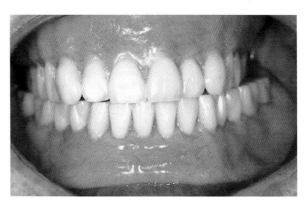

图34.31 牙齿可能需要排列成反𬌗关系，避免咬颊。

（图34.28）。这两种方法后续均需要进行装盒、包埋和充胶（通常使用自固化树脂）。

如果患者在戴牙后出现组织疼痛，请患者指出压痛的位置，用标记棒标记口内的压痛处，把义齿戴入口内数秒，取出义齿并检查印有标记的区域，用丙烯酸树脂车针进行调磨。

如图34.29所示的上颌隆突可能不需要切除或缩小。如果牙槽嵴不进一步发生吸收，一般就不存在问题。这一区域的组织很薄，一般不会出现乳头状增生，所以这个区域应该充分缓冲。但是当对义

齿的组织面进行调磨缓冲时，可能会造成义齿基托过薄，增加基托折裂的可能性。

咬舌或咬颊的问题往往是由于后牙覆盖不足造成的（图34.30）。这个问题在Ⅱ类颌间关系、前伸运动范围过大的患者中更为多见。如果牙弓中最远中的后牙排列为对刃关系时，患者很可能出现咬颊或者咬舌。可将后牙改为反𬌗关系，以避免咬颊发生（图34.31）。

当下颌从正中关系（图34.32）向前移动到前伸关系时，上下颌义齿的人工牙更容易出现对刃关

系（图34.33）。Ⅱ类颌间关系为了达到前伸关系，下颌向前移动得更多，因此更容易出现咬颊或咬舌现象。Ⅱ类患者容易习惯性下颌前伸，因此在排列牙齿时需要预期和补偿这种变化。虽然图34.32和图34.33中的下颌牙齿看起来不同，但实际上是相同的，只是相对上颌牙齿的位置发生了变化。我建议对这类患者使用无尖牙和平面拾的拾型。

为了纠正覆盖不足，调磨最偏舌侧牙齿的颊面，往往是最远中的牙齿。在有过度前伸运动的Ⅱ类颌间关系的情况下，可能需要将下颌无尖牙排列为反拾关系。

巨舌症（图34.34）通常是由于缺乏牙齿对舌头的约束而导致的，通常是下颌牙齿缺失多年，长期未行义齿修复，习惯在上颌假牙或修复后的牙列上压碎食物。此类问题的处理需要通过患者教育和增强依从性来解决。

引起义齿的折裂原因较多。在义齿修理前，必须先分析引起义齿折裂的原因并尝试消除或纠正这一原因（图34.35）。在试图修复折断的牙齿或折裂的边缘之前，需要评估所有导致断裂的因素。

对于即刻全口义齿而言，因为考虑到义齿拔除后牙槽嵴会发生吸收，覆盖拔牙区域的基托以及基

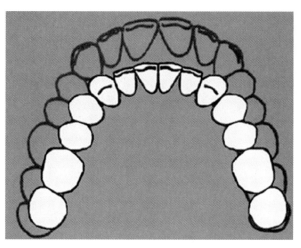

图34.32 正中咬合时下颌牙与上颌牙的相对位置关系。

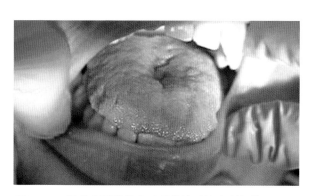

图34.34 巨舌症通常是由于舌体缺乏约束引起的。

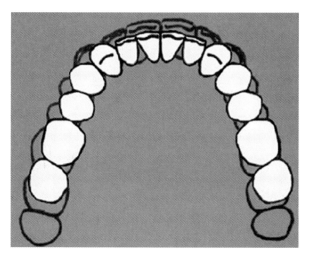

图34.33 下颌前伸关系时下颌牙与上颌牙的相对位置关系。

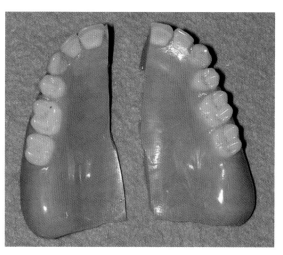

图34.35 多种原因都可以引起义齿基托的折裂。修理前，必须分析、确定以及纠正引起义齿折裂的原因。

托边缘都制作得比较薄，这就需要在拔牙6个月左右对即刻全口义齿进行重衬，改善义齿贴合性并加厚基托。

正中折裂常发生于即刻全口义齿，一般需要对即刻义齿进行重衬或者重新制作正式全口义齿。义齿戴用过程中，牙槽嵴会出现吸收，但硬腭不发生吸收，这样义齿就会在硬腭区形成支点，导致义齿易于在这里折断。建议拔牙6个月、软硬组织完全愈合并相对稳定后重新制作正式的全口义齿。如果即刻全口义齿损坏，最好制作一副新的义齿，因为仅仅修理薄弱的区域通常不能解决问题。如果义齿正中折裂的原因是排牙不当，应考虑重新排牙或重新制作义齿。如果是由于上颌隆突引起的，可以考虑手术去除或者缩小隆突。

种植体辅助固位的全口义齿中，种植体上部结构上方的丙烯酸树脂也比较薄。种植体的植入会增加义齿的稳定性，患者就更容易对义齿施加更大的咬合力量。再加上固位部件周围较薄的树脂基托，抗力不足，义齿也容易在这些部位发生折裂。因此在义齿的使用期限内对这些区域进行保护，可以通过改变附着体类型和义齿修理解决种植体辅助固位义齿折裂的问题。同时，必须对患者进行健康教育，嘱咐其不能咀嚼过硬食物。也可以通过加厚种植体上部结构上方的基托厚度来提高义齿的抗折裂性能，但这样会影响义齿美观。

全口义齿也可能因为掉落或者意外导致发生折裂（图34.36和图34.37），因此需要小心使用。对于已经折裂的义齿，可以将折断部分准确对位并修理。如果折裂的两部分不能准确地对位，盲目尝试修理义齿通常是浪费时间。如果人工牙破损或脱落，应该尽量用形态和颜色一致的人工牙进行替换修理。全瓷人工牙常会削弱义齿基托强度，如果患者的咬合力过大，人工牙或基托树脂可能会折裂。需要对患者说明引起折裂的原因，并且建议患者将全瓷人工牙更换为树脂人工牙。

义齿的美观效果不佳可能是由前牙排列过于偏唇侧、轴向过于内倾、人工牙型号与颜色不合适等原因造成的。如果义齿美观效果不佳的原因是人工牙暴露过多，其可能原因之一是义齿基托边缘过长，可对义齿基托进行调磨。如果人工牙形态、颜色、排列不当引起的美观不良，则需要重新选择人工牙、排牙，或者重新制作义齿。即刻全口义齿修复时，由于牙槽嵴没有吸收，修复空间有限，通常会选择较短的人工牙。患者在接受即刻全口义齿治疗计划时，应告知6个月后需要重新制作义齿。

缝龈瘤是一种刺激性纤维瘤，是由于长时间佩戴不合适的义齿造成的，发生于义齿边缘的龈瘤（图34.38和图34.39）。有些龈缝瘤的体积很大，并且质地坚硬。治疗方法包括手术切除和使用组织调节剂衬垫义齿。6周后，若术区愈合良好，可对义齿进行重衬或者制作新义齿。

乳头状增生是由佩戴不合适义齿引起的组织

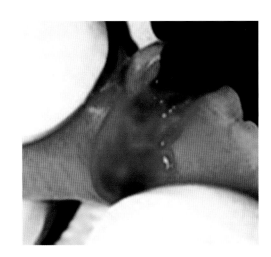

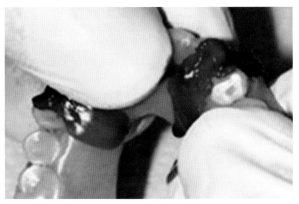

图34.36和图34.37　需要告知患者义齿掉落等意外会导致义齿折裂。

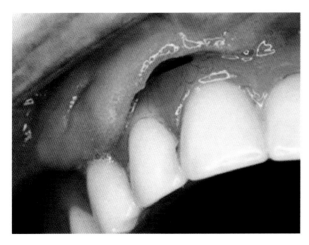

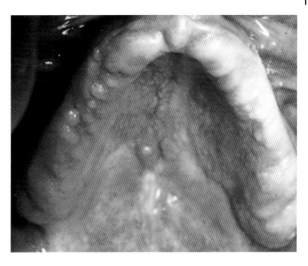

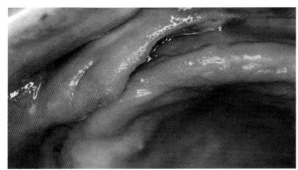

图34.38和图34.39　缝龈瘤是一种刺激性纤维瘤，是因为长期佩戴不合适的义齿造成的。

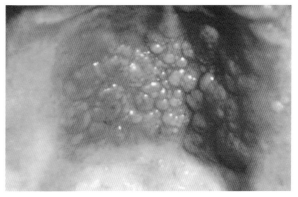

图34.40和图34.41　乳头状增生是由佩戴不合适义齿引起的组织过度生长。

过度生长（图34.40和图34.41）。通常发生在上腭前部，与为了改善上颌全口义齿固位在其组织面设计的吸盘装置有关。乳头状增生的发生不应与白色念珠菌感染有关，主要是因为义齿不密合、睡眠时佩戴义齿和不良的口腔卫生引起的。可以通过外科手术切除病变后对原义齿组织面进行重衬进行治疗。通常使用大樱桃形的磨头或者金刚砂技工室车针进行调磨，经组织调节剂衬垫的旧义齿可以起到加压装置的作用，患者可以持续佩戴义齿直到组织愈合。建议至少每3周更换组织调节剂以促进组织愈合。

　　组合（凯利）综合征通常发生在上颌为半口义齿修复而下颌为游离端可摘局部义齿修复的患者。临床表现为上颌前牙区牙槽嵴松软，并常伴有上颌结节下垂。最好的治疗方法是对上颌前牙区进行骨增量手术，同时切除上颌结节，最后重新制作义齿。组织愈合期间可用组织调节剂对现有的义齿进行衬垫后继续使用。必须告知患者，不能用前牙咀嚼食物，因为这种习惯会加剧前牙区牙槽嵴的吸收。

　　如果患者抱怨义齿咀嚼功能不良，应该仔细检查义齿，找出问题原因。常见原因包括：人工牙排列不当、未获得平衡𬌗、多种原因引起的义齿不稳定（𬌗型不适合患者的具体状况、患者的神经肌肉控制能力差、下颌骨严重萎缩等）。对于牙槽嵴严重萎缩的患者，义齿无法提供充足的咀嚼力。因此，全口义齿修复前必须与患者充分沟通，帮助患者对义齿修复效果建立正确的认识。

对于Ⅱ类颌间关系、后牙反𬌗、神经肌肉控制不良的病例，可以使用无尖人工牙和平面𬌗型，减少咬合问题。仔细的排牙、临床端再次上𬌗架、𬌗平衡都有利于义齿避免此类问题。必要时可以进行牙槽嵴增量和/或种植解决牙槽嵴重度吸收患者的治疗难题。

如果患者发音不清，可能的原因包括：垂直距离恢复不当，上颌前牙位置不当、后牙位置不当影响舌体正常功能运动空间、上颌义齿的前腭区域过厚或过于光滑等。如果患者只是"s"音受影响，考虑主要原因是垂直距离恢复不当，可重新排牙或重新制作义齿。

如果前牙暴露过多，并且患者没有吞咽困难，则需要考虑义齿边缘过度延伸的可能性。这时需要检查前庭沟的深度。首先调改系带附着区域，然后继续处理其他过度延伸的边缘。如果人工牙切缘与下唇曲线不协调，应该重新排牙。

如果垂直距离恢复过高，患者会出现吞咽困难，同时义齿叩击声。如果垂直距离恢复过低，患者会出现发音不清，比如不能发出"s、f"音。这些问题可以通过再次确定合适的垂直距离来解决。过于光滑的上腭会导致发音不清。过厚的上腭基托可能会影响舌体的空间，导致患者恶心和"ch、th"音发音障碍。如果𬌗面过高，患者发"f"音时，下唇就不能与上前牙接触。所有这些问题都可以在试戴蜡义齿时进行评估和纠正。

对于其他常见的患者主诉和表现，表34.1列出了解决方案。

压痛位置一般比较容易定位。早期压痛点可能表现为红色，后期也可能表现为白色溃疡。先不要对没有压痛表现的区域进行调磨。在义齿组织面涂抹压力指示剂（图34.42）并戴入口内。义齿组织面的高点，会导致压力指示剂被推开、基托暴露（图34.43）。对印记处进行调磨，复位义齿。告知患者

表34.1

问题	解决方法
基托夹住可移动组织	重衬或者换底
喉咙痛：后堤区远中延伸过度	打磨和抛光
喉咙痛：舌侧翼缘过度延伸	打磨和抛光
垂直距离过高	降低垂直距离，重新排牙
牙齿撞击声	1. 调磨牙齿，降低垂直距离
	2. 重新排牙
	3. 更换义齿基托
义齿松动	1. 调磨人工牙，降低垂直距离
	2. 重新排牙
	3. 更换义齿基托
	4. 向患者解释宣教
舌体运动空间受限	1. 重新排牙齿和更换义齿基托
	2. 对患者进行健康教育
表面粗糙	1. 磨平和抛光
	2. 修理
咬颊	1. 小心地打磨下颌义齿颊侧外缘
	2. 重新排列上颌牙齿，增加覆盖，并更换义齿基托
食物滞留	1. 重新调整基托外形并抛光
	2. 对患者进行健康教育
丰满度不佳	1. 重新排牙
	2. 扩大牙弓
	3. 重新制作义齿
人工牙折裂	1. 纠正咬合
	2. 修理和替换牙齿
	3. 再向患者解释宣教
面容过于丰满	1. 重新排列牙和更换义齿基托
	2. 对患者进行健康教育
口周皱纹	1. 这是正常的解剖结构，不需要进行治疗
	2. 对患者进行健康教育
压痛	使用定位棒标记压痛处，进行调磨

可能需要数小时后疼痛才能缓解。

图34.44为过度伸展的义齿基托边缘造成下颌前部唇系带的损伤。压力指示剂显示基托边缘组织面存在高点。

在图34.45中，覆盖在尖牙隆起的义齿边缘处形成了局部溃疡。使用压力指示剂标记出高点区域（图34.46），进行适度调磨，否则不良刺激将继续发展为溃疡和感染。

如图34.47和图34.48所示，上颌唇系带区域是最常发生义齿基托过度伸展的位置。利用边缘指示蜡可以显示基托过度伸展的区域，并用小直径丙烯酸树脂磨头对该区域畸形调磨（图34.49）。

一定要注意下颌牙槽神经。在牙槽嵴严重吸收的患者中，下颌牙槽神经的一部分可能会暴露出来（图34.50）。这些区域的压力可能会引起明显的疼痛。

神经肌肉控制能力也是影响全口义齿修复成功的重要因素（图34.51）。舌功能和是否具有佩戴义齿的经历对判断全口义齿的预后具有重要作用。

义齿粘接剂至少有3种不同的形式：粉状、膏状和带状（封条状），衬垫型义齿稳固剂只有一种垫子状类型。我们通常不鼓励日常使用义齿粘接剂。在极少数情况下，粘接剂可能在短期内有助于保持新义齿位置。义齿固位，特别是对下颌半口义齿而言，是与神经肌肉控制密切相关的，所以需要患者多加练习，需要一定的学习适应时间。粉末型粘接剂在使用时将其撒在义齿湿润的组织面上（图34.52）。少量水流淋湿后即刻戴入口内（图34.53）。

永久性软衬（硅酮弹性体）可用于治疗义齿组织面慢性疼痛、磨牙症以及附着牙龈缺乏的病例，尤其适用于牙槽嵴低平和附着龈缺乏的患者，通常仅限于下颌义齿（图34.54）。但是，软衬禁用于口腔卫生差或口干症患者。相对于硬衬，软衬需要更频繁地更换。Molloplast® B就是一种硅酮弹性体。软衬材料的调磨需要使用特殊的磨头。

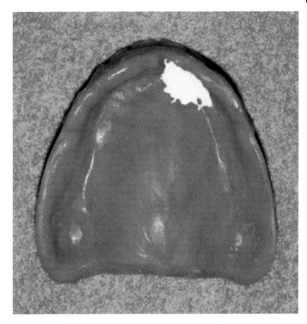

图34.42　将压力指示剂涂抹在压痛部位，然后将义齿戴回口内。

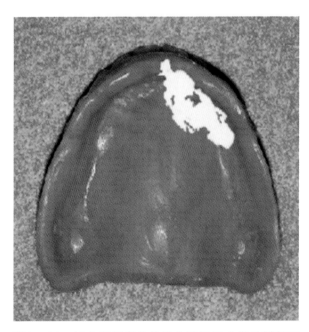

图34.43　口内有压痛的位置会通过压力指示剂留下印记。

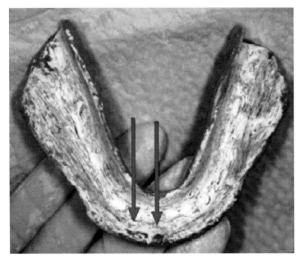

图34.44 过度伸展的义齿基托边缘造成下颌前部唇系带的损伤。

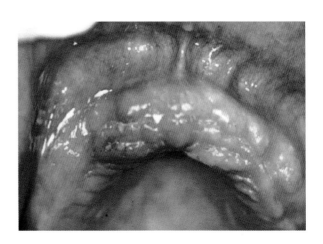

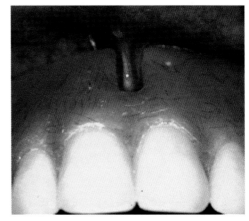

图34.47和图34.48 上颌唇系带区域是最常发生义齿基托过度伸展的位置。

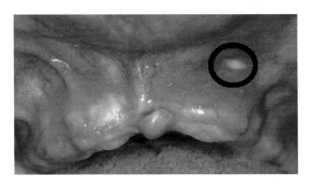

图34.45 覆盖在尖牙隆起的义齿边缘处形成了局部溃疡。

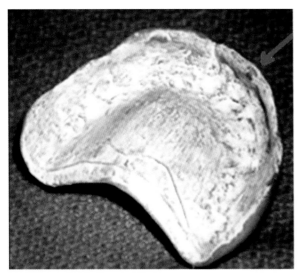

图34.46 使用压力指示剂对引起损伤的义齿基托区域进行标记，并用丙烯酸树脂磨头进行调磨。

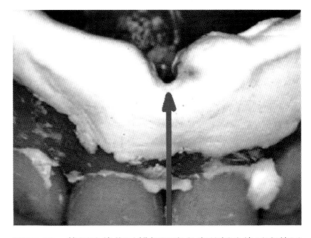

图34.49 使用边缘指示蜡标记出义齿基托边缘过度伸展的位置，并用丙烯酸树脂磨头进行调磨。

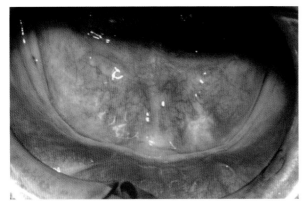

图34.50 下颌牙槽嵴严重吸收的患者，下牙槽神经的一部分可能暴露在下颌骨表面。

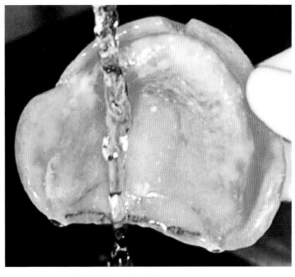

图34.53 轻轻淋湿义齿粘接剂。

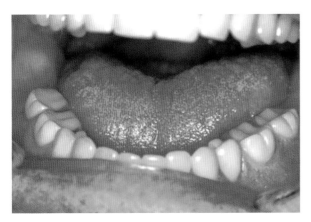

图34.51 神经肌肉控制的能力是影响全口义齿修复效果的重要因素。

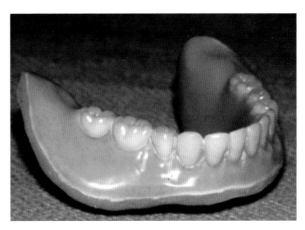

图34.54 永久性软衬（硅酮弹性体）可用于改善义齿组织面的慢性疼痛、磨牙症以及附着牙龈缺失，通常仅限于下颌义齿。

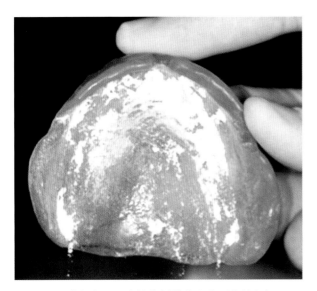

图34.52 将粉末型义齿粘接剂撒在义齿湿润的组织面上。

35

更换全口义齿人工牙
Replacing Teeth on a Complete Denture

有时候，人工牙会因为外伤撞击或与基托结合不良而脱落。在图35.1中，义齿基托和21牙都发生了断裂。对于人工牙和基托同时断裂的病例，首先修理义齿基托，然后进行人工牙替换，以保证基托折裂部分可以准确复位。在下面的图片中，用红色的Duralay树脂进行义齿修理，以显示修补的区域。在实际工作中，会使用与原义齿基托颜色非常相近的树脂进行修补。

替换断裂的人工牙时，先在人工牙的舌腭侧义齿基托上打磨一个固位沟槽（图35.2）。用粘蜡将人工牙固定在义齿基托上（图35.3）。人工牙的唇侧边缘不做调改。在人工牙表面和将被石膏导板覆盖的义齿区域涂抹分离剂。在替换牙齿的唇颊侧制作石膏复位导板（图35.4），向两侧延伸大约2个牙位（图35.5）。把人工牙放置在石膏复位导板中，并用粘蜡固定（图35.6），把导板复位到义齿上，并用粘蜡固定（图35.7）。人工牙应该与未修改的唇侧区域完全贴合。在人工牙上磨出固位槽，增加机械固位力（见图35.7箭头）。将导板复位，并在邻接区域用粘蜡固定。如果3颗牙齿缺失，先修理与稳固完整牙齿相邻的人工牙，再修理中间的人工牙。将自固化树脂充填到基托预备好的区域（图35.8）。这里用了粉红色的丙烯酸修理树脂，目的是与红色的Duralay树脂形成对比，以显示已经修理的区域。将义齿和模型浸在温水（115°F）浴中浸

泡10分钟。树脂完全固化后，从义齿上取下石膏导板，去除所有多余的丙烯酸树脂，进行高度抛光。必须小心不要打磨到人工牙。

如果发生多颗人工牙的断裂（图35.9），则小心地磨除断裂的人工牙（图35.10），对脱落或者断裂的牙齿舌腭侧基托进行打磨。同样，尽量不要调磨义齿的唇颊侧区域。仔细选择颜色、形状与旧义齿匹配的人工牙，用粘蜡固定（图35.11），并检查替换的人工牙是否与对𬌗牙没有咬合干扰。未固化的Triad树脂、黏土或橡皮泥都可用于固定牙齿。制作速凝石膏（最佳）（图35.12）或者使用硅橡胶油泥制作复位导板（图35.13）。复位导板结固后，将其从义齿上移除，清洁人工牙，并在每颗人工牙的舌侧打磨一个固位槽（图35.14）。人工牙用粘蜡固定在石膏复位导板上，这样就不会影响石膏导板在义齿上的复位。如果使用硅橡胶油泥制作复位导板，必须注意不要让导板变形，否则会造成粘蜡脱落和人工牙松动移位。通过笔堆法（图35.15）将自凝树脂充填到预备区域（图35.16）。这里使用了红色的树脂，以更好地显示修补区域。在实际诊治工作中，要使用与原义齿基托颜色最接近的树脂进行修补。将模型和义齿在温水（115°F）浴中浸泡10分钟，使其完全固化（图35.17）。在自凝树脂未固化时用笔刷去除溢出的多余丙烯酸树脂。

Treating the Complete Denture Patient, First Edition. Edited by Carl F. Driscoll and William Glen Golden.
© 2020 John Wiley & Sons, Inc. Published 2020 by John Wiley & Sons, Inc.
Companion website: www.wiley.com/go/driscoll/denture

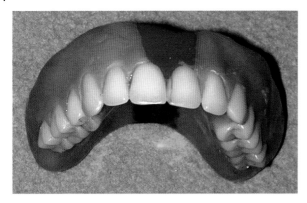

图35.1 义齿基托和21牙都发生了断裂。

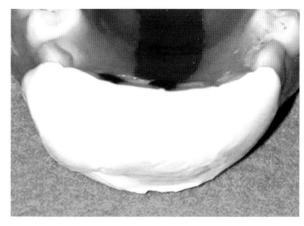

图35.4 在替换牙齿的唇颊侧制作石膏复位导板。

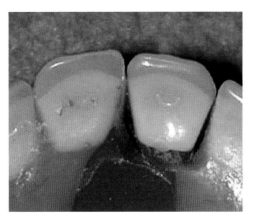

图35.2 替换断裂的人工牙时,在人工牙的舌腭侧义齿基托上打磨一个固位沟槽。

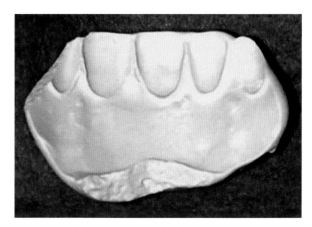

图35.5 石膏复位导板两侧覆盖大约2个牙位。

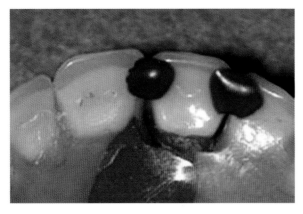

图35.3 用粘蜡将人工牙固定在义齿基托上。

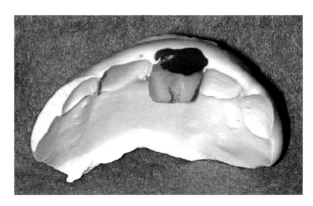

图35.6 把人工牙放在石膏复位导板中,并用粘蜡固定。

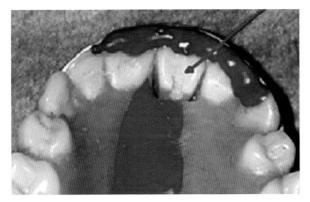

图35.7 把导板复位到义齿上，并用粘蜡固定。

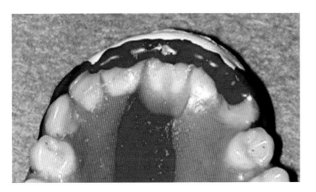

图35.8 将自固化树脂充填到基托预备好的区域。

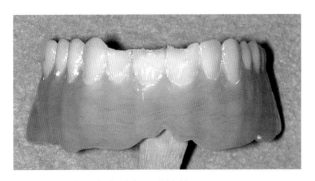

图35.9 义齿上有多颗人工牙断裂。

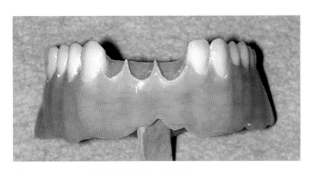

图35.10 小心地磨除断裂的人工牙。

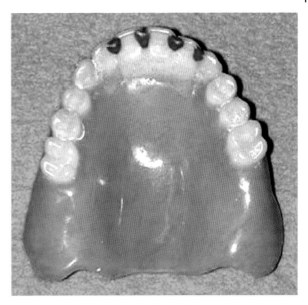

图35.11 选择合适的人工牙并用粘蜡固定。

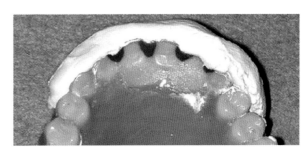

图35.12 制作速凝石膏复位导板。

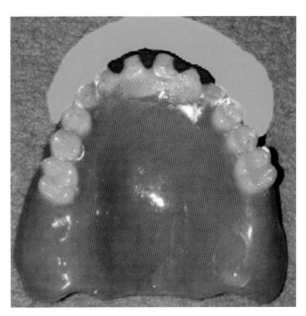

图35.13 使用硅橡胶油泥制作复位导板。

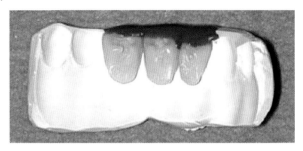

图35.14 在每颗人工牙的舌侧打磨一个固位槽，用粘蜡把人工牙固定在石膏复位导板上。

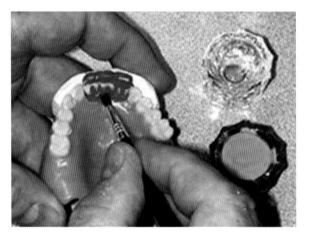

图35.15 用笔堆法将自凝树脂填补在修复部位。

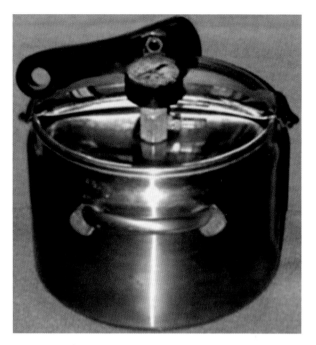

图35.17 将义齿在温水（115°F）浴中浸泡10分钟，再进行调磨和抛光。

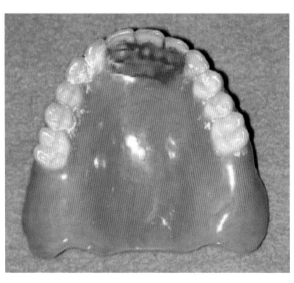

图35.16 在预备好的基托区域充填略过量的自凝树脂材料。

36

全口义齿断裂的修理
Repairing a Broken Complete Denture

36.1 修理断裂的全口义齿

上颌全口义齿的正中断裂是最常见的断裂类型（图36.1）。第二种常见的折裂是下颌义齿折裂。这通常是由于意外的掉落引起，也有一些折裂是在咀嚼时发生的。咀嚼时发生的折裂，通常与义齿基托厚度不足有关，常见于即刻全口义齿修复，因为拔牙后组织愈合过程中发生了组织吸收，从而降低了义齿基托的适合性。

当患者带着断裂的义齿就诊时，医生首先需要确定是否是患者本人的义齿。用粘蜡将断裂部分准确对位到一起，并与对颌义齿或者对颌义齿模型进行咬合检查，确定该义齿是患者本人的。

当上颌全口义齿出现中线断裂时，必须先确定折裂原因。在进行义齿修理之前，必须先解决或缓解引起折裂的原因。首先，将断裂部分和义齿对位固定起来，并检查其与对𬌗牙列模型的咬合情况。使用长柄车针、钢丝（图36.2）、塑料棒或大回形针作夹板把折裂部分与义齿固定到一起（图36.3）。不建议使用木棍或牙签，因为存在吸水变形的问题。用湿棉纸、油泥或湿浮石充填离断裂位置10mm以外的所有倒凹区域。使用快速凝固石膏灌模，至距离义齿边缘2mm处。充填折裂区域以外倒凹的最简单方法是使用硅橡胶油泥。由于快速凝固石膏不会与油泥结合，需要提供一些机械固位。可以将回形针剪断并弯成圆环状（图36.4），在油泥凝固之前将其放入，将圆环部分暴露在油泥以外，其将被石膏覆盖。断裂部位周围的区域（距折裂线8~10mm的范围）不要覆盖油泥（图36.5）。

Treating the Complete Denture Patient, First Edition. Edited by Carl F. Driscoll and William Glen Golden.
© 2020 John Wiley & Sons, Inc. Published 2020 by John Wiley & Sons, Inc.
Companion website: www.wiley.com/go/driscoll/denture

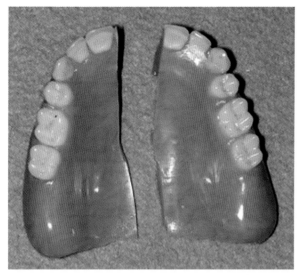

图36.1　上颌全口义齿的正中断裂是最常见的断裂类型。

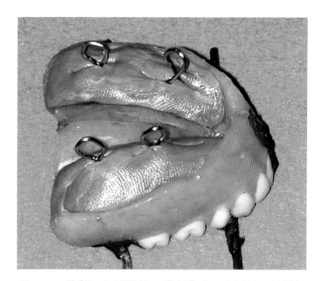

图36.4　剪断一些回形针，并弯曲成一个圆环，以增加机械固位。

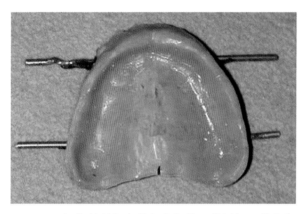

图36.2　复位断裂义齿的各个部分，并用钢丝将它们固定。

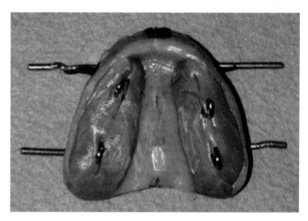

图36.5　用硅橡胶油泥充填折裂部位以外的牙槽嵴区域。断裂部位周围的区域（距折裂线8~10mm的范围内）不要覆盖油泥。

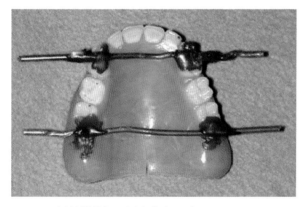

图36.3　用粘蜡将钢丝固定在人工牙上。

　　石膏凝固后，小心地移除"夹板"和粘蜡。将义齿从石膏模型上取下（图36.6）。清洁义齿和模型，并再次复位到模型上，确保义齿能准确复位（图36.7）。对断面进行打磨，形成斜面，在磨光面侧形成3mm的间隙，而模型侧形成2mm的间隙（图36.8）。这样可以清楚地观察到丙烯酸树脂是否完全填充整个区域。将义齿再次复位到模型上，并检查其复位是否准确。

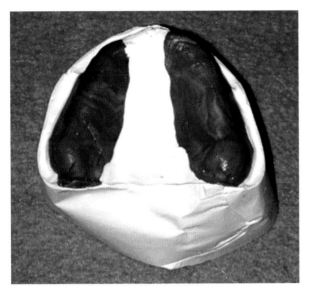

图36.6 从石膏模型取下义齿。

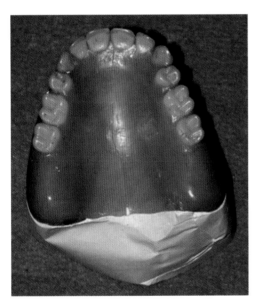

图36.7 清洁义齿和模型，并再次复位到模型上，确保义齿各部分准确复位。

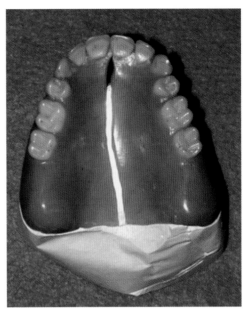

图36.8 将断面打磨成斜面，磨光面侧形成3mm的间隙，模型侧形成2mm的间隙。

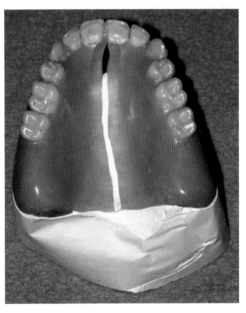

图36.9 从义齿磨光面磨去足量的基托树脂，留出8~10mm的修补空间。

从义齿磨光面磨去足量的基托树脂，在义齿中间制备出8~10mm的修补空间（图36.9）。这一过程被称为"嵌接"，它增加了表面积，使新旧丙烯酸树脂之间的结合更牢固。打磨折裂部分两侧的磨光面至基托厚度的一半，并向两侧各扩展至少3mm的宽度，这样在义齿的抛光面，形成了至少8mm的

修补界面。去除所有树脂残渣。

在距离断裂线两侧至少10mm范围的模型上，涂抹分离剂（图36.10）。用粘蜡将断裂部分固定在模型上。使用笔堆法将丙烯酸树脂过度充填到修补区域（图36.11）。出于演示的目的，此处使用红色Duralay树脂进行修理。临床上进行修补时，应该使

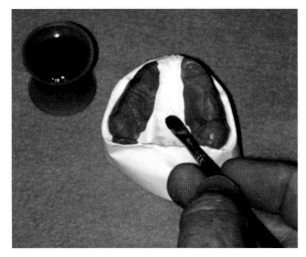

图36.10　在折裂线10mm以外的石膏模型上喷涂分离剂。

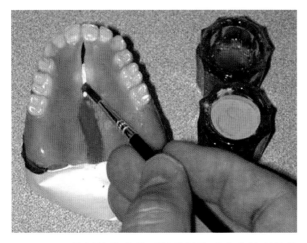

图36.11　使用笔堆法将丙烯酸树脂过度充填到修补区域。

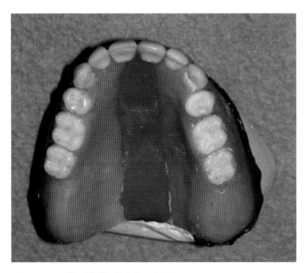

图36.12　从石膏模型上取下义齿。

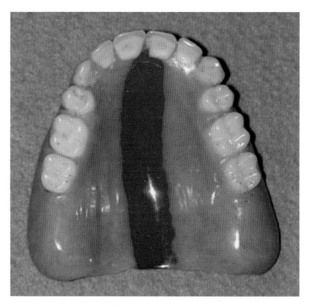

图36.13　对修理后的义齿进行抛光。

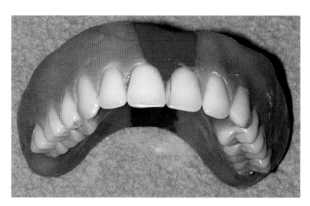

图36.14　义齿基托树脂和修补树脂之间形成平滑连接。

用与义齿原基托树脂颜色相匹配丙烯酸树脂。

　　将义齿和模型放入温水浴中，在20磅/平方英寸（1磅/平方英寸=7.25千克/平方分米）的压力下固化约10分钟。随后将义齿从石膏模型上取下（图36.12），然后从粗到细进行打磨抛光，直到高度抛光（图36.13）。检查义齿组织面的不规则处，通过添加树脂或者打磨进行修整。义齿基托树脂和修补树脂之间形成平滑连接（图36.14）。在本病例中，修补树脂已经渗透到人工牙的裂缝中。之后会对这

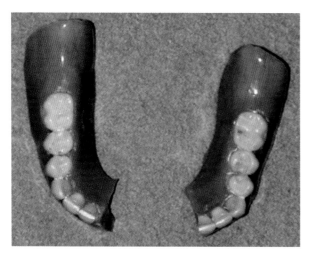

图36.15　把下颌义齿断裂部分进行复位。

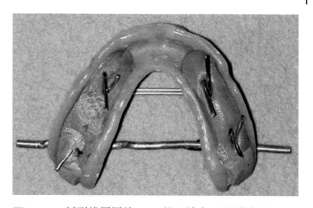

图36.18　折裂线周围约10mm的区域内不要覆盖油泥。

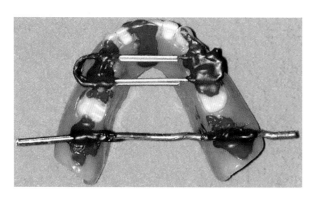

图36.16　用不可吸收的夹板固定折裂块。

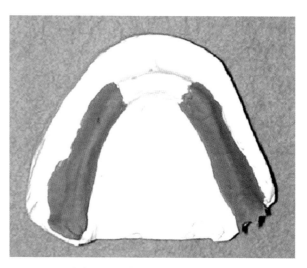

图36.19　移除夹板固定材料和义齿及模型表面的所有粘蜡。

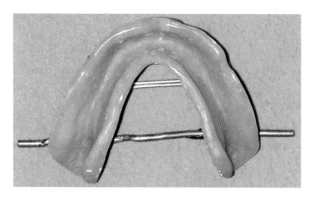

图36.17　确保断端紧密接触，并且没有残留的蜡或其他碎片。

颗人工牙进行替换。

接下来的图片展示了如何对下颌全口义齿断裂进行成功的修补。同样，使用红色Duralay树脂，以方便观察接缝。首先，使用不可吸收的夹板固定材料（金属丝、塑料等）（图36.16）将断裂部分（图36.15）对位固定。检查组织面，确保断端紧密接触，并且没有残留的蜡或其他碎片（图36.17）。

使用硅橡胶油泥填充折裂位置以外的区域。折裂线周围约10mm的区域不要覆盖油泥（图36.18），在硅橡胶油泥结固前，将回形针压入，增加油泥和石膏之间的机械固位。使用石膏进行模型灌注。移除夹板固定材料和义齿及模型表面的所有粘蜡（图36.19）。从模型上取下义齿，检查断裂位置所对应的模型表面是否存在缺陷。再将义齿准确

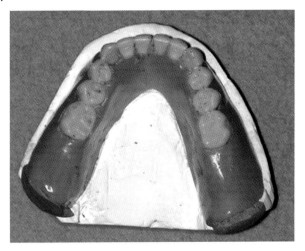

图36.20 将义齿准确复位到模型上。

BEVEL

CAST

图36.21和图36.22 折裂线两侧均匀磨除基托树脂，磨光面大约1.5mm，组织面大约1mm，这样在组织面就形成2mm的间隙，在磨光面形成3mm的间隙。

复位到模型上（图36.20）。

在折裂线两侧均匀磨除基托树脂，磨光面大约1.5mm，组织面大约1mm，这样在组织面就形成2mm的间隙，在磨光面形成3mm的间隙（图36.21和图36.22）。将义齿复位到模型上，确认间隙是否足够。留出足够的间隙是必要的，以便有足够的观察和操作入路。接着在磨光面磨除足量的基托树脂，留出8~10mm的间隙（图36.23和图36.24）。这一过程被称为"嵌接"，可以增加表面积，使新旧丙烯酸树脂之间的结合更牢固（图36.24）。

将锡箔替代品Al-Cote涂在模型修复区域表面（图36.25）。使用粘蜡固定义齿（图36.26）。

使用笔堆法将丙烯酸树脂堆筑在义齿上。将单体液体和聚合物粉末分别装在小碗中，并放在待修理义齿的旁边。首先在单体液体中"润湿"刷子，然后放进聚合物粉末中。这会在笔刷尖端形成一个聚合物小球（图36.27）。把这些小球堆筑在义齿修理部位。反复如此添加树脂，直到略微高于修补表面。

将笔刷浸入单体中，并在纸巾上彻底干燥，去除多余的树脂材料（图36.28）。在修补部位添加的

树脂应略过量，从而确保有足够厚度和强度。压力锅水浴中的水分会导致基托表面粗糙，必须在义齿聚合后打磨去除。将修补模型和义齿放入温水浴中聚合（图36.29）。从模型中取出义齿并进行检查，确保丙烯酸树脂聚合良好并覆盖所有缺损区域（图36.30）。

将上下颌义齿对位，检查咬合关系是否正确（图36.31）。如果上下颌义齿不能对位咬合，则

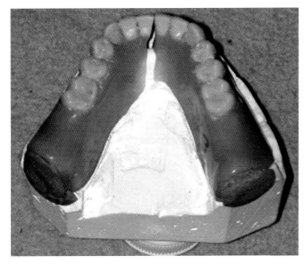

图36.23 在磨光面磨除足量的基托树脂，留出8~10mm的间隙。

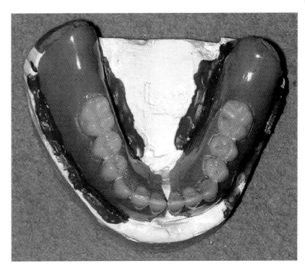

图36.26 使用粘蜡固定义齿。

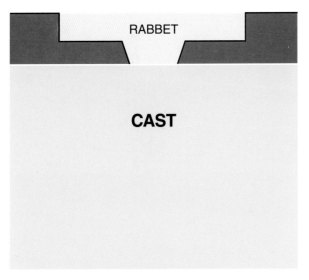

图36.24 打磨形成的嵌接口可以增加表面积，使新旧丙烯酸树脂之间的结合更牢固。

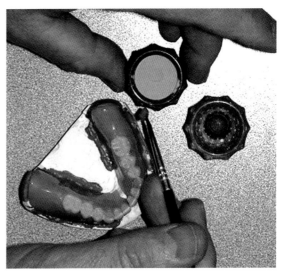

图36.27 使用一次性笔刷，尖端浸透单体，再放入聚合物粉末，形成聚合物小球。

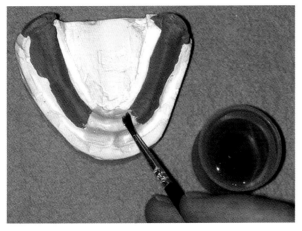

图36.25 将锡箔替代品Al-Cote涂在模型修复区域表面。

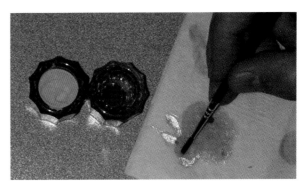

图36.28 将笔刷浸入单体中，并在纸巾上彻底干燥，去除多余的树脂材料。

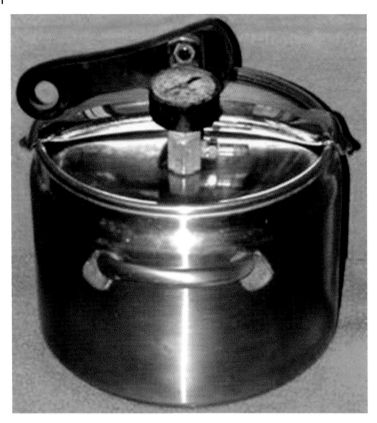

图36.29　将修补模型和义齿放入温水浴中聚合。

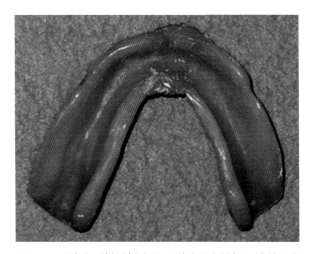

图36.30　检查丙烯酸树脂是否覆盖所有缺损区域并且完全聚合。

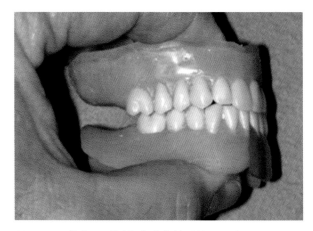

图36.31　检查上下颌义齿咬合关系是否正确。

表明修补不准确。因此，在灌注修补模型前，非常有必要对义齿的咬合对位情况进行检查。在确保义齿咬合正确后，用磨除多余的丙烯酸树脂，对修补区域进行打磨抛光。注意不要过度抛光修补区域和人工牙。每次打磨都必须使用未使用过干净的抛光轮。如果修补操作恰当，修补树脂应与原基托树脂混合为一体（图36.32），难以辨认。这才是合格的义齿修理。

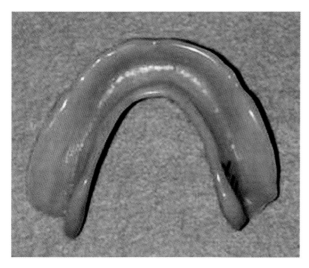

图36.32 修理部位的丙烯酸树脂应与原丙烯酸树脂混合，很难分辨出分界线。

36.2 总结

剩余牙槽嵴吸收会造成义齿不稳定现象，当发展到一定程度时，往往会造成义齿断裂。有时候，外伤碰撞或者人工牙与基托结合不良，会造成人工牙脱落。塑料牙和瓷牙都可能出现脱落，还可能发生人工牙断裂，当然在瓷牙中更加常见。

义齿断裂和人工牙脱落时，都需要将各部分重新对位组合起来，并用粘蜡暂时固定，然后进行石膏模型灌注，接着使用自聚合树脂进行修理。修理完成后，应分析断裂的原因，并针对原因进行处理。通常需要对断裂的义齿进行重衬，以补偿剩余牙槽嵴的吸收，从而消除引起义齿断裂的最常见原因。

37

种植体辅助固位的全口义齿
Using Implants to Stabilize a Complete Denture

37.1 覆盖义齿和种植体

与传统全口义齿相比，覆盖义齿有很多优点：稳定性提高，固位力增强，不需要义齿粘接剂，适用于严重吸收的牙槽嵴病例，减少了对剩余牙槽嵴的应力，减少牙槽嵴的吸收，增强咀嚼食物能力，患者的自信心增强，义齿基托面积更小，改善发音，延长更换义齿的间隔时间。

当然覆盖全口义齿也同样存在一些局限：义齿基托强度降低，患者摘除义齿困难；患者咬合力增加导致义齿基托或人工牙的折断可能性增加，增加牙周不良的对颌牙脱落的可能性；金属部件可能出现腐蚀；制取印模难度大；上颌腭侧基托体积大造成发音困难；增加了义齿基托更换操作的难度。

覆盖义齿基牙可以为健康的牙根、根管治疗术后的牙根，也可以是种植体。

简单的覆盖义齿可以置于非精密金属帽覆盖的基牙上（图37.1）。钉帽的外形类似于图钉，被粘固在经过牙髓治疗的牙齿根管内。有时会在覆盖基牙上使用银汞合金（图37.2），通常用于牙髓治疗后的牙齿。需要关注银汞合金的腐蚀问题。玻璃离子和复合树脂容易磨损，因此不推荐使用。

磁性附着体常用于传统覆盖义齿。其将衔铁置于牙髓治疗后的牙根上（图37.3）或者将衔铁与金属桩铸造为一体（图37.4）。磁体本身非常容易被腐蚀，因此需要将其固定在覆盖义齿的组织面。

种植体同样可以增强义齿固位，有多种类型的种植体基台可供选择。临床最常用的是球形或倒锥形基台（图37.5），因为活动义齿有一定的动度。球形基台适合所有类型的骨结合种植体，当然也可以粘接到牙髓治疗后的牙根上。其优点是允许义齿多个方向的动度。有些基台通过螺丝固定到种植体上。螺丝连接的基台在球体顶部有六角孔，可通过专用的六角扭矩扳手旋入。使用扭矩扳手可以防止基台被过度加力，因为其可能会造成零件断裂或螺纹破坏，也可能会破坏种植体骨结合。

在下面的例子中，将黄色转移帽扣在球形基台上（图37.6），再把不锈钢金属帽就位在黄色转移帽上（图37.7）。扭转黄色转移帽和金属帽，形成脱位道，再对倒凹进行填补。黄色转移帽和金属帽的最大扭转角度为28°，以使得两颗种植体上部结构获得平行关系。使用硅橡胶或者蜡填补倒凹（图

Treating the Complete Denture Patient, First Edition. Edited by Carl F. Driscoll and William Glen Golden.
© 2020 John Wiley & Sons, Inc. Published 2020 by John Wiley & Sons, Inc.
Companion website: www.wiley.com/go/driscoll/denture

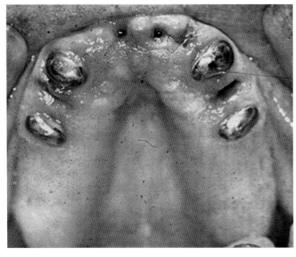

图37.1 简单的覆盖义齿可以置于非精密金属帽覆盖的基牙上。

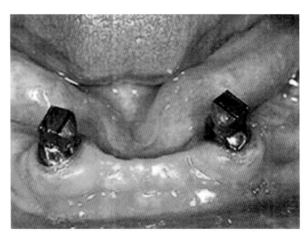

图37.4 将衔铁与金属桩铸造为一体。

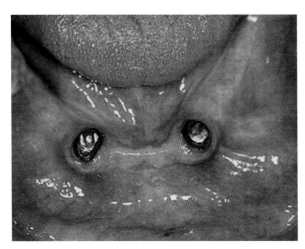

图37.2 在覆盖基牙上使用银汞合金。

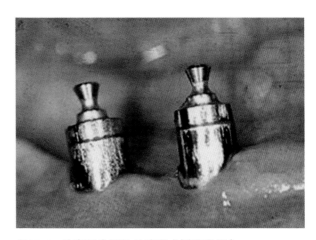

图37.5 临床最常用的是球形或倒锥形基台。

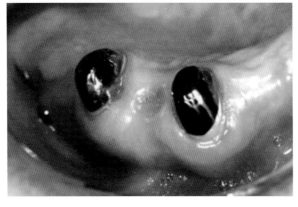

图37.3 将衔铁置于牙髓治疗后的牙根上。

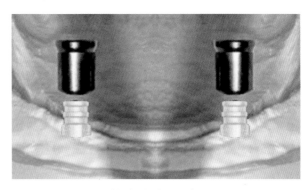

图37.6 将黄色转移帽扣在球形基台上。

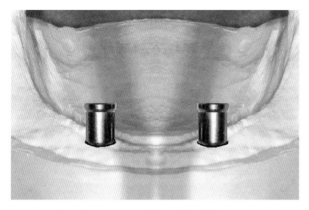

图37.7 把不锈钢金属帽就位在黄色转移帽上。

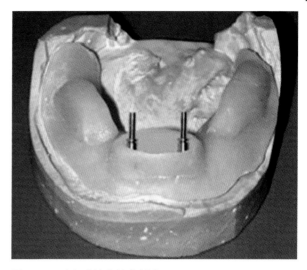

图37.9 开窗式的个性化托盘。

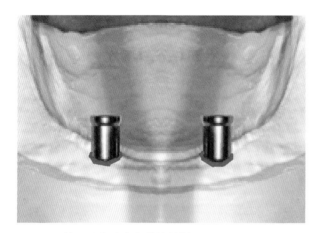

图37.8 使用硅橡胶或者蜡填补倒凹。

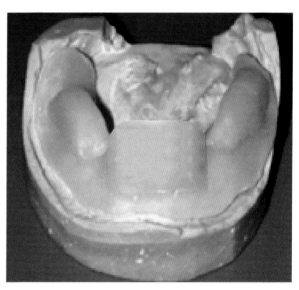

图37.10 闭口型的个性化托盘。

37.8）。最好在初模型上制作个性化托盘，用于制取种植体印模。必须为转移配件留出足够的空间。种植覆盖义齿制作期间，可以对旧义齿进行调磨，对种植体对应区域进行缓冲，不能让种植体受到应力。

　　通常有两种不同类型的个性化托盘用于制作种植体基台的印模：开窗式（图37.9）和闭合式（图37.10），分别使用不同类型的转移杆。图37.9中的转移杆一端为平面，将其旋入基台。印模从口内脱位前，需先拧松转移杆固定螺丝，使整个转移杆与印模一起被取出。图37.10中的转移杆一侧是平面，另一侧有环形倒凹。闭合式印模技术中，印模从口内脱位时转移杆仍留在口内。拧松并取下转移杆后，将其复位到弹性印模中，灌注印模制作模型。

　　用螺丝刀拧松并取下愈合基台。通过扭矩扳手将合适的球形基台旋入种植体并锁紧固定螺丝：两部分两段式种植体扭矩为30Ncm；两部分一段式种植体扭矩为30Ncm；一部分一段式种植体扭矩为20Ncm。

　　球帽附着体系统由球形附着体和金属固定帽组成，金属固定帽嵌入义齿中，内有固定尼龙或塑料垫圈，当发生磨损时可以更换。

　　将球形转移帽精确地就位到球形基台的顶部。推荐使用硬度较高的弹性印模材料。将轻体印模材料注射在基台周围。将重体印模材料装入托盘。等待印模材料完全固化，从口内取出印模。将转移帽和金属帽连接到球形基台替代体上，灌注工作模型。模型从印模中脱模后，转移帽也就从印模中脱离。再将转移帽准确地复位到球形基台替代体上（图37.11），再将固定帽复位到转移帽上。

也有一种系统，使用球形基台和尼龙固位部件。由于尼龙部件会发生磨损，需要定期更换尼龙部件。此系统的优点是球形基台上的尼龙部件和义齿内的尼龙部件都可以更换，而且更换操作比较简单。

植入种植体后，在骨改建过程中需要对种植体进行保护。可以对现有义齿进行缓冲，避免对种植体施加不当压力。对上颌全口义齿组织面进行调磨，为刚植入的种植体留出缓冲空间（图37.11）。用修补树脂充填缓冲空间，再进行回切，并添加组织调整剂来保护种植体。这样使用义齿大约6个月，或者直到种植体完全形成骨结合。

橡胶圈由金属"扣"固定，金属"扣"从外面包围橡胶圈（图37.12）。这种系统中，最薄弱部分是橡胶环，需要经常更换。

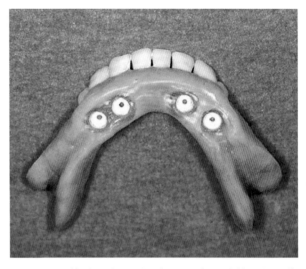

图37.12　橡胶圈由金属"扣"固定，从外面包围橡胶圈。

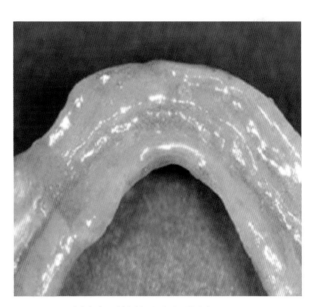

图37.13　在缓冲区域添加组织调整剂。

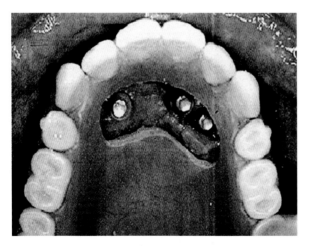

图37.11　对上颌全口义齿组织面进行调磨，为刚植入的种植体留出缓冲空间。

种植体植入后牙槽嵴相应区域会变得更饱满，需要对原义齿组织面进行缓冲，再在缓冲区域添加组织调整剂（图37.13）。然后戴入义齿，这样就可以得到组织调整剂制取的种植体印模（图37.14）。图37.15显示了使用组织调整剂制作缓冲内衬的病例，这样做可以在骨结合形成之前，防止种植体过

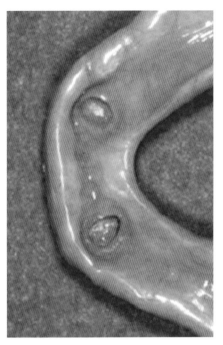

图37.14　使用组织调整剂制取的种植体印模。

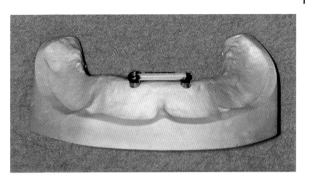

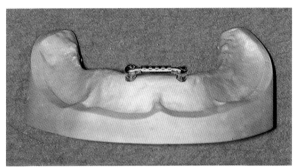

图37.16和图37.17　杆卡必须在一条直线上，义齿可以进行移动。

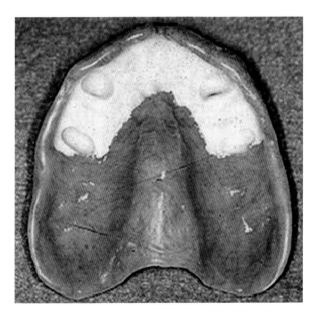

图37.15　在义齿基托组织面调磨出缓冲间隙，添加组织调整剂进行衬垫。

度负荷。

　　杆卡系统也可以作为覆盖义齿上部结构。塑料和金属卡可以把义齿固定在杆上。当杆卡从基台同时向前牙区和后牙区延伸时，义齿就无法发生转动，需要使用压力缓冲结构。图37.16和图37.17是两例使用杆卡辅助固位的覆盖义齿。这种杆卡设计允许义齿绕单个轴旋转。

　　种植体负荷前，种植体应该处于无应力负载状态约6个月，直到完成骨结合。在工作模型上，使用粘蜡或Duralay树脂将塑料熔模件固定在两个基台替代体之间，然后从替代体上取下熔模件，进行包埋，使用合适的金属进行铸造。

　　在口内试戴金属杆，确定其能否完全就位。如果不能完全就位，将杆靠近端点的一侧切开，两段分别就位后焊接为整体。必须保证金属杆与种植体间获得被动就位，避免产生的应力破坏种植体。确认杆卡可以精确就位后，用基台螺丝将金属杆固定在工作模型上。使用不会与丙烯酸树脂发生粘接并且在加工后容易去除的材料，封闭螺丝通道，如牙胶尖和硅橡胶油泥。把预成的金属套管切割为合适的长度，在金属杆上按压就位。使用自凝树脂把套管固定在义齿内（图37.18）。

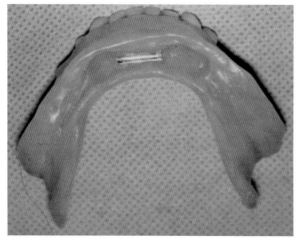

图37.18　把预成的金属套管切割为合适的长度，在金属杆上按压就位。

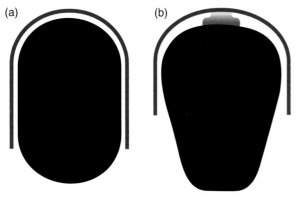

图37.19　（a）杆卡结构不能转动，不可用于下颌远中游离端缺失的修复。（b）杆卡结构可以转动。

　　图37.19a中的杆卡结构不能转动，不可以用于下颌远中游离端缺失的情况。图37.19b中的杆卡结构可以转动。杆卡的套管表面通常有翼，可以帮助其在义齿基托中获得良好固定。

37.2　转移替代体

　　对于不同的种植系统，需要选用不同类型的转移杆和替代体。图37.20显示了其中3种不同类型的种植体转移杆和替代体。图37.20a可用于开窗式印模。在印模从口内取出前，要先拧松固位螺丝。图37.20b和c应该用于闭口印模，因为印模从口内

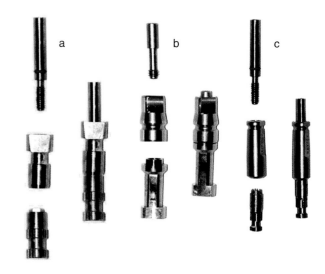

图37.20　3种不同类型的种植体转移杆和转移替代体。

取出时转移杆留在种植体上，需将其拧松取下后再复位到印模中。在图37.20a中的转移杆设计有平面结构，可以帮助转移杆再印模内能复位在正确的位置。转移杆外面的圆环可以确保转移杆在印模中完全就位。图37.20a所示的转移杆，使用螺丝固定到口内种植体上。印模材料凝固后，需要先拧松螺丝，才能从口内取出印模，印模从口内脱位时转移杆留在印模里。将替代体与印模杆对位，并用螺丝固定，制作工作模型。

　　将球帽基台转移杆与球帽基台替代体对位并用螺丝拧紧，然后插入印模孔内。制取对颌印模。所有的印模和相关材料都送到技工室，进行最终的加工。

　　把金属帽安装到义齿基托内（图37.21）。把少量Triad树脂放在金属帽外面并固化。把Triad树脂铺在模型上并固化得到恒基板，在恒基板上制作蜡𬌗堤。在稳定的基托和蜡𬌗堤上制取咬合记录。黄色帽是球帽附着体的转移体，将其卡在患者口腔中的球帽基台上。基托可以对位到黄色帽上。

　　当牙齿排列完成后，就可以试戴蜡型了。这时义齿的设置和蜡型就完成了。黄色帽的附着体转移体卡在球帽附着体上，义齿基托对位在转移体组件

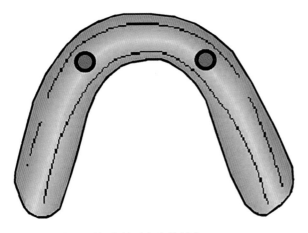

图37.21 把金属帽安装到义齿基托内。

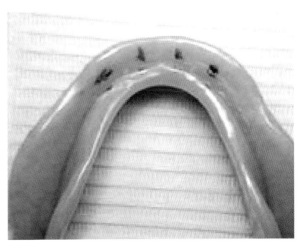

图37.22 评估模型和现有的义齿，用标记笔在牙槽嵴上标记这些位置，并把标记转移到义齿上。

上。对美学和发音进行评估，验证正中关系、咬合位垂直距离和静息位垂直距离。患者满意签字表示同意。

用常规方法进行义齿充胶。不同的是，在装盒前，球帽转移体和金属帽都安装在球帽附着体复制体上。

义齿制作完成并进行试戴，用扭矩扳手和六角螺丝刀拧紧球帽组件。使用球帽附着体工具盒中的插入工具将尼龙垫圈放置在义齿基托的金属帽内。安装尼龙垫圈时，应该分次安装并调整。戴入义齿并检查固位力。最后完成戴牙。戴入义齿并进行最终调整。告诉患者不要使用漂白剂，并指导患者要顺着垂直方向摘戴义齿。患者需要定期复诊，更换垫圈。不同颜色垫圈代表不同的固位力，灰色垫圈的固位力更强。

37.3 微种植体

微种植体的直径比传统的种植体要小，价格也相对便宜。微种植体不需要特殊的钻头制备种植窝。因此，相对于标准骨结合种植体，微种植体可以植入到更窄的牙槽嵴中。拍摄X线片检查植入

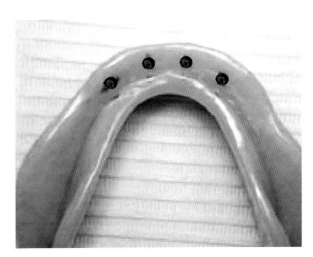

图37.23 定位孔制作简单。

位置。

第一阶段是确定微种植体的最佳位置。注意保护下牙槽神经。评估模型和现有的义齿，用标记笔标记出种植体的位置，并把标记转移到义齿上（图37.22）。

在种植体对应的义齿基托组织面预备一个凹坑（图37.23）。微种植体植入时尽可能保持平行，但是不像传统种植体要求那么严格，需使用特殊的钻进行牙槽窝备洞。

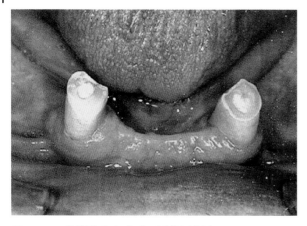

图37.24 根管治疗完成后，再截短基牙。

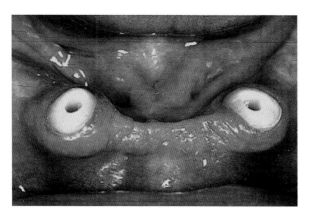

图37.25 进行牙体预备，制作顶盖。

37.4 天然牙基牙

天然牙作为覆盖义齿的基牙时，必须进行完善的牙髓治疗。由于在牙髓治疗的过程中，需要使用橡皮障进行隔离，因此建议在牙髓治疗完成后再截短基牙（图37.24）。制作顶盖时，需要对基牙进行预备，调磨基牙断面与牙槽嵴平齐（图37.25）。

37.5 调整现有义齿，使其适合种植体或天然牙基牙

调整覆盖义齿，使其适合天然牙基牙，步骤和种植体的基本相同。首先，确定基台的位置。可以按照传统方法，用个性化托盘制取印模，制作工作

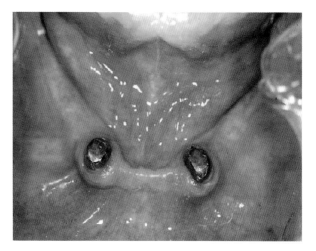

图37.26 把磁性衔铁粘接到经过牙髓治疗的牙齿中，按照基牙外形用车针打磨。

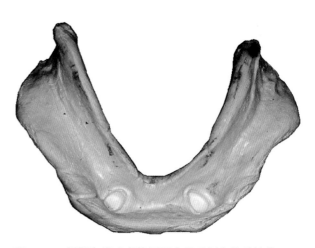

图37.27 根据印模或者使用压力指示剂定位种植体。

模型。另一种方法是使用现有的义齿作为托盘制取印模，或者使用压力指示剂（PIP）来定位基台。这可以显示基台的准确位置，减少调整步骤，节省椅旁和技工室的时间。

将稀土磁体固定在现有的下颌全口义齿中。把磁性衔铁粘接到经过牙髓治疗的牙齿中，按照基牙外形用车针打磨（图37.26）。无论固位义齿的基牙是经根管治疗的牙齿或种植体，在义齿中粘接磁性附着体的步骤都是相同的。

基牙定位后（图37.27），使用磨头磨除此区

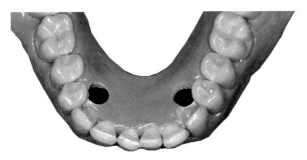

图37.28 用磨头打磨标记区域，直到义齿可以在口内就位。

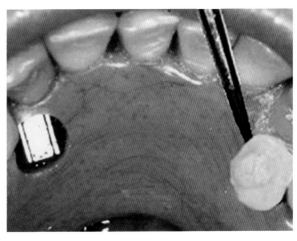

图37.30 义齿缓冲区域清洁干燥后，放入少量自凝丙烯酸树脂。

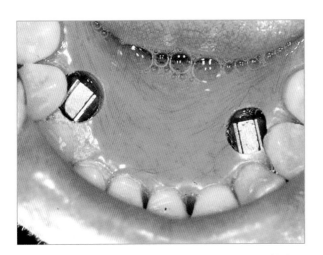

图37.29 将义齿放在基牙上，确保已经去除足量树脂，防止磁体移动。

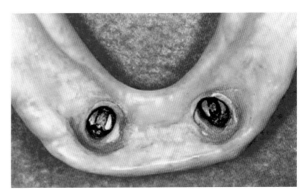

图37.31 丙烯酸树脂凝固后摘下义齿。

域的基托树脂，将金属帽固定到义齿基托里，把义齿戴入口内，确定种植体的位置。用记号笔标记金属帽的顶端。压力指示剂涂抹到义齿组织面上。摘下义齿，用磨头打磨标记区域，直到义齿与磁体之间没有接触（图37.28）。稀土磁体放在基牙的衔铁上，再把义齿戴入口内就位，确保已经去除足量树脂，防止磁体移动（图37.29）。

义齿缓冲区域清洁干燥后，放入少量自凝丙烯酸树脂（图37.30）。在磁体上面也涂抹少量丙烯酸树脂。将义齿戴入口内就位，并嘱患者正中咬合。丙烯酸树脂凝固后摘下义齿（图37.31）。使用自凝树脂填补间隙。

38

即刻全口义齿
Immediate Complete Dentures

即刻全口义齿是在患者拔牙后立即戴入，是短期使用的临时全口义齿。患者通常需要即刻义齿，因为他们不愿意在公共场合中被看到没有牙齿。通常，患者的期望值会比较高。因此，任何考虑戴用即刻义齿的患者都应该预先告知即刻义齿的局限，在告知和取得共识前不要进行治疗或者制作义齿。

首先，牙医应该强调即刻义齿要比普通的全口义齿费用高。最好称这种义齿为临时义齿。还应该强调的是，即刻义齿需要多次使用组织调整剂进行衬垫，患者需要支付费用，花费有所增加。

患者经常抱怨即刻全口义齿的一个主要问题是义齿边缘太厚或者牙齿太短。与患者解释，义齿需要具有一定厚度的丙烯酸树脂，以抵抗咬合力作用下义齿形变，并且必须制作基托，形成边缘封闭以防止义齿脱位和食物进入基托内。随着时间的推移，软硬组织会发生吸收和重建，就会有更多的空间来排列牙齿，边缘轮廓也会更好。患者必须理解，在此期间，即刻全口义齿不会特别稳固，患者会有边缘过长的感觉，而且唇侧边缘也会感觉很厚。由于患者至少需要等待6个月的愈合时间再更换义齿，并需要支付新义齿的费用，所以大多数牙科保险公司不会支付两副义齿的费用。最好是在开始治疗之前，让患者签字，证明已经知悉所有的情况。

6个月后的复诊，牙医会进行检查，决定采用重新制作新义齿的治疗方案，还是对临时义齿进行硬衬换底处理。让患者预先就有制作新义齿的心理准备，所以最好不要在开始治疗阶段就告诉患者硬衬处理的可能性。6个月之后通过评估，决定对现有义齿进行硬衬，这将节省患者的花销。

患者都希望他们的义齿与他们的天然牙齿相似。但是必须要告诉患者，义齿需要平衡的咬合，合适的固位力和稳定。因此一般义齿人工牙的排列时不可能与天然牙相同的。

如果患者不能理解并达成共识，与其处理后续的麻烦，不如拒绝进行治疗。如果牙医妥协，制作不符合患者期望的义齿，就可能会出现在法院面对棘手的案子。

如果选择即刻全口义齿时，必须明确告知患者义齿初戴的3天内一定不要摘下义齿。向患者解释，这个时期义齿就像是一条压缩绷带。还要告知患者，会出现肿胀和皮肤变色的情况。这是拔牙及手术后的正常现象，是预料之中的。

"难治型患者"是指已经制作了多副义齿，但是仍不满意的患者。他们不能接受义齿效果无法达到自己预期的现实，也拒绝接受医生的解释。这些患者会试图让牙医保证新义齿会合适，否则就不支付费用。有时很难判断患者是否有成为"难治性"患者的可能。通常，如果患者的诉求没有得到满足或者牙医的承诺没有得到兑现，那么他们很有可能会成为"难治的患者"。我的建议是，全科医生应该把这样的患者转诊给修复医生，他们对处理这类

Treating the Complete Denture Patient, First Edition. Edited by Carl F. Driscoll and William Glen Golden.
© 2020 John Wiley & Sons, Inc. Published 2020 by John Wiley & Sons, Inc.
Companion website: www.wiley.com/go/driscoll/denture

患者方面更有经验。再次强调，必须向患者明确表示，在开始治疗之前，他们必须完全接受您的治疗计划。

38.1 即刻义齿

如果患者缺失多颗牙齿，对余留牙齿的预后情况也不清楚，就会有很多问题要咨询医生。牙医务必要给患者解释所有可选的治疗方案，并帮助患者理解最佳的治疗方案。这类患者时常会出现无助感，牙医要帮助患者应对沮丧和无助的情绪，对于牙医来说，从功能完整、健康和美观的自然牙列发展到完全损伤和不健康的牙齿状况，是非常常见的，但对于患者来说可能是完全出乎意料的。通常，这是由于患者的经济状况，他们认为，只有感到牙齿不舒服，出现的黑斑或者牙齿缺失影响形象时，才会去看牙医。他们希望牙医能解决他们多年

忽视的口腔问题。

对于那些因为害怕在公共场合被看到没有牙齿而想要立即戴上义齿的患者来说，这可能是他们寻求治疗最重要的一个原因。进一步沟通即刻全口义齿的一些指导原则可能有助于解答患者对即刻义齿的疑问。

假设患者余留上颌前牙和第二磨牙，都存在中度骨吸收和松动度Ⅰ°~Ⅱ°，磨牙存在Ⅱ°根分叉病变。如果要制作传统义齿，需要拔除所有的牙齿，在制作义齿终印模之前，至少需要等待牙槽嵴愈合2个月。考虑到传统全口义齿的制作步骤，这个过程可能需要几周甚至几个月，而这期间患者没有任何牙齿。这将导致患者在没有牙齿的情况下形成不良影响，包括舌体变大、下颌牙齿造成上颌牙槽嵴损伤等。治疗前高质量的照片以及患者口腔、身体和情绪的完整记录都是非常重要的（图38.1~图38.3）。患者可能会很快忘记拔牙前整体

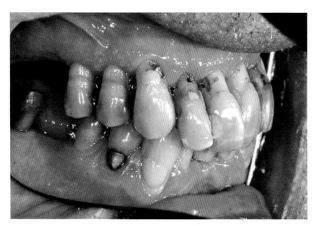
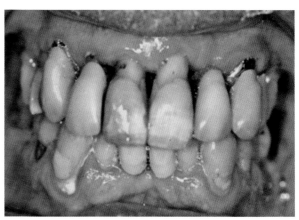
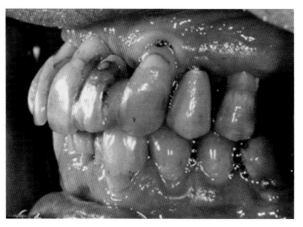

图38.1~图38.3　治疗前的高质量照片至关重要。

的健康状况。

　　患者口腔的印模是在拔牙之前制取的。义齿是按照患者原来的垂直距离制作的，并在拔牙后同期戴牙。从表面上看，这似乎是解决问题的好方法。因为患者以前并不缺牙，但有些问题不能忽视。医生需要认识到，牙周健康的恶化无疑会对牙齿咬合关系造成不利影响，而咬合关系又会反过来导致牙周支持组织的进一步恶化。如果天然牙齿的缺失是由于不稳定的颌位关系和牙齿位置异常及咬合创伤造成的，那么把人工牙排列在原来天然牙的位置对全口义齿取得成功会产生什么影响？

　　安装在半可调𬌗架上的高质量诊断模型也必不可少，因为医生可以借助上架的模型对患者进行健康教育，并向患者解释正式义齿修复前可能需要

进行的手术处理（图38.4～图38.6）。与所有全口义齿一样，可能必须做出某些美学上的妥协，即刻义齿也是如此。事实上，即刻义齿制作中，排牙完毕后无法进行试戴（因天然牙尚未拔除），这可能会导致美学和功能上的妥协。此外，全口义齿要求下颌前伸时双侧后牙接触，这是天然牙不具备的情况。可能不能按照患者天然牙列的覆𬌗情况来制作全口义齿，有时患者不正常的覆𬌗关系正是导致天然牙早失的重要原因。患者必须明白，即刻义齿可能无法复制患者年轻照片或原始牙齿模型中看到的牙列。

　　如果要获得满意的结果，必须与患者进行充分交流，让他们有心理准备，接受即刻义齿。通常，在拔牙前就应该让患者接受即刻全口义齿只是一种

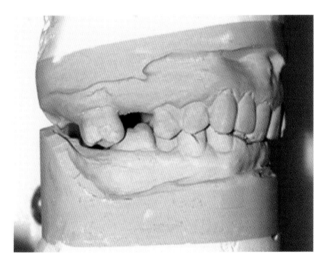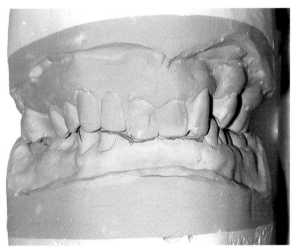
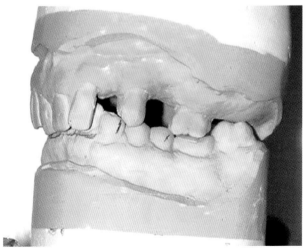

图38.4～图38.6　安装在半可调𬌗架上的高质量诊断模型非常重要。

临时修复体。

由于即刻义齿是在拔除所有余留牙齿后立即戴入的义齿，患者应该知道术后会出现肿胀。立即戴入即刻义齿可以最大限度地减少肿胀的影响。嘱患者拔牙后需连续戴义齿3天，即刻义齿起到加压绷带的作用。如果拔牙后没有立即戴入义齿，或因为不舒服而取出，软组织肿胀可能会导致即刻义齿无法再次就位。

对于大多数患者来说，在拔牙后约6个月内，大量的剩余牙槽嵴出现吸收和重建，患者需要在拔牙6个月后重新制作义齿。6个月时，牙医需要仔细检查义齿，并决定是否要为即刻义齿进行重衬。

患者还必须知道，在6个月的恢复期内，他们需要多次进行组织调节剂重衬，组织调节剂衬垫需要支付额外的费用。即刻义齿患者比普通义齿患者需要占用更多的椅旁调整义齿的时间，因此即刻义齿比普通义齿价格高，单从费用的角度，不制作即刻义齿而待软硬组织愈合并稳定后直接制作正式全口义齿是有优势的。

即使患者在制作新义齿后保留了即刻义齿，也只能用作备用（应急）义齿，而决不能用作主要使用的义齿，否则组织会适应即刻义齿形态。必须告知患者，即刻全口义齿与永久义齿是不一样的，因此不能互换使用。

38.2 个性化托盘

下面介绍制作即刻全口义齿的印模技术，有两种印模技术：一种是仅使用一个托盘，另一种是使用两个或多个托盘。

两种印模技术，都先用彩色铅笔在初模型上距前庭沟底约2mm处画线（图38.7）。单个托盘技术中，将一定厚度的基托蜡铺在模型余留牙齿上，修剪多余的蜡，使其仅覆盖牙齿（图38.8）。再用另一片蜡覆盖在模型的整个凹面上，包括余留牙齿的区域（图38.9）。先切去牙齿殆面上的蜡，制作

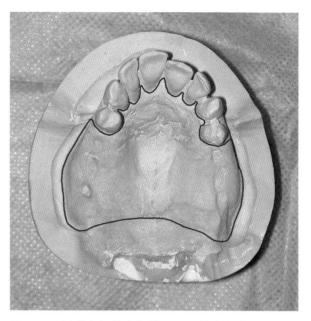

图38.7　用彩色铅笔在初模型上距前庭沟底约2mm处画线。

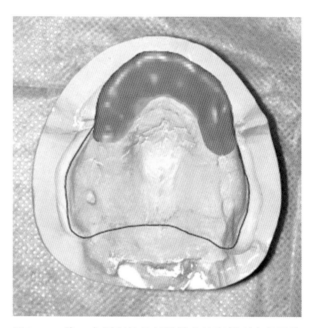

图38.8　将一定厚度的基托蜡铺在诊断蜡型余留牙齿上，修剪多余的蜡，使其仅覆盖牙齿。

组织止点，这可以帮助印模材料形成均匀的厚度，再将超过前庭沟边缘画线的蜡切去。把一片托盘材料按压在铺蜡表面。如果有前牙留存，就像所示病例，通常就不需要制作托盘手柄了。

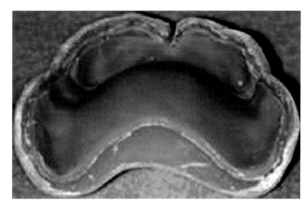

图38.9 将另一片蜡覆盖在模型整个凹面上，包括余留牙的区域。对边缘进行回切，为边缘整塑留出空间，当从模型上取下固化完成的托盘时，蜡仍然保留在托盘中。

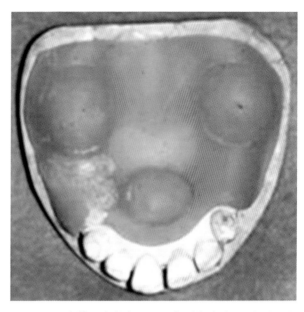

图38.10 在第一个托盘上以三角形方式放置3个圆丘状突起。

Triad®托盘材料在固化炉中固化2分钟。小心地将托盘从模型中取出，把铺蜡留在原位。对个别托盘的边缘进行调磨，使其与基托蜡边缘平齐，但是在后腭区域有意适度延伸，以便印模后缘能包含后堤区的完整形态。除了后腭区域之外，把蜡回切到距离托盘边缘2mm处。在后腭区，切去超过颤动线的蜡，以允许在边缘整塑时形成后腭封闭。使用边缘整塑蜡进行边缘整塑，再使用低黏度聚硫印模材料制取印模，方法同常规全口义齿的操作过程。

第二种方法需要使用多个托盘，适用于余留牙预后不佳的情况。如果只使用单个托盘，可能在取模时就把牙齿拔下来了。采用这种方法，以单个托盘技术同样的方法制备模型，不同之处是仅仅在上腭和缺牙区制作个别托盘。把3个圆丘状突起以三角形方式放置在托盘上（图38.10）。当制取第二阶段终印模时，这些突起将发挥作用。打磨托盘边缘平整。把第一个托盘复位到模型上，并把锡箔铺平到托盘表面。

再把均一厚度的托盘材料覆盖在第一个托盘和余留前牙表面，制作第二个个性化托盘（图38.11）。磨除第二个托盘表面对应的3个突起，这样就可以与第一个托盘的突起进行对位。调磨第二个托盘的边缘，比前庭沟底短2mm，组装两个托盘

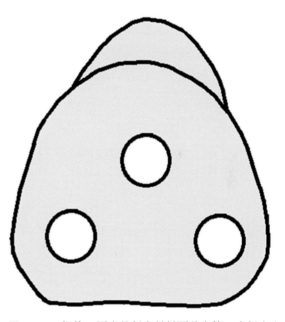

图38.11 把均一厚度的托盘材料覆盖在第一个托盘和余留前牙表面，制作第二个个性化托盘。

并在模型上进行试戴（图38.12）。

使用边缘整塑蜡对第一个托盘的前庭沟和后腭封闭区进行边缘整塑。尝试将第二个托盘复位到第一个托盘上，进行必要的调整以确保良好的对位。第二个托盘的前牙唇侧边缘用绿色边缘整塑蜡进行边缘整塑，并再次进行两个托盘的复位和相应

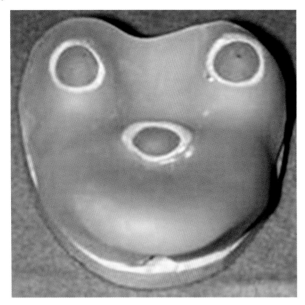

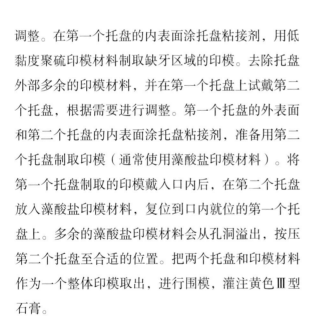

图38.12 调磨第二个托盘的边缘，比前庭沟底短2mm，组装两个托盘并在模型上进行试戴。

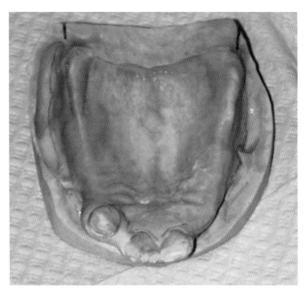

图38.13 在主模型上制作暂基托。

调整。在第一个托盘的内表面涂托盘粘接剂，用低黏度聚硫印模材料制取缺牙区域的印模。去除托盘外部多余的印模材料，并在第一个托盘上试戴第二个托盘，根据需要进行调整。第一个托盘的外表面和第二个托盘的内表面涂托盘粘接剂，准备用第二个托盘制取印模（通常使用藻酸盐印模材料）。将第一个托盘制取的印模戴入口内后，在第二个托盘放入藻酸盐印模材料，复位到口内就位的第一个托盘上。多余的藻酸盐印模材料会从孔洞溢出，按压第二个托盘至合适的位置。把两个托盘和印模材料作为一个整体印模取出，进行围模，灌注黄色Ⅲ型石膏。

有时可以对双托盘方法进行改良，其中第一个托盘和印模操作不做改变。不同之处是，第二个托盘使用成品托盘，装入藻酸盐印模材料制取第二次印模。也不需要在第一个托盘和第二次印模之间使用托盘粘接剂，因为成品托盘会过度延伸由第一印模获得的印模边界。从口内取出托盘，从第二次印模中取出第一个印模，去除残留藻酸盐和超出整塑后边缘的藻酸盐印模材料。再把两次的印模组合在一起围模并灌注Ⅲ型石膏。

使用双托盘法，第一个托盘使用聚硫化物，第二个托盘使用藻酸盐印模材料制作即刻全口义齿印模。在进行模型灌注时，使用了黄色Ⅲ型石膏。

制作正中关系咬合记录。患者微微开口，牙齿不接触。在制作印模之前，尽量协调天然牙的位置和咬合。可以用蜡进行咬合关系记录，但是暂基托和蜡𬌗堤记录更准确。可以使用Lucia Jig帮助患者咬合到预期的位置。再使用咬合记录材料，记录正中关系。即刻义齿制取咬合记录的过程与常规制作全口义齿一样，只是需要根据余留牙齿位置修改暂基托和蜡𬌗堤。

同样，基托的适合性也是很重要的，这是实现准确的面弓转移、咬合记录和准确上𬌗架的必要条件。在工作模型上制作暂基托（图38.13），工作模型由终印模灌注而来，并将用于模型上𬌗架和最终义齿成形。在初模型上制作的基托，不能用来记录主模型的颌位关系。对模型上的余留牙进行缓冲，不与基托接触，这样才能在口内复位（图38.14）。根据患者的正确垂直距离，在口内调整蜡𬌗堤，并使其平行于瞳孔连线和鼻翼耳屏线。

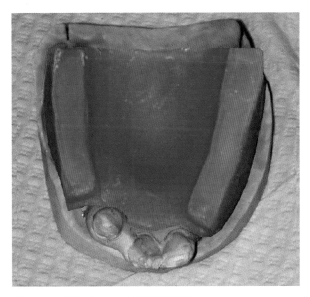

图38.14 调整基托，空开余留牙齿。

38.3 替代缺失的牙齿

小范围牙齿缺失，比如单颗牙缺失，不需要进行填补，只需要取得稳定和准确的咬合记录。同样，在安装模型前，确保基托不接触对颌模型。

虽然天然牙齿的位置通常与患者面中线不一致，但是制作即刻义齿咬合记录时，在上颌模型记录面中线是必要的。如果患者天然牙齿的位置偏离中线，应该与患者进行沟通。患者有可能希望保持原有的外观。处理牙齿与瞳孔连线的平行关系也是同样的方法。

还要在模型上标记唇高线。完成后，向患者解释全口义齿双侧平衡咬合的必要性，与患者讨论上颌中切牙的长度。天然牙齿的覆𬌗和覆盖关系不能直接复制到全口义齿中。同时讨论天然牙列的情况，比如牙齿间隙、牙齿扭转和牙齿磨损等。

必要时还需要讨论患者上下颌骨的相对关系（安氏分类）对义齿人工牙排列的影响。说明全口义齿制作成功的必要条件是双侧平衡𬌗。但是对于天然牙齿来说，却不是必需的。也要讨论义齿的咬合设计，包括反𬌗、平面𬌗等。简而言之，提前告

知患者，义齿可能无法复制天然牙齿。

即刻全口义齿只用塑料人工牙。首先选择人工牙的形态和颜色。前牙的选择可以参考患者天然牙齿的大小和形状（图38.15）。后牙的类型仅限于全解剖和零度牙。如果患者是Ⅰ类颌间关系，可以选择全解剖式后牙。后牙义齿的型号是有限的。如果是拔除了所有牙齿进行修复的情况，那么就不需要完全按照原来牙列的咬合进行排牙。但是，如果有余留牙，还是希望选择最接近匹配对颌牙弓的大小和类型（图38.16），如果患者是Ⅱ类颌间关系，后牙反𬌗，或下颌牙槽嵴吸收严重，必须选择零度牙。

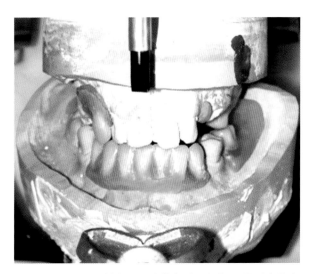

图38.15 进行即刻全口义齿修复时，根据天然牙齿的大小和形状选择前牙。

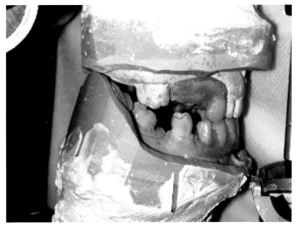

图38.16 选择与对颌牙弓最匹配的塑料牙大小和类型。

只有在条件允许的情况下，可以考虑进行试戴蜡义齿。对于余留牙齿位置错乱的病例，试戴蜡义齿仅仅可以验证垂直距离，而不能得到任何有意义的信息。通常对于没有足够空间排列单颗牙齿的位置，在试戴蜡义齿阶段不会进行填补。

医生需要在模型上评估和标记美学参数，如中线、尖牙线、唇高线和余留牙的牙周袋深度。完成技工室加工流程，包括完成义齿蜡型和充胶。

进入第二手术阶段，拔除余留前牙。接下来就可以戴入义齿，但是不进行咬合调整。向患者解释，义齿起到加压绷带的作用，不能随便摘下才能控制肿胀。

修改模型的程度取决于牙周袋的深度。牙周袋深度小于1mm时，几乎不需要对模型进行调磨。当存在较深的牙周袋，需要刮去更多的石膏。在取模制作手术导板后，可以进行装盒，并做最后的调整。在拔牙之前，一定要给口腔外科医生提供一个手术导板，可以减少未来再次去骨手术的复诊。

通常制作即刻义齿时，会从去除模型上的上颌中切牙开始，因为其最有可能超出正常牙弓弧度（图38.17）或者离开正常的咬合平面，选用相近的型号和颜色人工牙进行替换。通过观察患者自然说话，在口内确定正确的切缘高度。

在理想位置排第一颗牙齿，并以其为参考排列其余人工牙。在这种情况下，人工牙切缘高度比相邻天然牙齿要短一些。通过评估患者的发音来确定人工牙切缘的位置。始终将上中切牙中线与患者面中线对齐。

每次在模型上去除一颗牙，并调整模型上牙龈缘的位置，以避免失去正确的参考。在理想位置排列人工牙时，并不需要完全按照原来天然牙齿的位置（图38.18）。选择位置较理想的牙齿作为排牙参照。首先替换已经发生移动或错位的牙齿。排牙完成后，检查人工牙是否位于牙槽嵴顶，并形成双侧平衡牙合，以获得最佳的义齿稳定（图38.19）。

在图38.17和图38.18中，11和22人工牙比原来天然牙的位置更加协调。制作全口即刻义齿的一个主要目标是改善患者牙齿外观和功能。这是确保实现目标的方法。

直接在模型上制作蜡型（图38.20~图

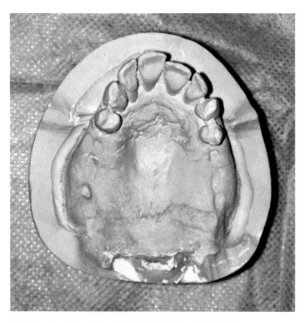

图38.17　在理想位置排列塑料牙替换缺牙。

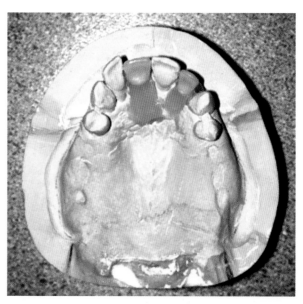

图38.18　将11和22牙磨除并用人工牙替换后，牙弓看起来更协调。

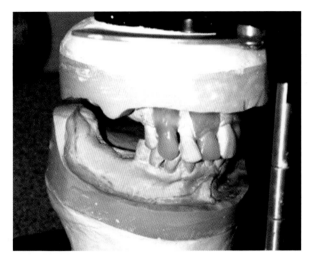

图38.19 将牙齿排列在牙槽嵴顶，形成双侧平衡殆，以获得最佳的义齿稳定。

38.22）。对于即刻全口义齿，不需要对蜡型进行修饰。将义齿边缘封闭在模型上，送到技工室进行充胶。需要与技工室沟通，在模型上制作手术导板，并且将义齿复位在模型上送回，这样就可以进行二次上殆架，纠正充胶过程中的误差。戴牙当天不需要进行临床端上殆架。

告诉患者，这只是一个临时义齿，需要使用组织调节剂多次衬垫和调整，因为戴用一段时间后会出现义齿固位降低。另外还需要告知，6个月后需要制作一副新的义齿。

这种制作即刻全口义齿方法的主要问题是，需要拔除替换的牙齿中，很少与牙槽嵴或其他牙齿

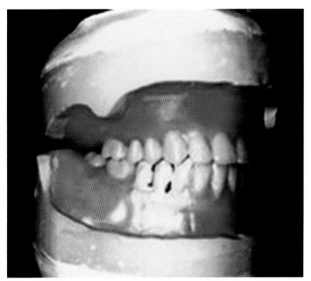

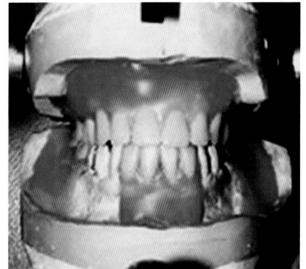

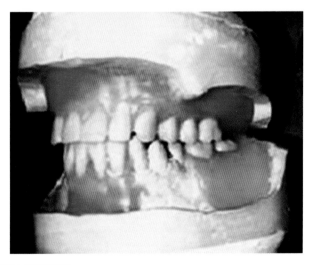

图38.20 ~ 图38.22 直接在模型上制作蜡型。

存在正常的位置关系，增龄、磨损和牙周病都是破坏牙弓协调性的诱因。最大牙尖交错位可能与正中关系并不一致。而全口义齿必须在正中关系进行上𬌗架。

图38.23～图38.25显示了患者目前的咬合关系，由于牙列完整性破坏，很可能造成垂直距离变低。因此，必须对患者进行评估，评估患者能否适应升高垂直距离的咬合关系。

38.4 手术导板

制作手术导板（图38.26）目的是对牙槽嵴义齿承托区域进行修整，使其与义齿相匹配。是由技师制作完成的，利用工作模型完成蜡型的包埋、煮盒、除蜡，并待工作模型完全冷却后，用藻酸盐对工作模型进行翻制。在翻制的工作模型上铺两层基托蜡并完成包埋，使用透明丙烯酸树脂进行充胶。

制作手术导板的详细过程如下。蜡型煮盒后，分离上下型盒。在型盒中修整工作模型。对修整后的模型制取藻酸盐印模，并用黄色石膏灌注模型。将两层基托蜡铺展在模型上，并进行装盒，具体方法同蜡型制作。使用透明丙烯酸树脂进行充胶和处理，制作方法与常规义齿相同，对导板的非组织面进行高度抛光，用肥皂和流动水清洗导板，并浸泡在塑料袋内的消毒剂中。

拔牙后，将手术导板放在牙槽嵴上，去除阻挡导板就位的多余组织。取下导板，戴入即刻义齿。调整义齿的边缘和组织面，并进行口头和书面医嘱。

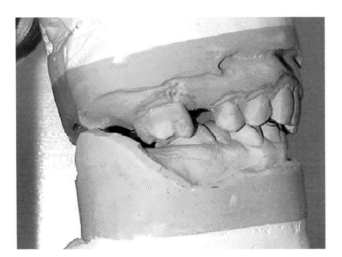
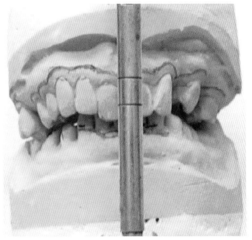
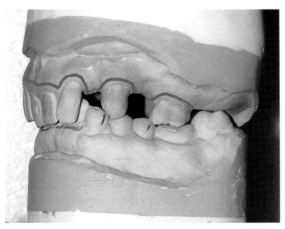

图38.23～图38.25　从咬合关系可以看到，由于牙列完整性破坏，很可能造成垂直距离变低。

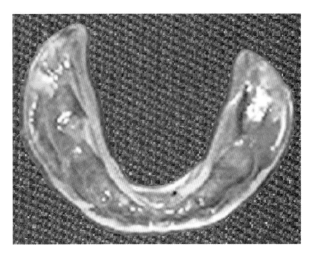

图38.26 用手术导板来确定义齿承托区形态与义齿相匹配。

38.5 另一个即刻全口义齿的制作方法：6周等待期

另一种制作即刻全口义齿的方法是，在开始制作即刻全口义齿之前，拔除后牙，等待牙槽嵴愈合6周。如果使用这种方法，需要保留一个确切的咬合接触，通常是前磨牙，以保持垂直距离。这种方法避免了不必要的牙槽嵴轮廓重新塑形。

对于明显的隆突、过大的上颌结节、严重的骨倒凹、尖锐的骨嵴，必要时需要进行手术去除。

通常，患者希望在拔牙位点愈合后戴入临时义齿，该方法的优点在于改善了患者的前牙美学和发音，这使其在公共场合倍感自信，为手术部位提供了更加充足的愈合时间，并为义齿提供更好的支持，因为在戴牙时不会再进行手术，患者压痛的部位减少，在义齿制作过程之前，有充足时间等待感染消退。

这种方法的缺点在于需要二次手术。此外，患者的舌体会变大，会感到被牙齿限制。这种情况随着适应会慢慢改善，但是很多患者会放弃佩戴下颌全口义齿，而不是试着适应义齿。这导致患者养成不良习惯，比如用前牙咀嚼和啃东西。这样会对前牙施加不合理的力量，可能引起前牙唇向错位，导致上颌义齿综合征。

一般来说，拔牙后的6周时间会出现快速的骨吸收。长期的形态变化会再持续5个月的时间。对免疫力低下和糖尿病的患者，会出现更多、更久的骨吸收。这种方法的主要优点是义齿更加贴合和美观。

你需要向患者提供口头和书面的说明。这些说明必须简明扼要，包括告知患者连续佩戴义齿3天时间（清洗义齿除外），并要求在24小时和72小时，必须复诊进行检查、调整和使用组织调整剂衬垫。口腔护理说明应包括每天摘下义齿5次，并用温盐水含漱。可以在一杯温水中倒入半茶匙食盐搅拌制成温盐水溶液。应使用软毛牙刷清洁口腔，避开拔牙区域，以促进愈合。拔牙术后7～10天明显愈合。

还需要告知患者，手术中进行了缝合，缝合线会发生吸收和脱落，或必须复诊拆线。建议患者开始先进食较软的食物，慢慢过渡到更硬的食物。关于牙齿清洁的医嘱，需要用蘸过盐水的软毛牙刷刷洗义齿。睡觉时，应该摘下义齿浸泡在义齿清洁剂中。注意只要摘下义齿，就应把义齿放入水中。随着时间的推移，牙槽嵴会出现吸收，会影响义齿的固位和稳定。

临时义齿戴牙时，仅仅对边缘和组织面进行调整。戴牙72小时后，复诊进行检查和调整，衬垫组织调整剂后，再对咬合进行调整（图38.27）。当咬

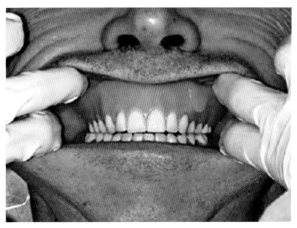

图38.27 通过6周组织愈合，义齿可以做得更加贴合和美观。

合平衡时，组织调整剂才能充分硬化，不会变形。在戴牙时，使用压力指示剂（PIP），仅对义齿进行粗略调整。

一般不会衬垫组织调整剂，除非义齿固位力不足。戴入义齿后，组织会发生肿胀，从而限制牙槽嵴形成义齿的形状，义齿就发挥了压缩绷带的作用。告诉患者在第2天之前不要取出义齿。需要拿出义齿清洗时，时间也应缩短。如果长时间不佩戴义齿或者整夜不戴，肿胀会导致义齿无法戴入。

在组织愈合期间，为保持临时义齿的固位和贴合，衬垫组织调整剂，并在口内行使功能时发生固化。组织调整剂衬垫后戴用2~3周，患者可以感受到舒适度和稳定性提高。应该保证足够的义齿戴用时间，避免短时间内连续衬垫。但是当戴用时间超过3周，组织调整剂会变硬，并吸附细菌和食物残渣，其促进组织愈合和保持健康的能力就会下降。

38.6 拔牙术后的回访建议

表38.1是即刻全口义齿修复相关的时间安排表，如果患者希望获得良好的修复效果，就应该严格遵守时间安排表。

表38.1

拔牙时间	衬垫	调整
术后1天（24小时）	衬垫	调整压痛点
术后2天（72小时）	衬垫	调整压痛点
术后1周	软衬	
术后2周	软衬	
术后3~4周	软衬	
术后3~4周	椅旁硬衬	
术后3~4周	评估，必要时软衬	
术后5个月	制取初印模	
术后6个月	开始制作修复体	

39

组织调整剂
Tissue Conditioners

39.1 组织调整剂的临床应用

进行组织调整剂衬垫时，第一步是评估现有义齿，检查边缘伸展是否合适，可以与周围软组织形成有效的封闭。如图39.1所示，在距离义齿边缘2mm处进行标记并打磨。这样做的目的是，为组织调整剂留出足够的空间进行边缘塑形，使义齿边缘更符合口内形态。如果边缘延伸不足，难以形成良好的边缘封闭，因此不要把义齿边缘调磨过短。组织调整剂套装配有矿物油润滑剂（图39.2）。在不应该黏附组织调整剂的义齿区域，涂抹润滑剂（图39.3和图39.4），如人工牙周围和上腭等。

Lynal是一种组织调整剂，为义齿提供柔软的临时衬垫。这种衬垫可以安抚受损组织，帮助组织恢复到更健康的状态。尽管套装中附带了一个搅拌刀和混合杯，但是建议使用压舌板和纸杯进行调拌。因为从调拌刀和混合杯上清洁Lynal非常困难。一般情况下，全口义齿需要10mL粉末和2mL液体（图39.5～图39.8）。最好先将液体倒入杯中，再将粉末加在上面，最后用压舌板进行混合（图39.9）。要进行充分的搅拌混合，以确保所有的粉末和液体混匀在一起。混合后会显得有点干，类似于冷天的糖浆的感觉。

用压舌板从纸杯中取出少量混合的Lynal，并涂抹到义齿上，就像把印模材料放入托盘的方式（图39.9～图39.11）。这样可以最大限度地减少气

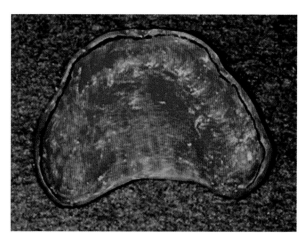

图39.1 在距离义齿边缘2mm的位置进行标记和打磨。

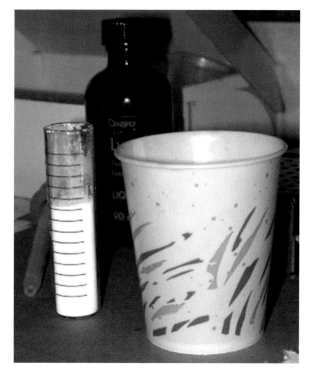

图39.2 组织调整剂套装配有矿物油润滑剂。

Treating the Complete Denture Patient, First Edition. Edited by Carl F. Driscoll and William Glen Golden.
© 2020 John Wiley & Sons, Inc. Published 2020 by John Wiley & Sons, Inc.
Companion website: www.wiley.com/go/driscoll/denture

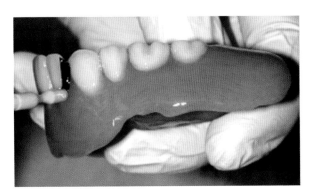
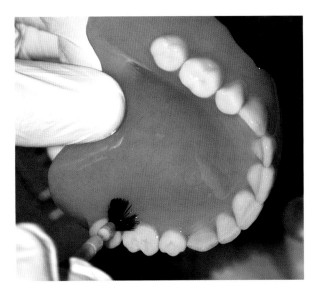

图39.3和图39.4　在不应该黏附组织调整剂的义齿区域，涂抹润滑剂。

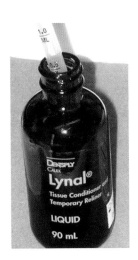
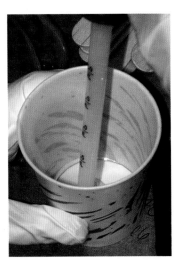
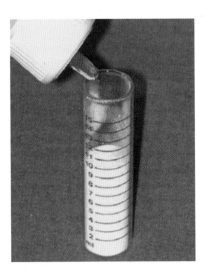
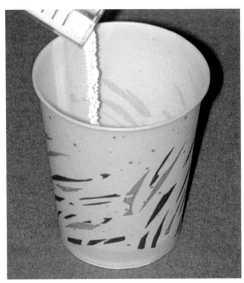

图39.5～图39.8　一般情况下，全口义齿需要10mL粉末和2mL液体。

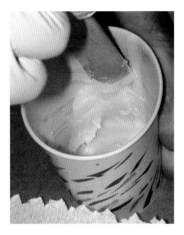

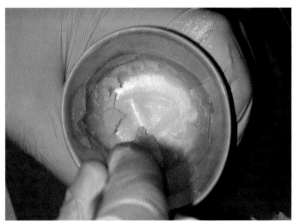

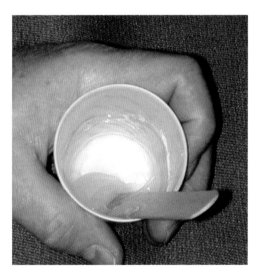

图39.9 ~ 图39.11　使用压舌板混合材料。

泡的混入。

　　将组织调整剂混合物放入下颌义齿中，从一侧的远中端开始涂抹，直到铺满义齿的其余部分，尽量减少气泡的混入（图39.12 ~ 图39.14）。如同把义齿作为托盘来制取印模。与常规全口印模的区别：一是所用的材料不同，二是在制作印模时患者是处于闭口咬合状态。

　　下颌义齿衬垫时，为了形成合适的舌侧边缘形态，义齿就位后，牙医用手指稳定住义齿，嘱患者向前方和两侧移动舌头（图39.15 ~ 图39.17）。总是先向前伸直舌头，否则可能会在义齿的舌侧边缘形成多种不同的舌系带形态。

　　在患者完成舌头运动后，舌头顶住对颌牙弓，然后牵拉嘴唇和脸颊并上下移动，进行印模的边缘整塑（图39.18和图39.19）。如果上下颌义齿都需要衬垫，一般先完成下颌义齿，因为下颌义齿相对不稳定。通常，不会同时衬垫上下颌义齿。这样分次操作不仅可以减少出现错误的可能性。还可以确保义齿的咬合平衡关系没有变化。

　　对于上颌义齿，将高黏度组织调整剂涂抹在义齿组织面，用压舌板粗略地涂抹开（图39.20和图39.21）。将混合物均匀地涂在义齿的腭部（图39.22）。

　　戴上义齿，嘱患者咬合，这样经过重衬的义齿，与对颌牙列位于合适的咬合关系。当患者牙齿稳稳咬住时，牵拉嘴唇和脸颊，做向下向外的肌功能整塑动作（图39.23）。让患者发"啊"音数次，使软腭下降并形成适当形态的后腭封闭区。

　　在图39.24 ~ 图39.26中，从义齿边缘到牙齿的方向，向下牵拉脸颊。使用向下牵拉的动作，同时用手指挤压两侧脸颊，对组织调整剂进行整塑，形成合适的形态。在这个过程中，患者一直保持在咬合状态。

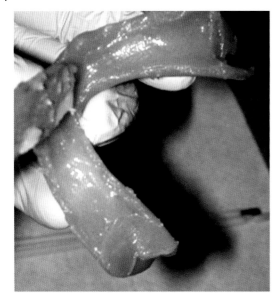

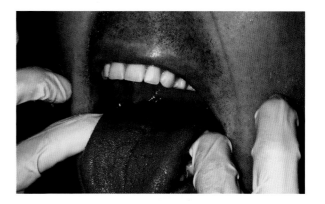

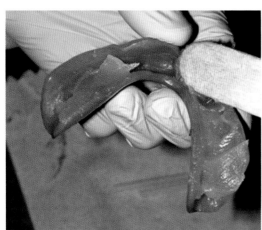

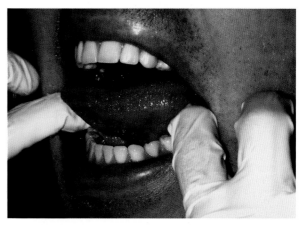

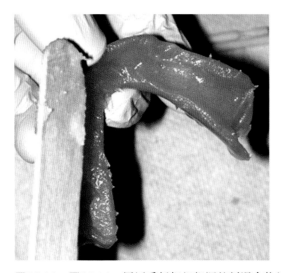

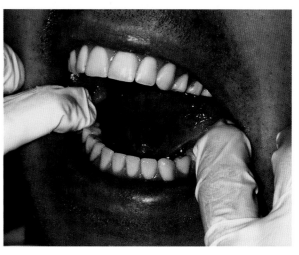

图39.15 ~ 图39.17　用拇指或其他手指固定义齿，让患者向前方和两侧移动舌头。

图39.12 ~ 图39.14　用压舌板把组织调整剂混合物放入下颌义齿中，从一侧的远中端开始涂抹，直到铺满义齿的其余部分。

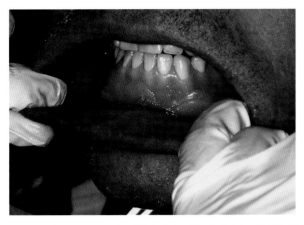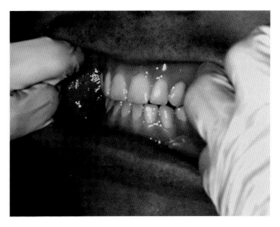

图39.18和图39.19 上下方向牵拉嘴唇和脸颊，进行印模的边缘整塑。

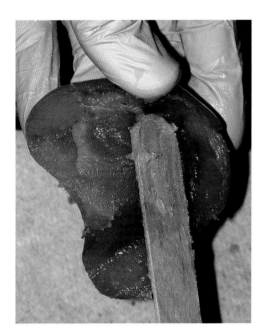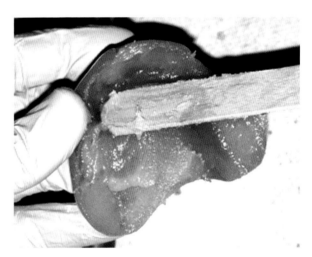

图39.20和图39.21 将高黏度组织调整剂涂抹在义齿组织面，并用压舌板铺展。

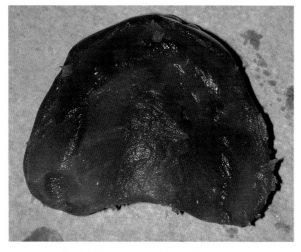

图39.22　将混合物均匀地涂抹在义齿的腭部。

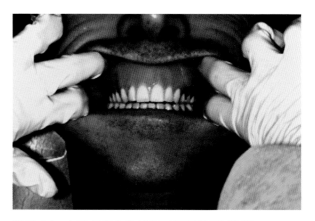

图39.23　在患者咬合状态下，牵拉嘴唇和脸颊。

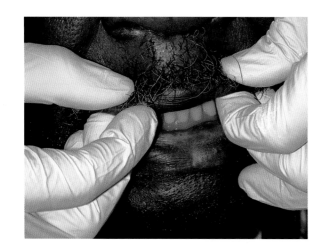

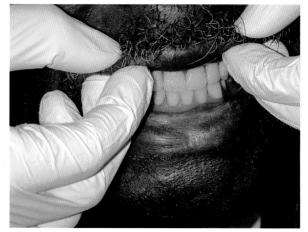

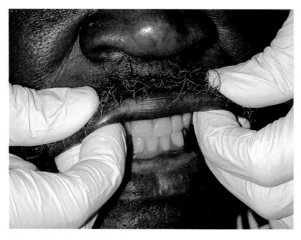

图39.24 ~ 图39.26　上下方向牵拉脸颊，并朝向牙齿进行挤压。

图39.27是从口内刚刚取出组织调整剂衬垫后的义齿。可以看到义齿边缘周围的多余飞边。如图39.28和图39.29所示，从口内取出组织调整剂衬垫的义齿时，可以看到义齿的边缘存在很多的飞边。如果在义齿表面涂抹了润滑剂，黏附的组织调整剂就很容易清除，就可以得到如图39.30中的结果。

如图39.31～图39.33所示，一个简单的去除毛边的方法是用调拌刀把义齿边缘修剪整齐。把压舌板的锋利边缘抵住边缘表面朝向牙齿向下移动，剥去毛边。不需要使用刀子，因为刀刃会拖拉组织调整剂，导致变形。也可以用眼科剪修剪飞边，并且不会导致变形。显然，应佩戴手套进行这些操作。图39.34～图39.36显示的是其他修整义齿边缘多余调整剂的示例。使用压舌板，沿义齿边缘去除多余组织调整剂。

图39.37显示修剪后组织调整剂的形态。图39.38是佩戴3天后的组织调整剂衬垫义齿的形态。组织调整剂大约需要7小时达到固化，形成稳定的形态。在此期间，经过口腔组织的作用，义齿边缘上任何不光滑的区域会变得平滑，基本上形成了功能性的印模。在组织调整剂固化1～3天后，检查适合性，可以送到技工室，更换为硬衬。

图39.39～图39.41中使用了Coe-Comfort组织调整剂。这种组织调整剂是白色的，特性和使用效果与Lynal组织调整剂相似。

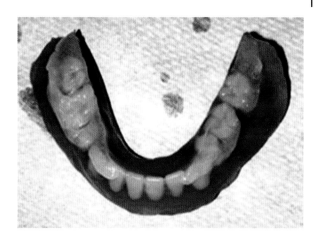

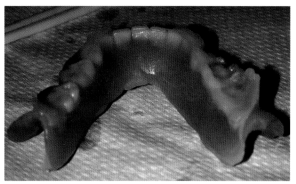

图39.28和图39.29　可以看到整个义齿的边缘都有飞边存在。

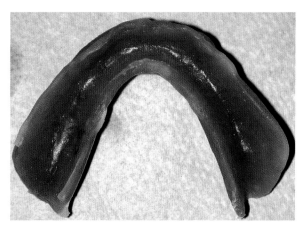

图39.30　义齿的外表面涂抹了润滑剂，可以轻松去除黏附的组织调整剂。

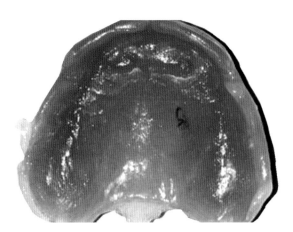

图39.27　从口内取出义齿，立刻观察到组织调整剂。

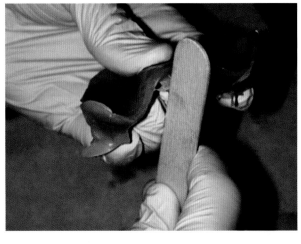
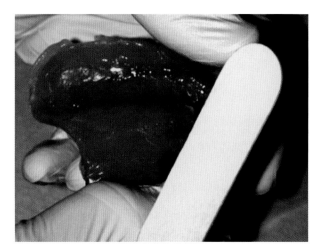
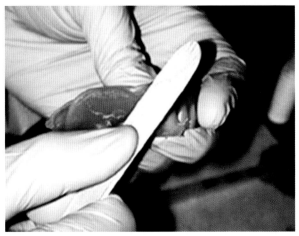
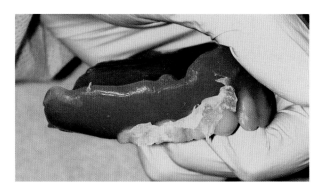
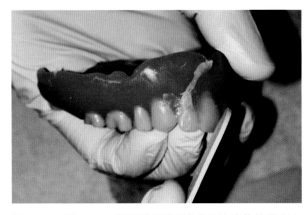
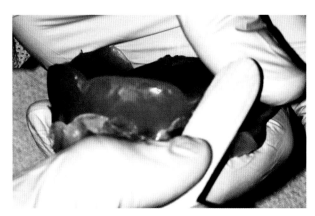

图39.31 ~ 图39.36　用压舌板沿着义齿的边缘修剪掉毛边。

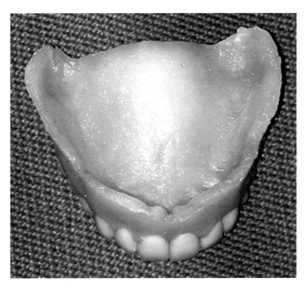

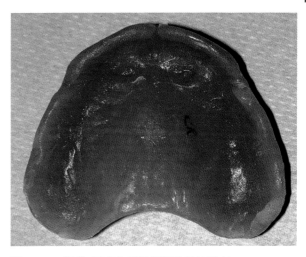

图39.38 佩戴3天义齿后组织调整剂的形态。

图39.37 修剪后组织修整剂的形态。

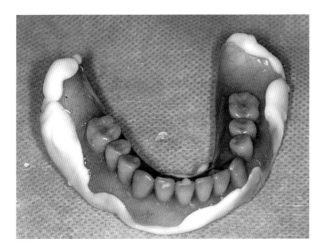

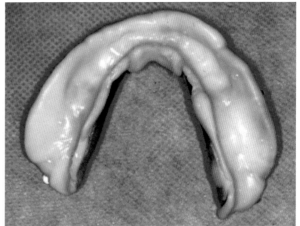

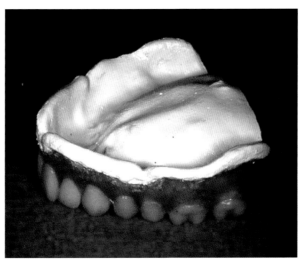

图39.39 ~ 图39.41 Coe-Comfort组织调整剂衬垫的示例。

40

数字化全口义齿
The Fabrication of Digital Complete Dentures

Nadim Z. Baba

计算机辅助设计（CAD）和计算机辅助制造（CAM）的技术广泛应用于口腔医学的各个学科[1-4]，同时目前能够掌握专门技术的技师相对不足[5]，这都促使临床医生和技师开始使用CAD/CAM技术制作数字化全口和局部义齿。

目前有7种系统可用于制造数字化义齿：AvaDent/DentsplySirona、Ivoclar Vivadent、Dentca、Amann Girrbach、Vita Vionic、Pala和Baltic义齿系统[6-7]。本章将重点介绍北美最常用的3种系统制作数字化义齿的步骤。

40.1　AvaDent/DentsplySirona

（1）可以使用传统方法来制取印模，发送给技工室。例如，对成品托盘进行调整，并使用硅橡胶材料制取终印模（图40.1）。

（2）临床医生也可以使用个别托盘或复制患者现有的全口义齿（图40.2和图40.3）进行工作印模制取。用硅橡胶重体材料对个别托盘或者患者旧义齿的复制义齿进行边缘整塑，然后用硅橡胶轻体制取精细印模。随后在个别托盘或复制义齿上制作蜡殆堤，确定并转移患者的颌位关系。另一种方法是使用口内扫描仪制作无牙颌的数字印模，并把STL文件发送到技工室。

（3）利用已有数据，制造商将磨削出一个Wagner EZ引导托盘，托盘上有按照全口义齿排牙基本原则排好的人工牙。试戴EZ导板，按照要求进行调整，制作CR记录（图40.4）。

（4）使用已有咬合记录，技工室利用CAD流程进行全口义齿虚拟设计。采用打印或切削的加工方法，制作聚甲基丙烯酸甲酯（PMMA）树脂试戴义齿（图40.5）。

（5）复诊试戴义齿，评估发音、美学和功能。在试戴评估后，把需要修改的地方与技工室进行沟通调整，再切削终义齿。有两种切削树脂盘可供选择，分别是单色牙齿的XCL-1（Extreme交联技术）或多色牙齿的XCL-2+。

（6）义齿加工完成，戴牙方法与传统义齿相同，接着进行咬合调整（图40.6）。

40.2　Ivoclar Vivadent

（1）热塑托盘（Accudent XD，Ivoclar Vivadent，Amherst，NY）经过调整和修改，使用硅橡胶轻体和重体制取终印模（图40.7）。灌注终印模制作石膏模型，制作常规蜡殆堤。调整上颌蜡殆堤，使其平行于鼻翼耳屏线和瞳孔连线，获得合适的咬合垂直距离，记录CR（图40.8）。获取咬合记录的另一种方法是复制患者现有的全口义齿。在合适的咬合垂直距离下调整复制义齿，必要时，先用硅橡胶重体边缘整塑，再用硅橡胶轻体精细印模，并与CR记录进行对位（图40.9）。

Treating the Complete Denture Patient, First Edition. Edited by Carl F. Driscoll and William Glen Golden.
© 2020 John Wiley & Sons, Inc. Published 2020 by John Wiley & Sons, Inc.
Companion website: www.wiley.com/go/driscoll/denture

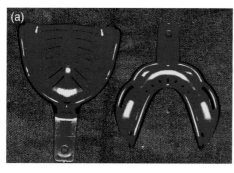
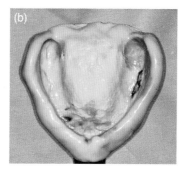
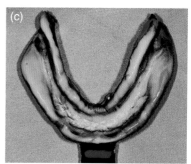

图40.1 （a）上颌和下颌AvaDent成品托盘。（b）上颌终印模。（c）下颌终印模。

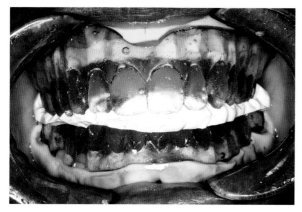

图40.2 复制患者现有义齿，用于制取终印模、确定咬合垂直高度、确定唇部支持以及记录CR位。

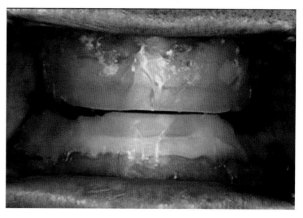

图40.3 用于确定垂直距离、唇部支持和记录CR的传统蜡𬌗堤。

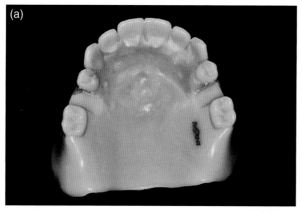
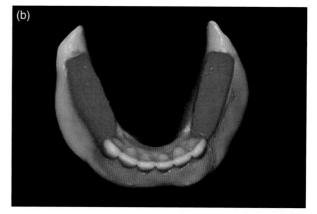
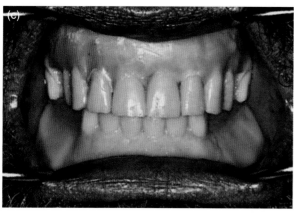
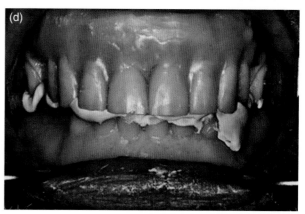

图40.4 （a）上颌Wagner EZ引导托盘。（b）下颌Wagner EZ引导托盘。（c）试戴上颌和下颌Wagner EZ引导托盘，并根据需要进行调整。（d）使用Wagner EZ引导托盘记录正中关系。

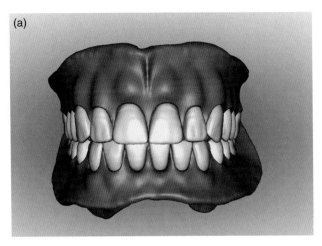
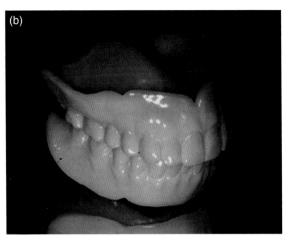

图40.5 （a）CAD的数字化义齿。（b）对CAD设计，切削完成的上下颌试戴义齿，交由临床医生进行验证。来源：照片（b）由Charles J.Goodacre博士提供。

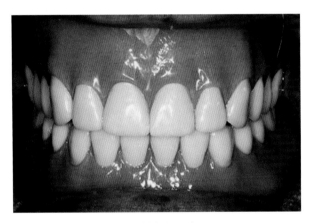

图40.6 患者口中的最终数字化义齿。

（2）患者静息状态下用切牙乳头测量尺测量上唇长度，并确定上前牙切缘的位置。切牙乳头测量尺用于测量上唇的长度并确定上颌前牙切缘的位置。然后在患者微笑状态下使用切牙乳突测量尺进行测量，根据上颌前牙的暴露量确定前牙长度。（图40.10）。

（3）使用Ivoclar面部测量尺测量鼻翼间距离，以确定前牙的形态，并使用SR Vivodent S DCL比色板来确定人工牙的颜色（图40.11）。

（4）把记录CR的蜡𬌗堤、乳突测量尺和面部测量尺的数据送至技工室进行扫描。CAD设计完成后，技工室会和医生进行沟通，医生最终确认，就

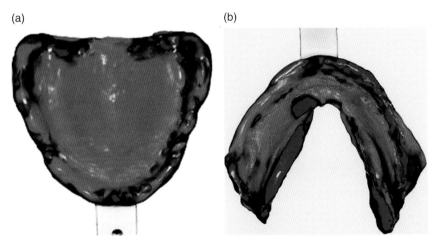

图40.7 （a）使用Ivoclar一次性热塑托盘制取的上颌硅橡胶终印模。（b）使用Ivoclar一次性热塑托盘制取的下颌硅橡胶终印模。

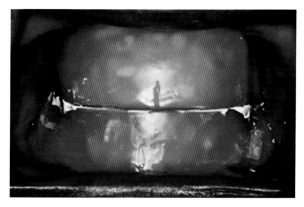

图40.8 用常规蜡殆堤确定垂直距离、唇部支持和正中关系记录。

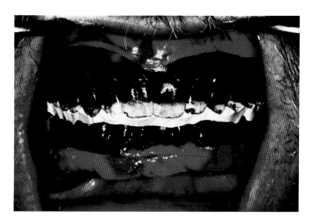

图40.9 使用复制义齿制取终印模，确定合适垂直距离、唇部支持和正中关系记录。

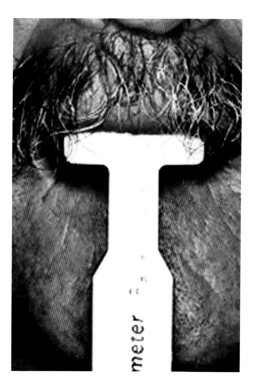

图40.10 嘴唇放松休息时使用切牙乳突测量尺测量。

开始打印或者切削试戴义齿（图40.12）。

（5）如使用切削技术，在五轴铣床上用一块白色PMMA树脂盘（ProArt CAD try-in）切削完成试戴义齿（图40.13）。

（6）也可以使用3D打印制作试戴义齿。义齿是用PMMA树脂打印出来的，颜色可以满足患者的要求。基托用粉红色的PMMA树脂打印出来的。打印和清洗后，使用光固化粉色PMMA树脂将人工牙粘接到基托上（图40.14）。

（7）试戴全口义齿，检查就位、咬合和边缘延伸情况。如果患者对义齿美观不确定的话，可以让患者佩戴试戴义齿回家，征求家人的意见。

（8）无论出于任何原因，如果对义齿组织面、咬合垂直距离、义齿边缘、人工牙或咬合面进行了调改，就必须用轻体硅橡胶再次制取精细印模

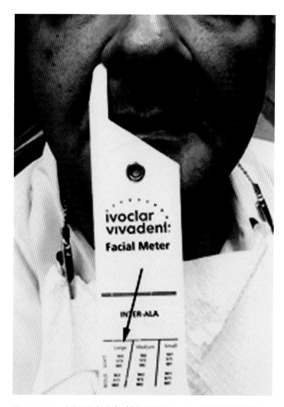

图40.11 用于测量鼻翼间距的Ivoclar面部测量仪。

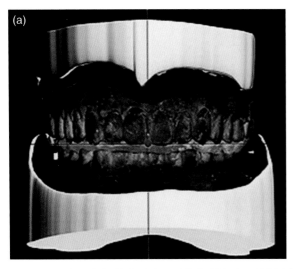 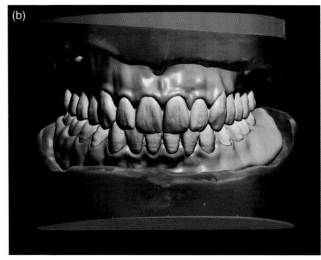

图40.12 （a）扫描带有咬合记录的复制义齿，获得虚拟模型，并将其上架到虚拟𬭚架上。（b）数字化义齿的CAD。

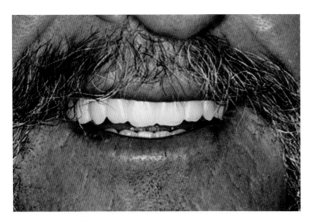

图40.13 试戴白色PMMA树脂（ProArt CAD PMMA）切削的全口义齿。

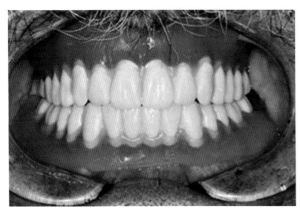

图40.14 试戴切削完成的全口义齿。

并记录咬合关系，发送回技工室重新扫描。即使根据调整后的印模和颌位关系对义齿设计进行修改，然后再切削完成终义齿。

（9）使用五轴铣床，技工室分别切削PMMA基托树脂盘和比色匹配的牙齿树脂盘。这次切削为粗切削，得到比最终义齿略大一些的义齿基托和牙齿。然后，使用粉色光固化树脂将牙齿粘接到基托上，并插入铣床进行最终铣削（图40.15）。

（10）医生收到义齿后，戴牙流程和传统全口义齿的方法一致，进行咬合调整（图40.16）。

40.3 Dentca

（1）使用厂商提供的拼接式上下颌印模托盘和硅橡胶重体和轻体印模材料，进行边缘整塑和精细印模制取（图40.17）。

（2）使用15C手术刀片分离上颌和下颌印模托盘的后部区域。将上下颌托盘的前部放入口内，调整哥特式弓的描记针，获得合适的咬合垂直距离（图40.18）。

（3）在上颌和下颌托盘之间注射咬合记录材料来记录正中关系（图40.19）。

（4）在静息状态下用切牙乳突测量尺测量上

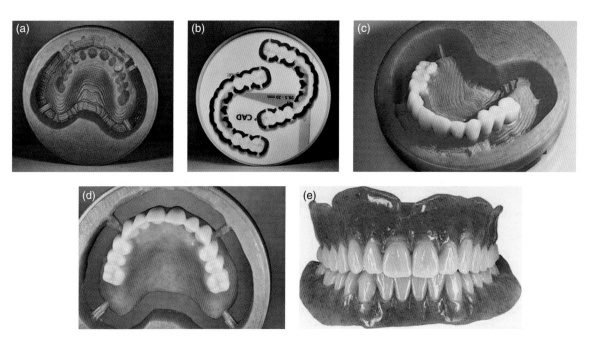

图40.15 （a）对粉色Ivobase CAD的义齿基托进行粗切削。（b）用牙色SR Vivodent CAD粗切削获得人工牙。（c）把粗切削完成的人工牙和基托粘接起来，并放入切削机床进行最终的切削。（d）最终切削完成的全口义齿。（e）抛光后的全口义齿。

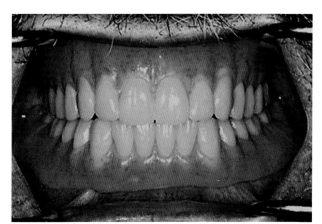

图40.16 患者口内的最终数字化义齿。

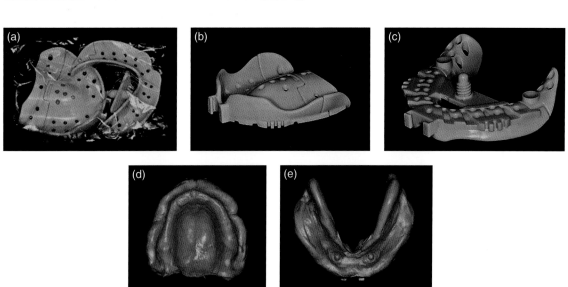

图40.17 （a）Dentca拼接式印模托盘。（b）上颌Dentca印模托盘，显示了托盘的可拆卸后部。（c）下颌Dentca印模托盘，显示托盘的可拆卸后部和用于记录CR的描记针。（d）上颌终印模。（e）下颌终印模。来源：照片（d）和（e）由Ewa Parciak博士提供。

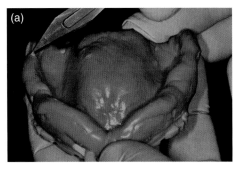
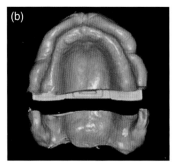
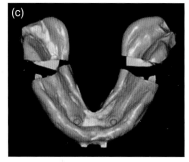

图40.18　（a）使用15C手术刀片分离上颌印模托盘后部区域。（b）分离托盘后部的上颌印模。（c）分离托盘后部的下颌印模。来源：由Ewa Parciak博士提供。

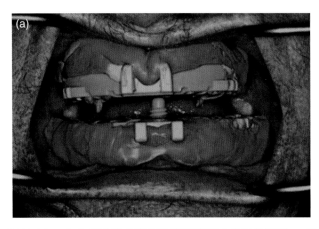
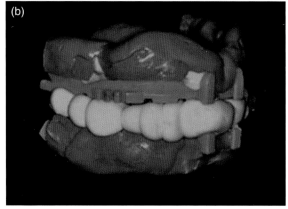

图40.19　（a）咬合垂直距离的确定和正中关系的记录。（b）带有正中关系记录的印模托盘。来源：由Ewa Parciak博士提供。

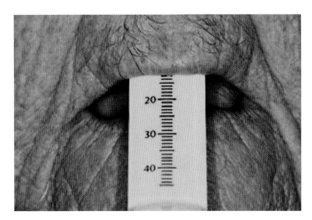
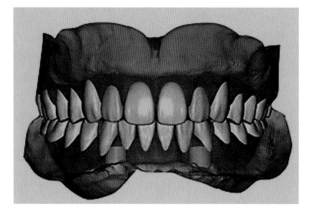

图40.20　患者静息状态下，使用切牙乳突测量尺进行测量。来源：由Ewa Parciak博士提供。

图40.21　数字化义齿的CAD。

唇的长度并确定上颌前牙切缘的位置，在微笑时并根据上前牙暴露量确定长度（图40.20）。

（5）设计虚拟义齿，发送给临床医生进行评估和确定（图40.21）。一旦确定设计方案，打印试戴义齿，并发给临床医生进行美学、功能和发音的评估（图40.22）。

（6）使用3D打印技术获得最终义齿。使用比色对应的PMMA材料打印人工牙，用粉色的PMMA打印基托（图40.23）。打印和清洗后，用光固化粉色树脂将人工牙粘接到基托上，并抛光义齿。

（7）复诊戴牙，同传统全口义齿戴牙流程，并进行咬合调整（图40.24）。

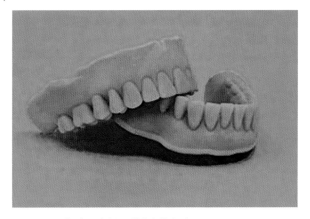

图40.22　打印上颌和下颌试戴义齿。

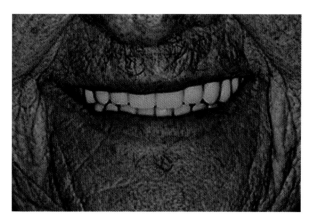

图40.24　数字化义齿戴牙后照片。

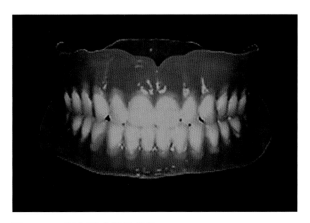

图40.23　打印完成的终义齿。

参考文献

[1] Rekow, D. (1987). Computer-aided design and manufacturing in dentistry: a review of the state of the art. J. Prosthet. Dent. 58 (4): 512–516.

[2] Al Mardini, M., Ercoli, C., and Graser, G.N. (2005). A technique to produce a mirror-image wax pattern of an ear using rapid prototyping technology. J. Prosthet. Dent. 94 (2): 195–198.

[3] Sarment, D.P., Sukovic, P., and Clinthorne, N. (2003). Accuracy of implant placement with stereolithographic surgical guide. Int. J. Oral Maxillofac. Implants 18 (4): 571–577.

[4] Mörmann, W.H. (2004). The origin of the Cerec method: a personal review of the first 5 years. Int. J. Comput. Dent. 7 (1): 11–24.

[5] Ettinger, R.L., Beck, J.D., and Jakobsen, J. (1984). Removable prosthodontic treatment needs: a survey. J. Prosthet. Dent. 51 (3): 419–427.

[6] Baba, N.Z. (2016). Materials and processes for CAD/CAM complete denture fabrication. Curr. Oral Health Rep. 3 (3): 203–208.

[7] Baba, N.Z., AlRumaih, H.S., Goodacre, B.J., and Goodacre, C.J. (2016). Current techniques in CAD/CAM denture fabrication. Gen. Dent. 64 (6): 23–28.